진료영어 세미나영어 해외연수영어
(의료인을 위한 100가지 기본영어 4판)

Practical English in Hospital and Seminar

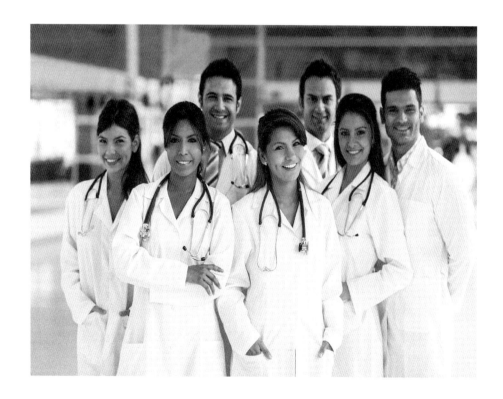

진료영어 세미나영어 해외연수영어
(의료인을 위한 100가지 기본영어 4판)

첫째판 1쇄 2003년 10월 30일
첫째판 2쇄 2004년   1월 10일
첫째판 3쇄 2004년   5월 10일
둘째판 1쇄 2006년   3월 30일
둘째판 2쇄 2007년   1월 10일
둘째판 3쇄 2008년   4월 15일
셋째판 1쇄 2012년   3월 25일
넷째판 1쇄 2015년   9월   1일

지 은 이 / 임창석
발 행 인 / 임준형
발 행 처 / 아시아 북스 (Asia Books)

등 록 / 2015년 8월 5일 제 2015 - 000065 호
주 소 / 서울시 송파구 문정동 법원로55 송파아이파크 오피스텔 C동 903호
전 화 / 02-407-9091
팩 스 / 02-407-9091
이메일/ Asiabooks@naver.com

ISBN 979-11-955956-0-0 (93510)

진료영어 세미나영어 해외연수영어

Part I : Practical English in Medical Situations
제 1부 상황별 진료 영어

Part II : Practical English in Medical Departments
제 2부 질환별 진료 영어

Part III : Seminar English
제 3부 세미나 영어

Part IV : Basic E-mail English for Overseas Study
제 4부 해외연수에 필요한 기본 E-mail 영어

* 부록 - 병원 영문 문서

프롤로그

생명체들의 존재 목적은 창조적 변화를 통한 조화로운 진화이다. 무질서에서 태어난 자유롭고 한정된 작은 힘들이 불규칙한 큰 우주의 질서를 만들어가는 씨앗이 된다는 뜻이다. 비록 인간들의 인지적 발달이 아직까지 그리 뛰어나질 못해, 현시대에서는 지구의 두뇌와 같은 역할을 하기는 미흡하지만, 인간 개개인의 능력들이 점차 개발되어 세계와 자연을 충분히 이해할 수 있는 경지에 다다르게 되면, 세상은 우리가 생각했던 것보다 훨씬 빠른 속도로 급속히 변화되고 진화될 것이다.

그러한 조짐은 이미 몇 년 전부터 인간들 문화에 점점 싹이 트고 있다. 스마트 폰과 인터넷이 지구 곳곳으로 퍼져가면서, 인간이란 집단에게 '지식의 나눔' 또는 '지식의 공유'라는 새로운 트렌드를 만들어 주었고, 모든 비즈니스 환경이나 데이터화된 지식들 역시 클라우드 컴퓨팅이란 서버 속 가상공간에 통합되어 가면서, 접근성이나 이용방법들이 점점 수월해져, 개개인의 창조적 활동이나 아이디어들이 국경과 민족을 뛰어 넘어, 서로 간에 자극을 주는 충격에너지로 자리 잡아가고 있는 것이다.

가까운 미래에는 분명 무료화 되고 국가 간의 경계가 없는 유무선 인터넷망이 통합되어 탄생될 것이고, 그렇게 되면 지구 전체에 기반을 둔 Social Network들이 자유롭게 폭발적으로 생겨나게 되어, 인간들의 창조적이고 거대한 통합적 지식들을 매일매일 새롭게 탄생시키게 될 것이다. 미래에 가서 이러한 부분적 창조에너지들이 점차 뭉쳐져, 나비효과처럼, 지구 문화 전반에 걸쳐 파동을 일으켜 온 지구를 휘감을 수 있는 진화적 자극을 주게 되면, 인간들의 새로운 진화는 어마어마한 속도로 진행될 것이다. 전체를 변화시키는 부분의 힘. 인간들의 창조적 문화와 급격한 변화를 감싸 안아줄 자유로운 공유 공간. 창조에너지가 시너지효과를 얻어 폭발할 수 있는 무료화 된 데이터망. 이것들이 바로 인간들의 새로운 진화를 일으켜 줄 밝은 미래인 것이다.

각설하고, 이러한 무한대적인 지식 공간을 마음껏 경험하기 위해서는 이제 세계 공용어에 대한 습득이 기본이 되었다. 자신을 키워준 모국어만으로는 부족한 세계가 온 것이다. 물론 외국인과 자주 교류하지 않은 국내 거주 사람들은 간단한 의사소통만 필요하면 되겠지만, 좀 더 넓고 다른 생각을 가진 사람들의 아이디어나 지식을 공유하려면 어느 정도의 외국어 실력은 필수 요소가 되었다.

의학 역시 예외는 아닌 것 같다. 사회가 점차 글로벌화 되면서 아픔을 가진 환자들 역시 국가란 경계를 넘어 자유롭게 이동하며 자신을 도와줄 의료인을 찾고 있고, 국제화된 비즈니스 환경 때문에 한국에 와서 거주하는 외국인들도 점차 많아져 진료실에서의 영어 사용은 점점 증가되는 추세이기 때문이다.

과거 의사들이 보는 의협신문 지면을 통해 대학교 때부터 틈틈이 정리해 두었던 영어 문구들을 '임창석의 진료 영어, 세미나 영어' 란 칼럼으로 정리하여 발표하였었고, 신문을 통해 잠시 스쳐 가는 것보다는, 이것들을 다시 섹션 별로 구분 지어 책을 발간하면 좋겠다는 생각에 과거 의료인을 위한 100가지 기본영어 제1판을 발간하였었다.

세월이 흘러 이제 다시 제4판을 '진료영어 세미나 영어 해외연수 영어'란 새로운 이름으로 나오게 되었는데, 과거 의료인을 위한 100가지 기본영어 책과 진료영어 핸드북을 통합, 수정하여 발간한 것이다.

영어책이지만 국제적 감각보다는 한국적 감각에 맞게 편집하여, 저자보다 실력이 월등한 독자들에게는 다소 죄송스러운 마음이 들기도 하지만, 여기에 나오는 내용들이 전문적인 내용들은 아니더라도 영어에 익숙하지 않은 Doctors, Dentists, Medical Students, Nurses, Paramedical Workers, Medical Scientists, 그 외 필요한 독자들에게는 작은 도움이 되었으면 하는 바램이다.

그리고 과거 이 책의 발간을 위해 한 달 동안 나에게 English Mentor로써 많은 도움을 준 Marti Harvey, Jennifer Somers, Elizabeth Arias, Cory Warnke 등 수 많은 Ohio College of Podiatric Medicine 의과대학생들에게 항상 감사의 마음을 전한다. ^.^

2015년 여름 진료실에서.

* 본문 참고 사항
    D : Doctor or Dentist P : Patient or Patient's Family N : Nurse
    D : 의사 또는 치과의사 P : 환자 또는 환자의 보호자   N :간호사

Attractive phrase
: Helpful Advice for Better Life and Self-Management.
인생에 도움이 되는 구절을 모았습니다.

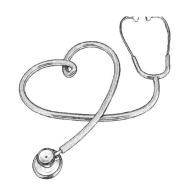

환자들의 아픔 속에서 사는 의료인들 역시
자신의 영혼을 수시로 건강하게 만들 필요가 있다고 생각합니다.

차례

Part I : Practical English in Medical Situations
제 1부 : 상황별 진료 영어

1. What seems to be the problem?
   무슨 문제가 있으시죠?

2. Can you describe your symptoms?
   당신의 증상에 대해서 말해 주실래요?

3. Where exactly is it located? Show me where.
   정확히 어디가 아프시죠? 그곳을 가르쳐 주세요.

4. Does anything special bring it on?
   그 증상을 일으킨 어떤 원인이 있습니까?

5. When does this symptom seem to come on?
   이 증상이 언제 발생되는 것 같아요?

6. How frequently do you have pain?
   얼마나 자주 통증이 발생하죠?

7. What does your pain feel like?
   통증이 어떻게 느껴지죠?

8. How long have you had your symptom?
   증상이 얼마나 오래 되었지요?

9. Have you seen another doctor?
   다른 의사에게 진료를 받은 적이 있나요?

10. How do you feel these days?
    요즘은 어떠세요?

11. Do you feel much better?
    좀 더 나아진 것 같아요?

12. Is there anything else about your current health
    that you would like to tell me about?
    당신의 현재 건강 상태에 대해 나에게 말하고 싶은 것이 있나요?

13. How has your health been in the past?
    당신의 과거 건강 상태는 어떠했습니까?

14. Is there anything in your past history, such as diabetes, hypertension, tuberculosis, hepatitis and allergy?
당신의 과거병력 중 당뇨병이나 고혈압, 결핵, 간염, 알러지 등을 앓은 적이 있습니까?

15. Have you ever been hospitalized due to any serious illnesses or operation?
어떤 심한 질환이나 수술로 입원한 적이 있나요?

16. Are there any illnesses that your family members have had?
당신의 가족들 사이에 가지고 있는 어떤 질환이 있나요?

17. Are you taking any medication?
지금 먹는 약이 있나요?

18. Do you exercise regularly?
규칙적으로 운동을 하십니까?

19. Do you play any sports?
어떤 운동을 하시지요?

20. What do you do for a living?
직업이 무엇입니까?

21. Could you tell me a little bit about your family?
당신의 가족에 대해 말씀 좀 해주실래요?

22. How much do you smoke?
담배를 얼마나 많이 피우시죠?

23. Are you a heavy drinker?
술을 많이 마시나요?

24. Have you lost or gained weight recently?
최근에 체중에 어떤 변화가 있었습니까?

25. Is everything else all right? Digestion, bowel movements, urination?
소화나 대변, 소변은 정상인가요?

26. Do you have regular periods?
월경은 규칙적인가요?

27. Do you still have periods?
아직 월경이 있으십니까?

28. Let me take a look.
좀 볼까요?

29. Let's check your blood pressure.

혈압을 측정해 보겠습니다.

30. Try to relax

긴장을 푸세요.

31. I would like to examine you.

진찰을 하겠습니다.

32. Please take off everything to your underwear.

속옷만 남겨두고 옷을 모두 벗어 주실래요?

33. I would like to listen to your breath and heart sounds.

당신의 호흡과 심장 소리를 검사해 보겠습니다.

34. Would you please lie down on the table?

진료대 위로 올라가 누우실래요?

35. You can get dressed now.

옷을 이제 입어도 됩니다.

36. Please tell me if I hurt you.

만약 내가 아프게 하면 말해주세요.

37. I will try to be as gentle as possible.

가능한 한 부드럽게 하겠습니다.

38. Are you comfortable?

괜찮으세요?

39. Does it hurt where I touch?

제가 만지는 곳이 아픈가요?

40. It's necessary for you to get X-rays.

방사선 검사가 필요합니다.

41. Blood sampling is needed to detect any problem.

이상 유무를 알기 위해 혈액 검사가 필요합니다.

42. I'd like you to have some tests done before I see you again.

다른 검사를 하고 나서 다시 보아야 할 것 같군요.

43. We will run a few tests.

몇 가지 검사를 하겠습니다.

44. If you agree to this test, please sign your name in this consent form.

만약 이 검사를 허락하신다면, 이 동의서에 사인을 해 주세요.

45. There doesn't seem to be anything wrong with you.
    별문제가 없는 것 같습니다.

46. I think your problem is due to -.
    제 생각에 당신의 문제는 - 때문인 것 같습니다.

47. Without proper treatment, this can lead to complications.
    적절한 치료를 하지 않으면 심각해 질 수 있습니다.

48. I have been trying to treat this symptom but it hasn't responded to treatment.
    이 증상을 치료하려고 노력했지만, 치료에 반응을 하지 않는군요.

49. I will prescribe you some medicine, such as antibiotics and anti-inflammatory drugs.
    항생제나 소염제와 같은 약을 처방해 드리겠습니다.

50. I want you to take the medicine three times a day after meal.
    약을 하루에 세 번 식후에 복용하시기 바랍니다.

51. If you don't feel better in several days, let me know.
    만약 며칠 내로 증상의 호전이 없으면, 나에게 알려주세요.

52. You should take several days off and rest.
    당신은 며칠 휴가를 내어 쉬어야 합니다.

53. Hospitalization is needed.
    입원이 필요합니다.

54. It will take several weeks to heal over.
    치료가 되려면 수 주일이 걸릴 것 같습니다.

55. I am afraid you'll require surgery.
    수술이 필요할 것 같군요.

56. For your convenience, our hospital offers some surgical procedure on an outpatient basis.
    당신의 편의를 위해 어떤 수술들은 통원치료로써 가능합니다.

57. I will send you to a specialist.
    당신을 전문가에게 보내드리겠습니다.

58. I will make an appointment for you.
    진료 시간을 예약 해드리겠습니다.

59. It depends on your willpower.
    그것은 당신의 의지에 달려 있습니다.

Part II : Practical English in Medical Departments
제 2부 : 질환별 진료 영어

68. Gastrointestinal and Hepatic Medicine (소화기 내과)

(1) 기본적인 질문

(2) Diarrhea (설사)

(3) Constipation (변비)

(4) Gastroenteritis (위장염)

(5) Peptic ulcer (소화성 궤양)

(6) Hepatitis (간염)

(7) Hepatoma (간암)

(8) Gallstone (담석)

69. General Surgery (일반외과)

(1) 외과적 질문

(2) 수술 전후에 필요한 설명

(3) 수술 합병증에 대한 설명

(4) 수술환자 보호자에 대한 설명

(5) Appendicitis (충수염)

(6) Hemoperitoneum (혈복증)

(7) Stomach Cancer (위암)

(8) Hepatoma (간암)

(9) Gall Stone (담석)

(10) Thyroid Cancer (감상선 암)

(11) Breast Cancer (유방암)

(12) Colorectal Cancer (대장, 직장암)

70. Chest Surgery (흉부외과)

(1) 일반적인 질문

(2) 수술 전후에 필요한 설명

(3) Hemothorax & Pneumothorax (혈흉 및 기흉)

71. Obstetrics and Gynecology (산부인과)

(1) 부인과적 질문

(2) 산과적 질문

(3) 분만실에서 필요한 표현

(4) Pregnancy (임신)

(5) Cervical Cancer (자궁경부암)

(6) Abnormal Menstruation (생리불순)

(7) Vaginitis (질염)

(7) Angina pectoris (협심증)

(8) Gastric lavage (위세척)

(9) Hemothorax (혈흉)

(10) Asthma (천식)

(11) Pulled elbow (주관절 아탈구)

(12) Cerebral concussion (뇌진탕)

82. Conversation for Emergency Call (응급 전화 상담)

(1) situation (상황)

(2) shock (쇼크)

(3) Bleeding (출혈)

(4) Chocking (질식)

(5) Anaphylaxis (과민반응)

(6) Burn (화상)

(7) Heat stroke (열사병)

(8) Case Report (증례 보고)

83. Complementary Medicine (보완의학)

(1) Active Physical Therapy (Exercise - 운동)

(2) Passive Physical Therapy

(PT, Massage, Chiropractic - 물리치료, 마사지, 카이로프랙틱)

(3) Meditation (명상)

(4) Breathing Exercise - Dahn, Zen, Ki and Yoga (호흡법 - 단, 선, 기, 요가)

(5) Acupuncture (침)

(6) Aroma Therapy (향기 요법)

Part III : Seminar English
제 3부 : 세미나 영어

84. 세미나 또는 학회를 시작하면서

85. 첫 섹션을 시작하며

86. 진행도중 필요한 표현들

87. 토론 진행자에게 필요한 표현들

88. 발표 중 필요한 표현들

Part IV : Basic E-mail English for Overseas Study
제 4부 : 해외연수에 필요한 기본 E-mail 영어

* 부록 – 병원 영문 문서

Part I : Practical English in Medical Situations
제 1부 상황별 진료 영어

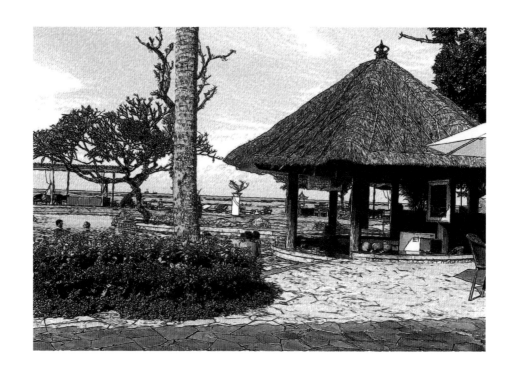

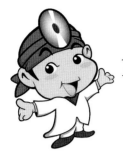

1 What seems to be the problem?

무슨 문제가 있으시죠?

의학이란 다른 과학과 달리 Interactive Science이다.

병에 대해 알고 있는 의사들의 올바른 지식과 환자들의 적극적인 참여의식이
병을 치료하는데 꼭 필요하다는 뜻이다. 그러므로 의료인들은 항상 열린 마음으로
환자들을 가족처럼 대하고 다정스럽게 행동하여야 한다.

Opening comment로는 일상적인 만남에서 쓸 수 있는 "Good morning" "Hi"
"Hello" "Hi dear" "Hi there" "How are you?" "Good to see you."등 인사말을 사용하거나,
"How are you doing today?" "How are you feeling today?" "How have you been doing?"
"How have you been feeling lately?" 등 가벼운 인사를 건넬 수 있다.

환자들에게 왜 왔는지를 물어보는 표현으로 가장 많이 쓰이는 것들은
"Why did you come in today?" "Are you having any problem?"
"What seems to be the problem?" "Can you tell me your problem?"
"What can I do for you?" "What brings you to me today?" 등이다.

D : Good morning. I am Dr. Lim, Are you Mrs. Smith?
　　안녕하세요. 저는 닥터 임 입니다. 스미스 부인이시죠?

P : Yes, I am glad to know you.
　　예. 당신을 알게 되어 반갑습니다.

D : Glad to meet you. Come and sit down.
　　만나서 반갑습니다. 앉으세요.

P : Thank you.
　　감사합니다.

D : What seems to be the problem?
　　무슨 문제가 있으시죠?

P : I've had the flu symptom.
　　독감 증상이 있습니다.

D : How long have you had it?
얼마나 오랫동안 아팠어요?

P : 2 days.
이틀 되었습니다.

D : What's the main problem?
어떤 점이 가장 큰 문제죠?

P : Cough seems to be getting worse.
기침이 더 나빠지는 것 같습니다.

D : Please pull up your shirt so I can listen to your chest.
가슴을 청진해 볼 것이니 셔츠를 올려주실래요?

Do you have a fever?
열은 안 나세요?

P : I am suffering from a low fever.
미열이 있습니다.

D : Your breath sound is not bad.
호흡음이 나쁘지는 않군요.

P : What a relief to hear that!
그렇다니 정말 다행이군요!

To be honest, I felt uneasy about that.
사실 그것 때문에 불안했었습니다.

I think I might have a chest infection or something.
아마도 폐렴일지도 모른다고 생각했습니다.

D : Don't worry too much. I'll prescribe some medicine for your flu.
너무 걱정하지 마세요. 독감에 대한 약을 좀 처방해 드리겠습니다.

P : Thank you. And my back hurts. I have a bad back.
고마워요. 그리고 등이 아파요. 허리가 좋지 않습니다.

D : How long have you had back pain?
허리는 얼마나 오랫동안 아팠어요?

P : I've had the pain for 6 months.
6개월 동안 아팠어요.

D : Does the pain stay in your lower back and become worse with twisting and bending?

통증이 요추 쪽에 머물면서 허리를 돌리거나 구부리면 아픕니까?

P : Yes.

예.

D : Back pain is usually caused by muscle strain.

요통은 대부분 근육의 염좌 때문에 옵니다.

Back strain may occur while you are lifting, or happen during a fall.

허리 염좌는 물건을 들거나 넘어질 때도 올 수 있습니다.

Do you have any history of falling?

넘어지신 적이 있습니까?

P : No.

없습니다.

D : When did your periods stop?

월경이 언제 멈추었나요?

P : They finished 5 years ago.

5년 전에 끝났습니다.

Am I at risk for osteoporosis?

제가 골다공증일 위험이 있습니까?

D : Yes. Bones tend to lose strength with advancing age.

예. 뼈는 나이가 듦에 따라 강도가 약해집니다.

Osteoporosis is most common in women who have gone through menopause.

골다공증은 폐경기 후의 여성들에게 아주 흔합니다.

One early sign is a backache.

초기 증상 중 하나가 요통입니다.

I'd like to recommend you to have a test for bone density.

골밀도에 대한 검사를 해보시길 권합니다.

P : OK. It's worth getting a bone-density test.

알겠습니다. 골밀도 검사를 하는 것이 좋겠군요.

D : If it shows that you have osteoporosis, we should try to treat the problem.
만약 골다공증이 보이면 이 문제를 해결 하도록 해야죠.

Oh! Your T- score is -2.0. T-score is your bone density compared with what is normally expected in a healthy young adult. T-score ranging from -1 to -2.5 is classified as osteopenia and it may lead to osteoporosis.
아! 당신의 T점수가 -2이군요. T점수는 젊은 성인의 예상수치인데 -1부터 -2.5까지는 골감소증입니다. 그리고 이것이 골다공증으로 진행될 수 있습니다.

P : What's the treatment for osteopenia?
골감소증의 치료는 어떻게 하죠?

D : You need a diet rich in calcium and vitamin D such as milk, yogurt, broccoli and salmon, and try to do weight-bearing regular exercise.
칼슘이나 비타민 D가 풍부한 우유, 요구르트, 브로콜리, 연어 등을 먹고 규칙적인 근력운동을 하세요.

Because lost bone cannot be replaced well, treatment focuses on the prevention of further bone loss.
소실된 뼈는 보충이 잘 되지 않으므로, 치료는 뼈의 추가적 손실을 막는데 있습니다.

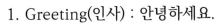

환자를 처음 만났을 때 필요한 표현들

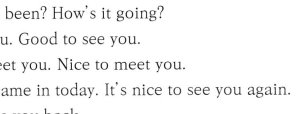

1. Greeting(인사) : 안녕하세요.

Good morning. Good afternoon.

Hi. Hi there. Hi dear.

Hello. Hello again.

How are you? How are you doing?

How are you now? How are you today?

How have you been? How's it going?

Nice to see you. Good to see you.

I'm glad to meet you. Nice to meet you.

I'm glad you came in today. It's nice to see you again.

It's good to see you back.

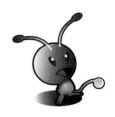

2. 무슨 일로 병원에 오셨죠? (초진환자)

What seems to be the problem?

What seems to be the matter?

Are you having any problem?

What brings you today?

Why did you come in today?

What's your problem?

What's the trouble?

What sorts of troubles have you been having?

What sorts of trouble brings you to me?

What is your main complaint?

What brought you to this hospital?

What brings you to me today?

What's wrong?

What symptoms made you decide to come to this hospital?

What can I do for you?

Can you tell me your problem?

Can you describe your symptoms?

Can I help you?

How can I help you today?

Tell me why you came today?

Tell me why you came in?

Tell me about your symptoms.

Please describe your problems

I would like to hear about your symptoms.

Would you like to describe to me what the problem is?

Maybe you can start by telling me what brought you to the hospital?

Tell me why you came today?

3. 어떠세요? 아직 아프세요? (재진 환자)

How are you feeling today? Are you still having pain?

How do you feel today? Are you still having problem?

How are you feeling these days? Are you still getting the pain?

How do you feel these days? Are you still having symptoms?

How have things been going for you? Do you feel much better?

How have you been feeling since I last saw you? Feeling better?

Have you been having problems that aren't going away?

How have things been going for you?

4. 오랜만에 보는 것 같군요.

Seems like it's been a long time.

I haven't seen you for a long time.

I haven't seen you for a while.

Long time no see.

It's been quite a while.

당신을 본 지가 3개월이 되었군요.

It's been almost 3 months since I last saw you.

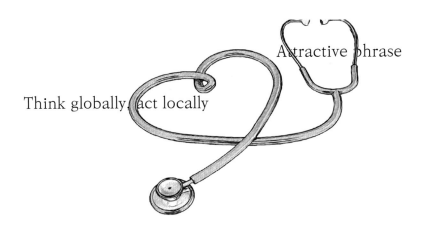

Attractive phrase

Think globally, act locally

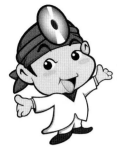

2 Can you describe your symptoms?

당신의 증상에 대해서 말해 주실래요?

당신의 증상에 대해서 말해 주세요라는 표현은
"Please tell me about your symptoms." "Can you describe your symptoms?"
"I would like to hear about your symptoms." "Can you tell me your symptoms?"
등으로 쓸 수 있다. 자신이 겪은 여러 가지 사건들을 장황하게 이야기하는 환자들 앞에서
주요 증상이 무엇인지 다시 물어 볼 때는 "I am not sure I understand exactly
how you feel. Would you like to describe to me what the main problem is?"
"I'm having difficulty understanding the symptoms you are telling me about. Tell me
about the main thing you feel is wrong." 또는 짧게 "What's your main problem?",
"What exactly is the trouble?"라 표현할 수 있다.
그리고 다른 추가 증상이 있는지는 "What other symptoms do you have?",
증상과 관련하여 빠진 것이 있는지 궁금할 때는
"Is there anything at all that you've left out?"로 물어본다.

D : What I can do for you today?
어디가 아프세요?

P : Doctor, I don't know what's wrong.
무엇이 잘못되었는지 잘 모르겠어요.

My body seems to be going bad on me.
몸이 점점 더 안 좋아지고 있어요.

D : What exactly are your symptoms?
당신의 증상이 정확히 어떤 것이지요?

Can you describe your symptoms?
당신의 증상에 대해 말해 주실래요?

P : I get abdominal discomfort in the night for more than 2 weeks.
2주 이상 밤에 복부 불쾌감을 느꼈습니다.

D : How often do you get discomfort?
얼마나 자주 불편함을 느끼시죠?

P : Nearly every day.
거의 매일이죠.

D : Do you get symptom just after eating?
식사 후에 증상을 느끼지는 않습니까?

P : No.
아닙니다.

D : Maybe you get discomfort in bed.
아마도 당신은 잠을 자려 할 때 불편을 느끼는가 보군요.

P : Yes. Sometimes night stomach pain wakes me up frequently.
맞습니다. 가끔씩 밤에 발생되는 위통 때문에 자주 깨기도 합니다.

D : Does anything special bring it on?
그 증상을 일으킨 어떤 원인이 있었습니까?

P : Nothing special.
특별한 것이 없습니다.

D : Do you suffer from indigestion?
소화가 잘 안되시나요?

P : Yes.
예.

D : Do you have nausea or vomiting?
오심이나 구토 증상이 있습니까?

P : Sometimes I feel nauseous.
가끔씩 메스껍습니다.

D : What about your bowel movements?
화장실 습관은 어떻죠?

P : I am constipated.
변비가 있어요.

D : Do you ever have blood in your bowel movements?
대변에 피가 섞인 적은 없었나요?

P : No.
없었습니다.

D : Do you have a history of previous abdominal surgery?
전에 복부 수술을 받은 적이 있습니까?

P : No,
아닙니다.

D : Have you seen another doctor?
다른 의사에게 진료 받은 적이 있나요?

P : No.
아닙니다.

P : Yes. Sometimes abdominal discomfort is accompanied by nausea.
예. 때때로 복부 불쾌감이 오심과 함께 오기도 합니다.

D : The abdominal discomfort may be a sign of the result of something as harmless as gas.
복부 불쾌감은 가스 찼을 때와 같이 해가 없는 것 때문일 수도 있습니다.

OK. I want to ask you something.
알겠습니다. 제가 몇 가지를 물어보겠습니다.

Are you now taking any medicine?
지금 어떤 약을 복용하고 있나요?

P : No. Doc.
아닙니다. 의사 선생님.

D : Have you ever been told that you have high blood pressure, diabetes, allergy or any other disease?
고혈압이나 당뇨병, 알러지 같은 어떤 질환이 있다고 진단을 받은 적이 있습니까?

P : Not that I know of.
없습니다.

D : Have you been eating all right?
먹는 것은 괜찮았나요?

P : About the same as usual, Doctor. I don't eat much.
항상 비슷하게 먹어요. 저는 많이 먹지 않습니다.

D : Do you have any problem with your bowel movements?
대변보는 것은 이상이 없습니까?

P : No.
없습니다.

D : Do you have a history of gastritis or gastric ulcer?
위염이나 위궤양을 앓았던 적이 있습니까?

P : No. I have always had an iron stomach.
없습니다. 제 위장은 튼튼합니다.

D : Do you feel sick?
구토감을 느낍니까?

P : Yes, I feel sick. I just don't feel well.
예, 구토감이 있습니다. 몸이 좋질 않아요.

D : Do you have any other medical problems?
다른 의학적인 문제를 가지고 있나요?

P : Something is wrong with my hearing.
청력에 문제가 있습니다.

D : Can you hear me whispering?
속삭이면 들을 수는 있나요?

P : I can't hear well.
잘 들을 수가 없습니다.

D : OK. Let me check your temperature.
알겠습니다. 체온을 재보겠습니다.

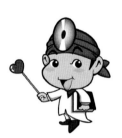

Interview에서 가장 중요한 것 10가지

1. Patient identification
2. Chief complaint
3. Present illness
4. Other current problems
5. Health risks
6. Health maintenance activities
7. Family history and genogram
8. Functional status
9. Past medical history
10. Personal character feature

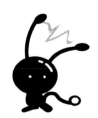

Attractive phrase
Manage yourself and time, and then lead others

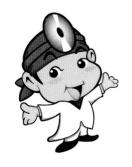

3 Where exactly is it located?
Show me where.

정확히 어디가 아프시죠? 그곳을 가르쳐 주세요.

환자에게 통증이 있는지 질문을 할 때는 "Are you in any pain?"
"Do you have any pain?" "Are you getting any pain?" "Is there any pain?"
"Have you been feeling any pain?" 등을 사용한다. 어느 부위인지 정확히 물어 볼 경우에
"Where is your pain?" "Where do you experience the pain?" "Where does it hurt?"
"Where is the problem located?" "Where are you feeling the pain?" "Can you tell me
where it hurts?"로 표현하면 되고, 몸 전체 여기저기가 아프다고 말하는 환자에게 어느 부위가
가장 아픈 지 다시 물어 보아야 할 경우에는 "Where does it hurt the most?"' "Can you put
your hand where it hurts the most?" "What is the worst part?" "Where exactly is it
located? Show me where."라 표현한다.
검사 중 이곳이 아프냐는 표현은 "Do you feel pain at this site?",
이곳 말고 다른 곳이 아프냐는 표현은 "Do you have pain anywhere besides this part?"이다.

D : What can I do for you?
    어디가 불편하시죠?

P : I am here because I have been experiencing pain.
    몸이 아파서 이곳에 왔습니다.

    I've been having a lot of pain.
    너무 많은 곳이 아픕니다.

D : Where exactly is it located? Show me where.
    정확히 어디가 아프시죠? 그곳을 가르쳐주세요.

P : I have pain all over my body.
    온 몸이 아픕니다.

    Sometimes when I rub my eyes, I see the colors of the rainbow.
    가끔씩 눈을 비비면 무지개빛이 보이기도 합니다.

No one can understand how much trouble it causes me.
그런 것들이 얼마나 나를 불안하게 하는 지 아무도 이해를 못합니다.

D : What's happening to you isn't at all unusual.
당신에게 일어난 그런 것은 이상한 것이 아닙니다.

Normally, light stimulates your retina, sending an image along your optic nerve to the brain.
정상적으로 빛이 눈을 자극하면, 시신경이 영상을 뇌로 보내는 것입니다.

But rubbing your eyes also stimulates the retina, which causes you to see things.
하지만 눈을 비비면 그 역시 망막을 자극해 당신이 그런 것들을 보게 만듭니다.

P : I can't get comfortable.
나는 항상 편안하질 못해요.

D : OK. If you had to point to one place where it is worst, where would it be?
알겠습니다. 만약 가장 아픈 곳을 한 곳 지정하라면 어디가 가장 아픕니까?

P : My feet and legs.
발과 다리가 아파요.

D : How long do your symptom last?
증상은 얼마나 지속되죠?

P : I get them all the time
항상 가지고 있어요.

It never leaves, but sometimes it does seem worse.
통증이 절대 없어지지 않고, 가끔씩은 더 아픕니다.

It has really been there for 2 weeks.
벌써 아픈 지 2주나 되었습니다.

D : Does anything special make it worse?
이것을 악화시킨 계기가 있습니까?

P : No. but I am diabetic.
아닙니다. 하지만 전 당뇨병 환자입니다.

D : Who is your diabetes Doctor?
당뇨병을 관리해 주는 의사가 있나요?

P : Dr. Kim has been treating me.
닥터 김이 계속 치료를 해 주고 있어요.

D : Do you have regular check-up for blood sugar?
혈당을 규칙적으로 측정하고 있나요?

P : Oh yes and they are all really good.
아 예 그리고 아주 결과가 좋습니다.

D : Sounds like you are doing really well.
듣고 보니 아주 잘 하고 계시는 것 같군요.

I just need you to go to the lab for a blood test to see how well your sugar has been controlled for the last 3 months.
당신의 혈당이 최근 3개월 간 얼마나 잘 조절되고 있는지 검사실에 가서 혈액 검사를 해 보아야 될 것 같군요.

P : OK.
알겠습니다.

D : Your level of glycosylated hemoglobin is 12.
당신의 혈당 혈색소 치가 12이군요.

This result implies very poor control of your diabetes.
이 결과는 당신이 당뇨병을 잘 조절하고 있지 않다는 것을 보여주는 것입니다.

In diabetes patients, the goal is a level less than eight.
당뇨환자의 목표는 레벨이 8이하이어야 합니다.

P : I think it came on when I came back from my vacation.
저는 이 증상이 제가 휴가를 갔다 온 다음부터 왔다고 생각합니다.

D : High blood sugar levels can damage the nerves and blood vessels in your body.
고혈당이 당신의 신경과 혈관에 손상을 줄 수 있습니다.

Diabetic neuropathy most often affects the feet and legs.
당뇨병성 신경염은 다리와 발을 자주 침범합니다.

This can cause diminished sensation and changed feeling in the feet.
이것은 다리의 감각을 감소시키고 느낌을 변화시키기도 합니다.

P : Can diabetes be treated?
당뇨병은 치료가 되는 건가요?

D : Diabetes can't be cured, but it can be controlled.
당뇨병은 치료가 되지는 않습니다. 하지만 조절은 됩니다.

Controlling blood sugar will help reduce the risk of complications.
혈당 조절은 합병증을 줄여줍니다.

Have you had any other illness?
다른 질병은 없습니까?

P : No.
없습니다.

D : Did pain-killers help you?
진통제들이 도움이 되던가요?

P : Sometimes Tylenol can help.
가끔씩 타이레놀이 도움이 됩니다.

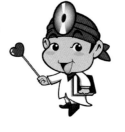

통증에 부위 질문들

어디가 아프시죠?

Where is your pain?

Where does it hurt?

Where do you hurt?

Where do you experience the pain?

Where is the pain located?

Which part is aching?

Show me where?

정확히 어디가 아프시죠?

Where exactly is it located?

어디가 가장 아프시죠?

Where does it hurt most?

What is the worst part?

가장 걱정되는 것이 무엇이지요?

What is your major concern?

아픈 곳을 가리켜 줄래요?

Could you point out the pain site?

가장 아픈 곳을 가리켜 줄래요?

Could you point out the site where it is worst?

Could you point to where it hurts most?

Could you show me with your finger the point where it hurts you most?

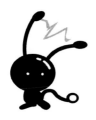

Attractive phrase
We were given two ears but only one mouth.
This is because God knows that
listening is twice as hard as talking.

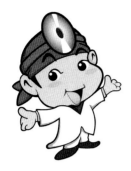

4 Does anything special bring it on?
그 증상을 일으킨 어떤 원인이 있었습니까?

환자와의 대화를 자연스럽게 끌어가기 위해서는
의사들이 먼저 많은 질문을 던져야 하는데,
"I'd like to review your history."로 시작하기도 하고, 왜 이 증상이 발생했는지는
"How did this symptom occur?" "Why do you think this symptom occur?"
"Why do you think you have this problem?", 외상인 경우 어떻게 다쳤는지는
"How did you hurt?" "When did accident happen?" "How exactly did this happen?"
"Can you explain what happened to you?", 증상을 일으킨 어떤 원인이 있었는지는
"Does anything special bring it on?", 증상을 더 나쁘게 하거나 호전시키는 원인이 있는지는
"What makes it worse?" "Does anything make your symptom worse?"
"Does increased physical activity make the symptom worse?" "Is increased stress
associated with your symptom?" "Does anything relieve your symptom?"
등으로 물어본다.

D : Hello, I am the resident and I've come to review your history and examine you.
안녕하세요. 저는 레지던트인데 당신의 과거병력과 검사를 위해 왔습니다.

P : Well, you can review it in the chart.
글쎄요, 당신은 그것을 차트에서 볼 수 있을 건데요?

I've talked to enough doctors.
저는 충분히 의사들에게 다 말했는데요.

D : Pardon me?
죄송합니다만 왜 그러시죠?

P : What's the use of telling the same story over and over?
자꾸 같은 이야기를 반복하게 만드는 이유가 뭐죠?

D : It sounds like you are fed up with telling the same story over and over to doctors who don't seem to talk with each other.
마치 당신은 서로 이야기를 하지도 않는 의사들이 자꾸 당신에게 같은 이야기를 시켜 지루하다는 표현을 하는 것 같군요.

P : Right.
맞습니다.

D : I can see how aggravated you would be.
당신이 왜 화내는 지 이해가 갑니다.

P : I don't have anything against you.
당신에 대한 반감은 없습니다.

Don't get me wrong.
오해하지 마세요.

D : I see how annoying that would be.
저는 그것이 얼마나 귀찮은 일인지 이해합니다.

But maybe you could fill in the blanks of your chart and correct anything I misunderstand.
하지만 당신은 제가 잘 이해하지 못한 부분과 당신 차트 빈 곳을 채울 수 있게는 해 주실 수 있을 것 같은데요?

P : OK. Doctor.
알겠습니다. 선생님.

D : Thank you.
고맙습니다.

Well, your problem is stomach pain.
음, 당신의 문제는 위통에 있군요.

P : Yes.
예.

D : Tell me more about how you are feeling.
당신이 느끼는 것에 대해서 더 말해주세요.

P : I get pain in the night.
밤에 통증을 느낍니다.

D : How often do you get pain?
얼마나 자주 아프시죠?

P : Nearly every day.
거의 매일이죠.

D : Do you get pain just after eating?
식사 후에 통증을 느끼지는 않습니까?

P : No.
아닙니다.

D : Maybe you get pain in bed.
아마도 당신은 잠을 자려 할 때 통증을 느끼는가 보군요.

P : Yes. Night stomach pain wakes me up frequently.
맞습니다. 밤에 발생되는 위통 때문에 자주 깹니다.

D : Does anything special bring it on?
그 증상을 일으킨 어떤 원인이 있었습니까?

P : Nothing special.
특별한 것이 없습니다.

D : Do you suffer from indigestion?
소화가 잘 안되시나요?

P : Yes.
예.

D : Do you have nausea or vomiting?
오심이나 구토 증상이 있습니까?

P : Sometimes I feel nauseous.
가끔씩 메스껍습니다.

D : What about your bowel movements?
화장실 습관은 어떻죠?

P : I am constipated.
변비가 있어요.

D : Do you ever have blood in your bowel movements?
대변에 피가 섞인 적은 없었나요?

P : No.
없었습니다.

D : Do you have a history of previous abdominal surgery?
전에 복부 수술을 받은 적이 있습니까?

P : No.
아닙니다.

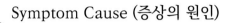

Symptom Cause (증상의 원인)

어떻게 된 것이죠?

How did this happen?

What happened to you?

어떻게 이 증상이 생겼죠?

How did this symptom occur?

Why do you think this symptom occur?

Why do you think you have this problem?

어떻게 다치셨죠?

How did you hurt?

How did you get hurt?

How did you get injury?

어떻게 다쳤는지 몇 마디 묻고 싶군요.

I need to ask you a few questions about how to got hurt?

이러한 증상들을 야기 시킨 특별한 것들이 있다고 생각되십니까?

Is there anything you can think of that triggers these symptoms?

무엇이 아프게 하죠?

What makes the pain?

What triggers your pain?

어디서 다치셨죠?

Where did you get hurt?

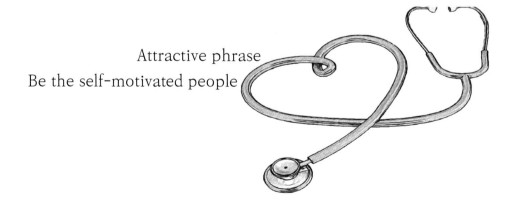

Attractive phrase

Be the self-motivated people

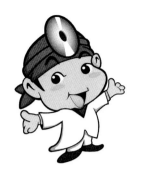

5 When does this symptom seem to come on?

이 증상이 언제 발생되는 것 같아요?

증상에 대해 질문을 할 때,

언제부터 시작되었는지는 "When did this symptom begin?", 언제 발생되는지는 "When does this symptom seem to come on?" "When does your symptom occur?", 어떻게 시작되었는지는 "Was the onset of the symptom slow or sudden?", 얼마나 오래 지속되는지는 "How long does your symptom last?" 증상을 항상 가지고 있는지는 "Does this symptom happen all the time?", 활동할 때 나타나는 지는 "Does this symptom happen mostly when you are active?", 얼마나 오랫동안 가지고 있었는지는 "How long have you been getting symptom?" "How long has it felt like this?" "How long has this symptom been going on?" "Have you had it a long time?" "Have you been having this symptom for a long time?" 등으로 물어본다.

D : Tell me about your symptom.
당신의 증상에 대해서 말해 주세요.

P : I get these headaches.
두통이 있어요.

D : When did they start?
언제부터 시작되었죠?

P : I started getting them about 2 weeks ago.
2주 전부터 시작되었어요.

D : Is that the first time you ever had these headaches?
두통을 갖게 된 게 그 때가 처음인가요?

P : Yes. My wife insisted I come here.
그렇습니다. 집사람이 이곳으로 오도록 강요했죠.

D : When does this symptom seem to come on?
증상이 언제 발생되는 것 같아요?

P : It can be any time.
아무 때나 발생됩니다.

D : When you get these headaches, where does it hurt?
두통이 있을 때면 어디가 아프던가요?

P : They start on the back side of my head and they just go around.
머리 뒷부분에서 시작하여 주위로 퍼져나가요.

D : Tension headache is usually felt most in the back of the head and neck.
긴장성 두통은 주로 머리와 목 뒤에서 느껴지죠.

P : It starts for no apparent reason.
특별한 이유 없이 시작되죠.

D : I think that headaches are part of a disturbed inner health state.
저는 두통은 내적 건강상태의 이상에서 올 수 있는 부분이라고 생각합니다.

We can try to find the focus.
원인을 찾도록 노력해보죠.

Is there anything you can think of that triggers these headaches?
두통을 자극하는 어떤 것들이 있다고 생각하나요?

P : Alcohol beverages and cigarette smoking often made my headaches worse.
술이나 담배는 종종 두통을 악화시킵니다.

When I took a hot bath, it relieved my headaches.
뜨거운 목욕을 하면 두통이 좋아졌어요.

But attacks begin at any time of the day.
하지만 언제든지 두통이 재발하죠.

D : How has your mood been lately?
최근 기분은 어떻습니까?

P : Not so good.
별로 좋지 않습니다.

My labor was 12 hours long.
제 일하는 시간은 12시간입니다.

I was uncomfortable, but I didn't feel like screaming.
좋지는 않지만 그렇다고 까무러칠 일은 아니죠.

D : Any other problems?
다른 문제는 없나요?

F : I am so tired of hearing all about people's personal lives through their cell phone conversation.

많은 사람들이 핸드폰으로 그들의 사생활에 대해서 이야기를 할 때면 정말 피곤해 집니다.

I want to take medicine to relieve headache pain.

두통을 감소시키기 위해 약을 먹기를 원합니다.

D : OK. I'd like to ask several questions before writing a prescription.

알겠습니다. 처방전을 쓰기 전에 몇 가지를 묻고 싶군요.

Symptom and Time (증상과 시간)

언제 증상이 시작되었죠?

When did this symptom begin?

When did your pain start?

When did you first notice this symptom?

언제 증상이 나타나죠?

When does this symptom seem to come on?

When does it occur?

When does it hurt?

When do you get this symptom?

증상이 얼마나 되었죠?

How long have you had it?

How long did it last?

언제 다쳤죠?

When did accident happen?

When did you hurt?

When did you get injury?

Attractive phrase
Try to keep good constitution

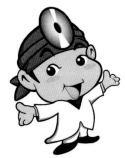

6 How frequently do you have pain?

얼마나 자주 통증이 발생하죠?

통증에 대해 질문을 할 때,
언제부터 시작되었는지는 "Can you tell me when the pain started?",
갑자기 생겼는지는 "Did this pain come on suddenly?",
얼마나 자주 나타나는 지는 "How often does this pain occur?"
"How frequently do you have pain?",
통증이 있다 없다 하는지는 "Does your pain comes and goes?"
"Do you have pain all the time or does it come and go?",
시간에 따라 증상의 정도가 다른 지는 "How does your pain change with time?",
움직임에 따라 변화가 있는 지는 "Does the movement make any difference to the pain?",
낮 또는 밤에 통증이 없는지는 "Does pain go away during the day(night)?",
통증을 얼마나 오래 느끼는지는 "How long have you been feeling your pain?",
요 며칠간 통증이 있었는지는 "Do you have felt pain for the past several days?",
통증 때문에 무슨 약을 먹었는지는
"What do you take for pain?" "Did you take any medication for pain?"등으로 물어본다.

P : Doctor. I can't do anything with my arms and legs.
　의사 선생님. 팔과 다리로는 아무 것도 할 수 없어요.

D : How frequently do you have pain?
　얼마나 자주 통증이 발생하죠?

P : The pain is nearly constant.
　통증이 거의 지속적입니다.

D : Does the movement make the pain more severe?
　움직이면 통증이 더 심하던가요?

P : The pain is moderate at the movement
　움직일 때 통증은 보통입니다.

진료영어 세미나 영어 해외연수 영어

38

D : I see no evidence that the trouble interfering with normal neurological function.
정상 신경기능에 이상을 일으키는 증상은 없군요.

P : I don't think the pain is referred from anything inside.
통증이 안으로부터 방사통을 일으키지는 않습니다.

D : Maybe you are suffering from overuse syndrome.
아마도 당신은 과사용 증후군 인 것 같군요.

P : What is overuse syndrome?
과사용 증후군이 대체 뭐죠?

D : You should understand why your problem is occurring.
당신의 문제가 왜 생겼는지 이해하는 것이 좋을 것 같군요.

My view of the trouble is that your body is getting a little older.
제 생각에 당신의 문제는 당신의 몸이 이제 조금 늙었다는 것입니다.

P : I can't understand what you said.
무슨 말인지 모르겠는데요?

D : Are you being worked too hard in your job or exercise?
당신은 지금 혹시 무리한 일이나 운동을 하고 있습니까?

P : Yes. I exercise a lot at a fitness club.
예. 피트니스 클럽에서 상당히 열심히 운동하고 있습니다.

D : Chronic pain is often associated with severe activity.
만성 통증은 종종 무리한 활동과 같은 요인으로 생길 수도 있습니다.

Your level of exercise is really more than it can take.
당신의 운동 레벨은 몸이 받아들일 수 있는 이상입니다.

P : How can it be overuse?
어떻게 과사용이라 할 수 있죠?

I used to run 10 km a day.
저는 하루에 10km를 달리곤 했습니다.

D : You should make a rest and relaxation plan.
당신은 휴식과 여유를 갖는 게 좋을 것 같군요.

That is very important.
그것은 중요해요.

P : When can I return to exercise?
언제쯤 운동을 다시 할 수 있죠?

D : You need to allow the body to recover.
   몸이 회복할 시간이 필요합니다.

   I recommend you quit the sports for 4 weeks and reduce your work.
   나는 당신이 4주정도 운동을 중지하고 일의 양을 줄이기를 권유합니다.

   Sometimes it will be necessary to have physical therapy.
   때로는 물리치료가 필요할 수도 있습니다.

P : Ok. Doctor.
   알았습니다. 의사선생님.

D : You should keep trying to rest your body.
   당신은 무리하지 않도록 계속 노력해야 합니다.

   Recurrence of symptoms depends on the activity.
   통증의 재발은 활동과 관계됩니다.

P : What about medicine for pain?
   통증을 위해 약을 먹는 것은 어떤가요?

D : If you need medicine to ease the pain, try Tylenol.
   만약 통증을 줄이기 위해 약이 필요하다면 타이레놀을 드세요.

   I want you to get some physical therapy.
   나는 당신이 약간의 물리치료를 받길 원합니다.

   If you feel much better, you may do some activity.
   만약 점점 더 좋아질 경우, 조금씩 활동을 시작하셔도 좋습니다.

   Then I'd like to see you again in 2 weeks.
   그리고 2주 안에 보도록 하죠.

P : OK.
   알겠습니다.

Symptom Frequency (증상 빈도)

증상이 얼마나 자주 발생되죠?

How often does this symptom occur?

How frequently do you have symptoms?

How often do you get symptoms?

How often does the symptom come?

이번이 첫 번째인가요?

Is this the first time?

Is this the first time you ever had this symptom?

하루 종일 아픈가요?

Do you have pain all the time?

증상이 있다 없다 하나요?

Does it come and go?

비슷한 통증을 가졌던 적이 있나요?

Have you ever had the similar pain?

Have you had this pain before?

Have you ever experienced the same kind of pain before?

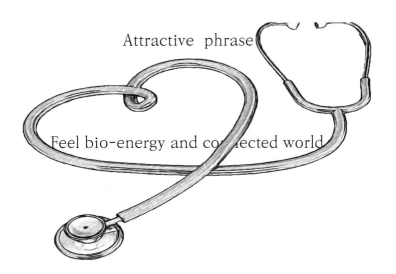

Attractive phrase

Feel bio-energy and connected world

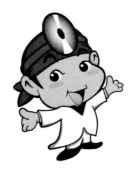

7 What does your pain feel like?

통증이 어떻게 느껴지죠?

질병에 따라 통증의 정도와 표현이 다르다.

통증을 어떻게 느끼는 지는 "What does your pain feel like?" "How do you feel your pain?"

"Please describe the quality of your pain."로 물어보고,

구체적으로 통증 정도가 얼마나 심한지는 (1에서 10점)

"How would you rate the severity of your pain?"

"On a scale of one to ten, how would you rate your pain?"

"Describe your pain intensity using a scale of 0 to 10." 라 물어본다.

그리고 통증에 대한 여러 가지 표현들을 나열하면 "Is your pain sharp?" "Is your pain dull?

cramping? throbbing? piercing? pressing? pulling? burning? tearing? shooting? constant?"

통증이 날카로운가요? 묵직한가요? 조이는 듯한가요? 찌르는 듯한가요?

관통하는 듯한가요? 압박하는 듯한가요? 잡아당기는 듯한가요? 타는 듯한가요?

찢어지는 것 같은가요? 쑤시는 듯한가요? 지속되는가요? 등이다.

D : Tell me about your pain.
　　당신의 통증에 대해서 말해 주세요.

P : I have a pain in my left flank.
　　저의 옆구리가 아픕니다.

　　It's already as severe as I can stand.
　　지금까지는 참을 만치 참았어요.

D : Do you have abdominal pain in the middle or lower right side?
　　배 중간이나 우측 아래부위 배가 아픈가요?

P : No.
　　아닙니다.

D : What does your pain feel like?
통증이 어떻게 느껴지죠?

P : I have sharp mid-flank pain.
옆구리 중간에 날카로운 통증이 있어요.

D : Has the pain moved or spread?
통증이 옮겨 다니거나 방사통을 일으키지는 않습니까?

P : No.
아닙니다.

D : Is the pain associated with eating?
통증이 먹는 것과 관련이 있습니까?

P : No.
아닙니다.

D : Can't you pass your urine?
소변을 볼 수 없습니까?

P : No, it passes all right, but I have pain in urination.
아뇨, 잘 나옵니다. 하지만 소변 볼 때 아픕니다.

D : Does any position help you?
어떤 자세가 통증을 줄여주던가요?

P : No. I can't find any comfortable position.
아뇨, 어떤 자세를 해도 좋아지지 않습니다.

D : Is your flank very tender to touch?
옆구리 부분을 만지면 아주 아픈가요?

P : No.
아닙니다.

D : I think that you maybe have kidney stone.
제 생각에 당신은 신장 결석인 것 같군요.

Actually the better term is a ureteral stone.
좀 더 정확하게 말하면 요로 결석이죠.

P : Stone? What can I do?
돌이라구요? 어떻게 해야 하죠?

D : Now what I think you should do is taking some blood and urine tests.
지금 당신이 할 수 있는 것은 제 생각에 피검사와 소변 검사를 하는 것입니다.

A typical symptom is blood in the urine.
전형적인 증상은 소변에 피가 보이는 것입니다.

And then send you to the X-ray department to do an IVP.
그리고 나서 당신을 방사선실로 보내 IVP를 하도록 하겠습니다.

P : IVP?
아이 브이 피라뇨?

D : That's an X-ray of the kidneys.
그것은 신장에 대한 X-ray입니다.

P : OK. But I don't want to have surgery.
알겠습니다. 하지만 전 수술은 받고 싶지 않습니다.

D : If you have a small stone, I will observe you for a few more days to see
if it passes by itself.
만약 당신의 신장 결석이 작을 경우엔, 그것이 저절로 빠져나가도록 며칠을 기다릴 것 입니다.

Drink at least 10 glasses of water every day.
매일 물을 10잔 이상씩 마시십시오.

Keeping active may help the stone pass.
활동을 하면 돌이 나오는데 더 도움이 됩니다.

Don't stay in bed.
침대에만 있지 마세요.

Walk as much as possible.
가능한 많이 걸으세요.

P : OK.
알겠습니다.

D : And there also may be an infection.
그리고 약간의 감염도 있을 것입니다.

I would want to treat you with an antibiotic and with some pain medicines.
약간의 항생제와 진통제로 치료할 것입니다.

Take it exactly as directed.
지침대로 정확히 드세요.

P : OK.
알겠습니다.

D : Let me review your medical history now.
이제 당신의 병에 대한 과거력을 물어보겠습니다.

Pain Character (통증의 특징)

어떤 통증이 느껴지죠?

How do you feel your pain?

What does your pain feel like?

What kind of pain is it?

What is your quality of pain?

계속 아픈가요 아니면 간간이 아픈가요?

Is it constant or intermittent?

찌르듯이 아픈가요? 묵직하게 아픈가요?

Is it sharp or dull?

통증의 느낌이 어떻던가요?

Could you describe the pain?

통증이 어떤지 말해 줄래요?

(beating? biting? boring? burning?

colicky? cramping? dull? gripping?

heavy? numb? piercing? pressing?

prickling? pulling? sharp? shooting?

sore? stabbing? tearing? throbbing?

tingling? twisting?)

어쩔 때 통증이 심해지죠?

What makes the pain worse?

통증이 더 나빠지고 있다고 생각되나요?

Do you think the pain has been getting worse?

어쩔 때 통증이 좋아지죠?

What makes the pain better?

통증이 잠을 깨웁니까?

Does the pain wake you up?

통증이 밤에 더 심해지나요?

Is the pain worse at night?

다른 곳으로 퍼지지는 않습니까?

Is the pain radiating anywhere?

Does this pain go to any other place?

증상의 변화가 시간에 따라 다른 가요?

How does your symptom change with time?

움직임에 따라 변화가 있는 가요?

Does the movement make any difference to the symptom?

증상이 얼마나 자주 심해지던가요?

How would you rate the severity of your symptoms?

증상이 더 나빠지나요?

Are your symptom getting worse?

통증과 함께 다른 증상들은 어떠합니까?

What other symptoms are associated with the pain?

당신의 통증 정도를 0에서 10까지의 숫자를 이용하여 말해줄래요?

Describe your pain intensity using a scale of 0 (representing no pain) to 10 (representing the worst pain imaginable).

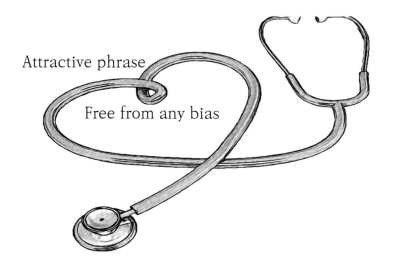

Attractive phrase

Free from any bias

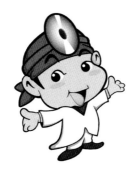

8 How long have you had your symptoms?

증상이 얼마나 오래 되었지요?

How long? How often? How many? How much?와 같은 표현들은
Quantitative Question이라 할 수 있고, What? Where? 등은
Qualitative Question이라 할 수 있다.
증상이 언제부터 시작되었는지 물어볼 수 있는 표현으로는
"When did your symptom start?" "When does your symptom occur?"
"When do symptoms begin?" "How long have you had your symptoms?"
"How long has your pain been bothering you?" 등이다.
대부분의 환자들이 그러하듯이 그냥 "오래되었는데요?"라고 말할 경우,
다시 한 번 기간을 물어 볼 경우 "How many days(months, weeks) would you say?"라고 하며,
전에도 이런 증상이 있었는지는 "Have you had this symptom before?",
증상이 나빠진 이유가 있는 지는 "Did you do anything that might have aggravated your
symptom?"라고 물어 본다.
그리고 응급실에 의식을 잃고 온 환자 보호자에게는 얼마나 오랫동안 의식을 잃었는지는
"How long was he(she) unconscious?",
발견 후 구급대가 도착하기까지 얼마나 걸렸는지는
"How long between the time you found him(her) and paramedics arrived?"로 물어 본다

D : Hello. I am glad to meet you.
안녕하세요. 만나서 반갑습니다.

These doctors are medical students.
이 의사선생님들은 의과대학 학생들입니다.

And they are going to listen into our conversation.
그리고 그들은 우리들의 대화를 들을 것입니다.

P : That's fine.
괜찮습니다.

D : Thank you. What brings you to me?
감사합니다. 어디가 아프셔서 오셨죠?

P : I have this terrible symptom.
저는 아주 증상이 좋질 않습니다.

D : Can you tell me about your symptom?
당신의 증상에 대해서 말해 주실래요?

P : My main problem is dizziness.
제 주 증상은 어지러움입니다.

D : Have you had a cough?
감기에 걸리셨나요?

P : No. Dizziness interferes with my business.
아닙니다. 어지러움이 제가 일을 못하도록 합니다.

I have to stay home some days.
저는 며칠 동안 집에 있어야만 합니다.

D : How long have you had your symptom?
증상이 얼마나 오래되었지요?

P : I have had this symptom for two weeks.
증상이 있는 지 2주가 되었어요.

It's been getting worse now.
지금은 더 나빠지고 있어요.

I feel that the room is spinning.
방이 빙빙 도는 것 같이 느껴집니다.

D : How often are the attacks?
얼마나 자주 어지럽죠?

P : Everyday.
매일 어지러워요.

D : Do you have a fever?
열은 있나요?

P : No.
아닙니다.

D : Do you have stiff neck?
목이 뻣뻣하지는 않으세요?

P : No.
아닙니다.

D : Have you injured your head or been knocked out recently?
최근에 머리를 다치거나 맞은 적이 있나요?

P : Nothing.
없습니다.

D : Do you have a history of high blood pressure?
고혈압 경력은 있나요?

P : No.
없습니다.

D : Do you have pressure around your eyes?
눈 주위에 압박감등은 없습니까?

P : No.
없습니다.

D : What other symptoms do you experience with this problem?
다른 증상은 없습니까?

P : Sometimes I feel nauseous.
가끔씩 매스껍기도 합니다.

D : Chest pain or shortness of breath?
가슴 통증이나 호흡장애는 없습니까?

P : No, Just when I go up stairs, I get winded.
And I have to lean on the banister.
아닙니다. 단지 이층에 올라갈 때 숨이 차서 난간을 잡아야 합니다.

D : How is your appetite?
식욕은 어떠세요?

P : I have lost my appetite.
식욕을 잃었어요.

Dizziness kept me from doing much of anything.
어지러움은 내가 많은 것을 못하게 합니다.

Asking for Other Problems (다른 문제들에 대한 질문들)

Can you think of other problems that you've had recently?

최근 당신에게 문제가 되는 것들이 있나요?

Has anything problems been bothering you?

당신을 괴롭히는 문제들이 있나요?

Do you have any other medical problems?

다른 의학적인 문제를 가지고 있나요?

Are you still being treated?

지금도 치료받고 있나요?

Have you ever had any medical attention to your problem?

병에 대해 의학적인 주의를 받은 적이 있나요?

Are you currently under the care of a doctor for any health condition?

어떤 건강 문제로 의사의 치료를 받고 있나요?

Do you have any other illnesses that you see a doctor for?

의사에게 진료를 받은 다른 질병이 있나요?

Have you seen another doctor?

다른 의사에게 진료 받은 적이 있나요?

Do you become fatigued easily?

쉽고 피곤해지나요?

Is there anything else you'd like to tell me?

나에게 말하고 싶은 것이 있나요?

I'd like to take a full medical history.

병력에 대해 전부 듣고 싶습니다.

Attractive phrase
Feel the invisible energy

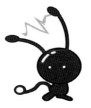

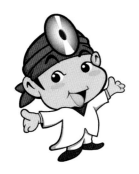

9 Have you seen another doctor?
다른 의사에게 진료를 받은 적이 있나요?

다른 의사에게 진료를 받은 적이 있는 지 물어보려는 질문은
"Have you seen another doctor?" "Have you been under the care of a doctor?"
병에 대해 의학적인 주의를 받은 적이 있는지는
"Have you ever had any medical attention to your problem?",
의사에게 치료받고 있는 질병이 있는지는
"Do you have any other disease that you see a doctor for?" "Are you currently under the care of a doctor for any disease?" "Are you being treated any other disease?",
이 문제 때문에 입원한 적이 있는 지는
"Have you ever been admitted to the hospital due to this problem?" 등으로 물어본다.

D : What is your main problem?
　당신의 주 증상이 무엇이지요?

P : I get stomach upset.
　배탈이 났어요.

D : What do you feel like?
　어떻게 느끼시는데요?

P : It seems like abdominal pain.
　배가 아픈 것 같아요.

D : Do you have diarrhea?
　설사를 하나요?

P : Yes. And I have vomited three times.
　예, 그리고 세 번이나 토했어요.

D : Does any particular food upset you?
　배탈을 나게 한 어떤 특별한 음식이 있었나요?

P : I had some meat yesterday.
　어제 고기를 먹었어요.

D : Have you ever been upset by meat before?
전에도 고기 때문에 배탈이 난 적이 있나요?

P : No.
없습니다.

D : You may have food poisoning.
당신은 식중독일 가능성이 있군요.

Food poisoning usually causes flu-like symptoms with diarrhea.
식중독이 설사를 동반하는 독감 같은 증상들을 일으킵니다.

Good quality fresh meat should be used.
신선한 고기를 사용하여야 합니다.

Bacteria are destroyed by normal cooking but toxin is heat stable.
박테리아는 요리할 때 파괴되지만 독소는 열에 파괴되지 않습니다.

P : I didn't store the meat in the refrigerator.
고기를 냉장고에 저장하지 않았었어요.

D : Bacteria can grow in foods if they are not stored properly.
박테리아는 음식이 적절하게 저장되지 않으면 증식을 합니다.

Don't keep food at room temperature.
음식을 실온에 두지 마세요.

Have you seen another doctor?
다른 의사에게 진료 받은 적이 있나요?

P : Yes. Last night.
예. 어젯밤에요.

Dr. Kim had done all the tests he can think of.
김 선생님이 그가 필요하다고 생각하는 검사를 다 했습니다.

But he didn't explain it.
하지만 그는 설명을 해 주지 않더군요,

He gave me an injection.
그는 주사 한 대만 놔주더군요.

I felt nauseous after I had injection.
주사 맞고 메스꺼웠습니다.

The pain keeps coming back.
통증은 자주 반복됩니다.

D : Do you still have the same pain?
지금도 똑같이 아픈가요?

P : Yes, Nothing I have done has helped.
무엇을 해도 아무 것도 도움이 안 되더군요.

D : Have you ever used any medication?
어떤 약을 복용한 적은 있습니까?

P : I took an antacid.
제산제를 복용했습니다.

D : Any other problem?
다른 문제는 없습니까?

P : Nothing.
없습니다.

D : Signs of food poisoning usually occur within 6 hours after eating and last one or two days.
식중독 증상은 음식을 먹은 후 6시간 내에 나타났다가 하루나 이틀 지속됩니다.

Just try to be a little bit patient.
좀 더 인내심을 가져야 합니다.

Questions about Life Style (생활 스타일에 관한 질문들)

식욕은 어떤가요?

How is your appetite?

식욕에 문제가 있나요?

Have you had any trouble with your appetite?

규칙적으로 식사를 하나요?

Do you diet regularly?

식사 제한을 하고 있는 중입니까?

Are you currently on a restricted diet?

먹는 것에 대해 이야기 해보세요.

Tell me about your diet.

현재 얼마나 자주 화장실을 가시죠?

How often do you pass your bowels now?

잠자는 데 문제가 있나요?

Have you had any trouble sleeping?

잠자고 싶을 때 잠을 잘 수 있나요?

Are you able to sleep when you want to sleep?

여가시간은 어떻게 보내죠?

How do you spend your free time?

휴식을 위해 무엇을 하지요?

What do you do like to do for relaxation?

좋은 친구들을 가지고 있나요?

Do you have good friends?

취미가 있나요?

Have you any hobbies?

결혼 생활에 문제는 없나요?

Is there any problems in your marriage?

일이나 가족, 생활은 다 괜찮나요?

Are things OK with work, your family, your life?

가족들과 어떤 스트레스나 문제는 없나요?

Is there any stress or problems with your family?

당신 가족들에 대한 어떤 걱정이 있나요?

Do you have any concerns about your family?

습관에 대해서 말해 주실래요?

Tell me about your habits.

집에 애완동물을 기르나요?

Have you any animals at home?

종교가 있나요?

Do you have any religion?

아파트에서 사나요?

Do you live in an apartment?

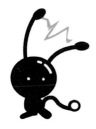

Attractive phrase

Enjoy your work and be a hard working person

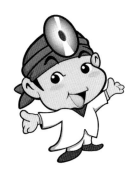

10 How do you feel these days?

요즘은 어떠세요?

정기적으로 검진을 하기 위해 오는 환자나 재진을 하러 온 환자에게
요즘 상태가 어떤 지 물어볼 때는 "How do you feel these days?"
"How do you feel today?" "How have you been?" "How are you now?"
"How are you feeling today?" 등으로 쓸 수 있다.
최근에 어떤 증상이 있었는지 물을 때는 "Have you had any symptom recently?",
며칠간 괜찮았는지는 "Have you been feeling good for the past few days?",
증상이 재발했는지는 "Are you having your symptom again?",
증상이 더 나빠졌는지는 "Have your symptoms been getting worse lately?",
왜 증상이 좋지 않은지는 "Why have you been feeling bad lately?",
얼마나 증상이 자주 생기는지는 "How often do your symptom come back?"
"How often do you have your symptom?" 이라 표현한다

D : How do you feel these days?
요즘은 어떠세요?

P : I haven't been feeling very well recently.
요즘 별로 몸이 좋질 않아요.

I get tired easily these days.
쉽게 피곤해지더군요.

D : Are you still smoking?
아직도 담배를 피우시나요?

P : Yes, but not that much.
예, 하지만 많이는 안 피웁니다.

D : I recommended that you exercise.
나는 당신에게 운동할 것을 권했었는데요.

P : Yes, you told me to get more exercise, and so I often go swimming.
예, 선생님이 운동을 좀 더 하라고 하여, 가끔씩 수영을 다닙니다.

D : How often do you go swimming?
얼마나 자주 수영을 가시지요?

P : I try to go swimming at least three times a week, but recently I just can't seem to find the time to go regularly.
일주일에 세 번은 가려고 하는데, 요즘은 규칙적으로 갈 시간이 없어요.

D : Do you have confidence in your physical strength?
체력에는 자신이 있나요?

P : I am afraid my physical strength is declining.
체력이 떨어지는 것 같아 걱정이에요.

D : You'd better go to a fitness center to build up your muscle strength.
근력을 키우기 위해 피트니스 센터에 다니는 것이 좋을 것 같군요.

P : Fitness center?
피트니스 센터요?

D : Yes, working out at a fitness center will build up your heart and lungs.
예, 피트니스 센터에서 운동한 것이 당신의 심장과 폐를 튼튼하게 해 줄 것입니다.

Fatigue can be overcome by physical exercise.
피곤함은 육체 운동으로 극복할 수 있습니다.

Nothing can be obtained without any effort.
노력이 없으면 아무 것도 얻을 수 없습니다.

P : I will make an effort.
노력하겠습니다.

D : And I'd like to recommend you to warm up before doing physical exercise.
그리고 운동 전에 워밍업 하기를 권합니다.

Stretching exercise can reduce injuries and the risk of sprain in working out.
스트레칭은 운동 중 인대 손상이나 염좌 등을 줄여줍니다.

It will take about twenty minutes to limber up all your muscles.
모든 근육이 풀어지려면 약 이십 분이 소요됩니다.

P : I know stretching exercise is very important.
스트레칭 운동이 중요한지는 압니다.

D : Health is the most important thing in our life.
건강이 우리들 인생에서 가장 중요합니다.

P : You said it.
맞습니다.

D : I think the patient who is ready to face any problems can overcome the weakness.
어떤 문제에 대적할 자세가 되어있는 환자만이 약함을 극복할 수 있다고 생각합니다.

환자와의 공감을 위해 필요한 표현들

I can understand your distress.
I understand your concern.
I know how you feel.
I understand what you're going through.
I really sympathy with you.
You will need to remind yourself.
Don't be depressed.
Don't let it get you down.
Settle down.
You need to calm down.
I'm really concerned about your symptoms.
Your family and friends will help you and relieve anxiety about the treatment.
Don't jump to any premature conclusions.
No one can tell what will result.
You must be a pretty strong person to have endured this problem.
You are always welcome to come and see me.

Attractive phrase
Enjoy commonality and ordinary life

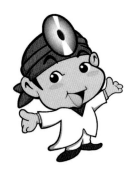

11 Do you feel much better?
좀 더 나아진 것 같아요?

재진을 하러 온 환자에게 지금은 좀 더 나아진 것 같으냐고 물어볼 때는
"Do you feel much better?" 또는 "How have you been feeling since I last saw you?",
정확성을 위해 검사가 더 필요하다는 표현은
"We need more test. It's just for clarification.",
치료에 불안을 느낀 환자들이 "Can this disease be cured?" "Can it be treated?"라고
치료될 수 있는 지 물어볼 때, 약속은 못 드리나 호전시킬 수 있다는 표현으로는
"I can't promise but we can get you better." 또는 "I can't say complete recovery.
However your condition will be improving."를 사용한다.
그리고 며칠 내로 증상이 사라지지 않으면 나에게 알려주라는 표현은
"If your symptom doesn't feel like it's going away in several days, just let me know."
"If your symptoms get worse, or don't go away after a couple of days,
come back to me." 등이다.

D : Hello. Come and sit down.
안녕하세요. 앉으세요.

Do you feel much better?
좀 더 나아진 것 같아요?

P : No, terrible.
아뇨, 짜증이 나요.

D : How many times did you have bowel movements today?
오늘 대변을 몇 번 보셨지요?

P : I have had diarrhea four times today.
오늘 설사를 4 번이나 했어요.

D : Do you have any pain now?
지금도 어디가 아픈가요?

P : I have mild lower abdominal pain.
아랫배가 약간 아파요.

I've had some weight loss.
몸무게가 줄었어요.

D : Do you have pain with your bowel movements?
대변볼 때 통증이 있나요?

P : Yes.
그렇습니다.

D : Do you have intense pain even without a bowel movement?
대변을 안 볼 때도 강한 통증을 느끼나요?

P : I am on my period.
지금 생리 중이에요.

So I have mild menstrual cramps.
그래서 가벼운 생리통이 있어요.

D : Is your abdomen very tender to touch?
당신의 배를 만지면 굉장히 아프던가요?

P : No.
아뇨.

D : Do you have bloody diarrhea?
피가 섞인 설사는 하지 않나요?

P : No.
아뇨.

D : You have traveller's diarrhea caused by contaminated food and drink.
당신은 감염된 음식이나 음료수 때문에 생긴 여행자 설사입니다.

Medicine didn't seem to relieve your symptoms.
약이 증상을 호전시켜주지 않았던 것 같군요.

P : Should I take more medicine?
약을 더 먹어야 하나요?

D : You need antibiotics and antidiarrheal medicines.
당신에겐 항생제와 설사약이 필요합니다.

I will write you a prescription.
당신에게 처방전을 써 주겠습니다.

These medicines can make you feel better.
이 약들이 당신의 증상을 호전시킬 것입니다.

P : Okay.
　　알겠어요.

D : If your symptoms don't feel like they're going away after 3 days,
　　you may need to run tests.
　　만약 당신의 증상이 3일 안에 좋아지지 않으면 몇 가지 검사가 필요합니다.

　　As long as you still have pain, don't eat any solid food or drink large amounts
　　of liquids.
　　통증이 있는 동안은 고형의 음식이나 너무 많은 양의 물은 먹지 마십시오.

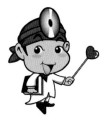

Essentials of the Patient - Physician Relationship
(환자와 의사와의 관계에서 꼭 필요한 것들)

1. Respect and love like your family
당신의 가족처럼 존경하고 사랑하라
2. Open mind and get together
마음을 열고 함께 한다는 생각을 가져라
3. Feel empathy always
항상 공감하라
4. Active participation in patient care
적극적으로 치료에 관여하라
5. Conversation and Listening
대화하고 경청해라
6. Showing the positive aspect
긍정적으로 행동하라

Attractive phrase
Try to fuse the technology and the liberal arts

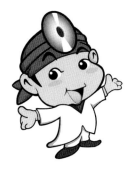

12 Is there anything else about your current health that you would like to tell me about?

당신의 현재 건강상태에 대해 나에게 말하고 싶은 것이 있나요?

의학적으로 어떤 문제를 가지고 있는지 환자에게 질문을 할 경우엔
"Do you have any medical conditions?"
"Have you ever been told that you have medical problem?" 라고 간단히 물어보는데,
과거력과 가족력까지 포함하여 포괄적으로 물어보고 싶을 때는, "Is there anything else about
your current health or your family's health that you would like to tell me about?"라 한다.
당신의 건강에 대해 몇 가지 질문을 하겠다는 표현은
"I have a couple of questions about your health history.",
현재 건강상태에 대해 말하고 싶은 것이 있는지는
"Is there anything else about your current health that you would like to tell me about?",
다른 증상이 있는지는 "Do you have any other symptoms?",
최근 건강검진 여부와 결과에 대해서는
"Have you had any medical screening tests in recent times? What were your results?",
또는 "Tell me about your recent health check-ups and what the results were."로 물어본다.

D : How have you been feeling?
지금은 어떠십니까?

P : I am feeling under the weather.
몸이 좋질 않아요.

D : What seems to be the trouble?
무슨 문제 있으세요?

P : I feel fatigue and palpitation.
피곤함과 두근거림을 느낍니다.

I'd like to get my blood pressure checked.
혈압을 재고 싶습니다.

D : OK. I'll check your blood pressure.
알겠습니다. 당신의 혈압을 체크해 보겠습니다.

Will you roll up your sleeve?
소매를 올려 주실래요?

P : OK.
알겠습니다.

D : It is 140 over 90. That is high for you.
90에 140이네요. 당신의 혈압은 높군요.

P : What is normal?
어떤 게 정상이죠?

D : It should be more like 120 over 80.
혈압은120에서 80이 정상이에요.

Has that been found before?
전에도 혈압이 높았던 적이 있나요?

P : No.
아뇨.

D : What is your work?
무슨 일을 하시죠?

P : I am out of work at present.
지금은 실직상태입니다.

D : Is there anything else about your current health that you would like to tell me about?
당신의 현재 건강상태에 대해 나에게 말하고 싶은 것이 있나요?

P : I have been having some problems with my chest.
가슴에 항상 문제가 있었어요.

D : Can you describe your symptoms?
증상이 어떤 지 말씀해 주실래요?

P : It's like pressure.
압박감 같은 것이에요.

It commonly starts below the breastbone and on the left side of the body.
그 증상은 자주 가슴뼈 아래와 몸 왼쪽에서 시작됩니다.

Sometimes it spreads to the neck and left shoulder.
가끔씩 그 것은 목과 왼쪽 어깨 쪽으로 뻗어 갑니다.

D : Have you ever had any medical attention to your problem?
당신의 증상에 대해 의학적인 주의를 받은 적이 있나요?

P : No.
없습니다.

D : You don't smoke?
담배는 피우지 않습니까?

P : I stopped smoking five months ago.
5개월 전에 담배를 끊었습니다.

D : Do you have any episode of pressure under the chest by cold air, activity?
당신은 찬 공기나 운동 후 가슴 아래에 통증이 있었던 적이 있나요?

P : Yes.
예.

D : Oh, I suspect this may be a heart problem.
아, 이 증상이 심장에서 오는 문제인 것 같이 의심되는군요.

P : Do you mean a heart disease?
심장질환 말인가요?

D : Yes, your pain may be from a heart disease called angina.
예, 당신의 통증은 협심증이라는 심장질환 같습니다.

But I can't be absolutely sure.
확신할 수는 없습니다.

P : What is angina?
협심증이 무엇이죠?

D : It occurs when part of the heart does not receive enough oxygen due to disease in the coronary arteries that supply blood to the heart.
그것은 심장으로 혈액을 보내주는 관상동맥에 병이 생겨 심장이 충분한 산소를 받지 못할 때 생깁니다.

Some tests are necessary for you to detect any problem.
이상 유무를 알기 위해 몇 가지 검사가 필요 할 것 같군요.

Diagnosis can be established through a stress test, that is EKG monitoring in combination with exercise.
진단은 운동을 하며 심전도를 보는 스트레스 검사로 할 수 있습니다.

Angina must be treated under doctor's care.
협심증은 반드시 의사들에게 치료를 받아야 합니다.

I'd like to recommend you to observe these 4 rules.
이 4가지 규칙을 꼭 지키시라고 권유하고 싶군요.

First. Don't smoke. Second. Eat a balanced, low sodium diet.

Third. Lose weight if necessary. Fourth. Have your blood pressure monitored.

첫 번째로 담배를 피지 마시고, 두 번째로 균형 잡힌 저염식을 드시고,

세 번째로 필요하다면 체중을 줄이시고, 네 번째로 혈압을 모니터링 하세요.

EKG Test (심전도 검사)

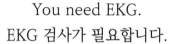

You need EKG.

EKG 검사가 필요합니다.

EKG is used to reflect underlying heart conditions

by measuring the electrical activity of the heart.

EKG 검사는 심장의 전기적 활동을 검사하여 심장의 상태를 아는 검사입니다.

Take off your shirt.

셔츠를 벗으세요.

Please, lie back on the bed.

침대에 누우세요.

The test takes about 1 minutes and painless.

검사는 1 분 정도 걸리고 아프지 않습니다.

A small amount of gel will be applied to the skin.

약간의 젤이 피부에 발라질 것입니다.

I will attach EKG leads to your chest, both arms and legs.

당신의 가슴과 팔, 다리에 EKG 선을 붙이겠습니다.

Don't move.

움직이지 마세요.

All finished.

다 끝났습니다.

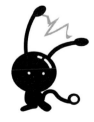

Attractive phrase

Love has unlimited ways

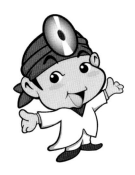

13 How has your health been in the past?
당신의 과거 건강 상태는 어떠했습니까?

History Taking은 의료인들의 가장 기본적인 Clinician-Patient Interaction이다. Past Medical History Taking에서 잊지 말아야 할 가장 기본적인 것들은, Serious Illnesses, Allergies, Injuries, Hospitalizations, Surgical procedures, Current medication이고, 소아과에서는 Immunization, 산부인과에서는 Gynecological and Obstetrical history 등이다. 당신의 과거 건강 상태는 어떠했습니까? 라는 표현들은 "How has your health been?" "How about your health in the past?" "Tell me about how your health been in the past." "Tell me about any serious illnesses you have had in the past." "Have you ever had any serious illnesses or operations?"등이고, 병력지에 기입해 주라는 표현은 "Would you please fill out this medical history form?"이다.

P : My asthma doesn't seem to be getting better.
　　천식이 좋아지질 않는군요.

　　This is worse at night and during cool weather.
　　이것은 밤이나 찬 공기를 마시면 더 악화되는군요.

　　What can I do?
　　어떻게 하죠?

D : Don't get discouraged.
　　용기를 잃지 마세요.

P : I have been so weak that my husband has had to do everything for me.
　　제가 너무 약해서 제 남편이 저를 위해 모든 일을 다 하고 있어요.

　　He is 70 years old now.
　　그는 지금 70세입니다.

D : That must be hard on you to be so dependent.
　　그렇게 의존적인 생활이 당신에게는 힘든 일이겠군요.

P : Yes. It's hard to watch my husband do all the work.
예, 남편이 일하는 것을 지켜보는 것이 힘이 들어요.

D : I can imagine.
상상이 갑니다.

How has your health been in the past?
당신의 과거 건강 상태는 어떠했습니까?

P : I used to get sick a lot when I was a kid.
어렸을 때는 자주 아팠습니다.

But I've never had any lung problems.
하지만 폐에 이상이 있었던 적은 없었습니다.

I do not even have sinus trouble.
심지어 부비강염 조차도 안 걸렸습니다.

D : Asthma is triggered by allergies.
천식은 알러지에 의해서 생기는 것입니다.

P : Is it something in my environment?
제 환경에 원인이 있을까요?

D : Many people with asthma are allergic to something in their environment.
천식이 있는 대부분의 사람들은 자신들의 환경에 있는 어떤 것에 알러지가 있습니다.

Getting rid of the things you are allergic to can help your asthma medicine work better.
알러지를 일으키는 원인을 제거하면 약이 더 잘 듣고 천식에 도움이 될 것입니다.

Any serious illnesses or operation?
어떤 심한 질병에 걸렸다던 지, 수술을 받은 적이 있나요?

P : No.
아닙니다.

D : Ok. Asthma is rarely fatal if you take your medicine and follow my orders.
알겠습니다. 천식은 당신이 약을 먹고 제 말대로만 하면 위험하진 않습니다.

Asthma can't be cured, but it can be managed.
천식은 낳지는 않으나 관리할 수 는 있습니다.

The goal of asthma management is to reduce symptoms and to maintain normal activity levels.
천식 치료의 목적은 증상을 줄여 정상적인 활동을 하게 하는 것입니다.

Drink plenty of water to keep your body hydrated and to thin mucous secretions.
몸에 수분이 충분하고 가래를 묽게 하기 위해 물을 많이 드세요.

If certain materials trigger a reaction, avoid those materials.
어떤 물질이 자극을 일으키면 그 물질들을 피하세요.

And when you have an attack, use your inhaler.
그리고 만약 발작이 일어나면, 약 분무기를 사용하세요.

P : OK.
알겠습니다.

D : And you'd be better to take a flu vaccine shot.
알겠습니다. 그리고 독감 예방주사를 맞는 것이 좋을 것 같군요.

P : Flu vaccine shot?
독감 예방 주사요?

D : Yes, I am seeing about two times more flu patients than usual.
저는 지금 평소보다 두 배 많은 독감 환자를 보고 있습니다.

P : Who should get a flu shot?
누가 독감 백신을 맞아야 되죠?

D : People over 65 and others suffering from illnesses such as respiratory diseases and diabetes are urged to take vaccine shots.
65세가 넘은 노인, 또는 호흡기 질환이나 당뇨병을 앓고 있는 사람들은 백신 주사를 맞는 것이 좋습니다.

A yearly flu shot is recommended for you.
당신은 매 년 독감 예방 주사를 맞아야 합니다.

It will take up to four weeks for the vaccine to become effective.
백신이 효과가 있으려면 길게는 4주정도 걸립니다.

6. Ultrasonogram Tset (초음파 검사)

Ultrasonogram is necessary for you.
초음파 검사가 당신에게 필요합니다.

Ultrasonogram uses high frequency sound waves to see image of the organs.
초음파는 고주파음을 이용하여 장기의 모양을 보기 위한 검사입니다.

Don't eat food exception of water for 8 hours prior to the examination.
검사 8시간 전부터 물 외에는 음식을 드시지 마세요.

Drink 1 liter of water one hour prior to the examination for the purpose of filling the bladder.

방광을 채우기 위해 검사 1시간 전 1리터의 물을 마시세요.

Would you please lie down on the table.

침대에 누우실래요?

Bend your knees.

무릎을 구부려 주세요.

I will apply a gel to the surface of your body.

당신의 몸에 젤을 바르겠습니다.

This won't hurt.

이것은 아프지 않습니다.

OK. Lie on your left side.

됐습니다. 왼쪽으로 돌아누워 주세요.

OK. Lie on your right side.

됐습니다. 오른쪽으로 돌아누워 주세요?

All done.

다 끝났습니다.

Wipe off a gel on your body

몸에 있는 젤을 닦으세요.

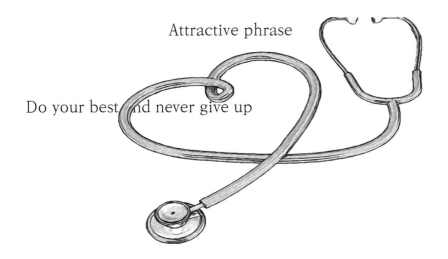

Attractive phrase

Do your best and never give up

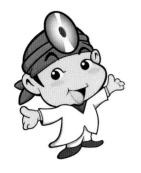

14 Is there anything in your past history, such as diabetes, hypertension, tuberculosis, hepatitis and allergy?

당신의 과거 병력중 당뇨병이나 고혈압, 결핵, 간염, 알러지 등을 앓은 적이 있습니까?

가장 자주 물어보는 Past Medical History는
diabetes, hypertension, tuberculosis, hepatitis, allergy 이다.
이들 과거병력을 한꺼번에 물어 볼 경우, "Is there anything in your past history,
such as diabetes, hypertension, tuberculosis, hepatitis and allergy?"
또는 "Have you ever been told that you have diabetes, high blood pressure, allergy
or any other disease? 라 표현할 수 있지만,
의심되는 질병을 각각 물어 볼 경우에는 "Have you ever had -?" 또는 "Do you have -?"
"Have you ever been told that you have -?" 이란 표현을 사용한다.
예로써 눈의 색이 약간 노랗게 보여 간염을 앓은 적이 있느냐는
"Your eyes are a little yellow. Have you ever had hepatitis?" 이다.
그 외에 질병이나 수술은 "Have you ever had any serious illnesses or operations?",
고혈압이나 당뇨병은 "Do you have high blood pressure or diabetes?",
기관지염은 "Have you ever been told that you have bronchitis?",
알러지는 "Are you allergic to any drugs or foods?" "Do you have any allergies that you
know of?" "Have you ever got a rash or bad reaction after taking shot or medicine?"등
다양한 표현으로 물어볼 수 있다.

D : What seems to make your dizziness go away?
어떨 때 당신의 어지러움이 사라지죠?

P : I feel comfortable when I am in bed.
침대에 있을 때 편해져요.

D : Do you have cold symptoms and fever along with nausea and vomiting?
오심 구토가 동반되는 열이나 감기 증상은 없습니까?

P : No.
없습니다.

D : Is there anything in your past history, such as diabetes, hypertension, tuberculosis, hepatitis and allergy?
당신은 과거에 당뇨병이나 고혈압, 결핵, 간염, 알러지 등을 앓은 적이 있습니까?

P : No.
아닙니다.

D : Do you suffer from any other disease?
다른 질환을 앓고 있는 것이 있나요?

P : No.
없습니다.

D : Is your vision normally OK?
시력은 정상인가요?

P : Yes, it's fine.
예, 정상입니다.

D : Do you have ringing in the ears?
귀울림 같은 증상이 있었나요?

P : Yes. I have buzzing in the ears.
예. 귀 안이 윙윙거립니다.

D : Are you taking any medicine?
어떤 약을 먹고 있습니까?

A few medicine can cause hearing problems such as ringing.
어떤 약들은 귀울림과 같은 청각 장애를 일으킵니다.

P : No.
아닙니다.

D : You may have meniere's disease or other problems on the hearing nerve.
당신은 아마도 메니어 질환이거나 청신경에 문제가 있을 수 있습니다.

P : What is meniere's disease?
메니어 질환이 무엇이죠?

D : Meniere's disease is the name of a problem of the inner ear.
메니어 질환은 내이에 문제가 있을 때를 말하는 것입니다.

No one knows the cause.
원인은 밝혀지지 않았습니다.

It has something to do with fluid in canals of the inner ear.
그것은 내이의 터널에 있는 액체와 관계가 있습니다.

During an attack, rest in bed until the dizziness is gone.
증상이 생기면 어지러움이 없어질 때까지 침대에 누워 계세요.

And don't drink a lot of fluids and avoid salty foods.
그리고 많은 물이나 짠 음식을 먹지 마세요.

P : OK.
알겠습니다.

D : I want to rule out other ear problems.
다른 귀 질환과 감별해야 될 것 같군요.

I would like to examine you.
검사를 해봐야 되겠군요.

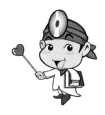

Medical Identification Card Tags
의학정보를 담은 악세사리들

자신의 의학적인 정보를 담는 medical tag로 Necklace 나 Bracelet으로 만들어 몸에 지니고 다닌다. 예로써 심장 질환과 천식을 가지고 있으며, 페니실린에 알러지가 있고, 죽으면 신체 기증 약속을 한 사람은 'Organ Donor, No Penicillin, Heart Patient, Asthma' 란 네 글귀가 Medical Identification Card Tag에 써지게 된다.
그 외에 자주 쓰이는 글귀는 Allergic to Sulfa, Alzheimers, Angina, Diabetic, Dialysis Patient, Epilepsy, Glaucoma, High Blood Pressure, Memory Impaired, Pacemaker, Seizure Disorder, Stroke Patient, Taking Anticoagulants, Taking prednisone 등이다.
그리고 운전면허증에는 Organ Donor Information 이란 정보가 따로 있어,
I hereby make an anatomical gift to be effective upon my death of: 에 표시된 사람은,
사고로 죽은 다음 신체 일부가 기증되기도 한다.

Attractive phrase
Our thoughts become things

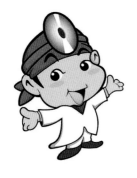

15 Have you ever been hospitalized due to any serious illnesses or operations?

어떤 심한 질환이나 수술로 입원한 적이 있나요?

질병이나 입원, 수술 또는 외상에 대한 과거 병력을 물어볼 경우,
"Have you ever had any serious illness?" "Have you ever had an operation?"
"Have you ever been in hospital for any reason?" "Have you ever had any accidents or injuries?" 등 하나하나 물어 볼 수도 있지만,
어떤 심한 질환이나 수술로 입원한 적이 있는 지 한꺼번에 포괄적으로 물어 볼 때는
"Have you ever been hospitalized due to any serious illnesses or operation?" 또는
"Were you ever hospitalized due to any disease or surgery?"라는 표현을 쓴다.
단순히 어떤 수술을 받은 적이 있는지 물어 볼 경우는 "Have you ever had any kind of peration?",
언제 수술을 받았냐는 "When did you have surgery?" "When were you operated on?"
"When was the date of operation?", 어떤 수술을 받았냐는
"What kind of operation did you have?" "What operation have you had?"등으로 물어본다.

D : Hello, I am a resident working in this ward.
안녕하세요. 저는 이 병동에서 일하고 있는 레지던트입니다.

I need to talk with you and ask you some questions.
저는 당신과 대화를 나누고 질문을 좀 하겠습니다.

P : OK.
좋아요.

D : Well, maybe you can start by telling me what brought you to the hospital?
음, 먼저 왜 병원에 오셨는지 말해 주실래요?

P : I was vomiting for 2 weeks.
저는 2주 동안 구토를 했습니다.

And my sugars were high.
그리고 혈당이 높더군요.

D : Do you have diabetes?
당뇨병이 있나요?

P : Yes.
예.

D : When did you get it?
언제 당뇨병에 걸렸죠?

P : That was about 4 years ago.
4년 전입니다.

D : Do you take insulin?
인슐린을 맞고 있나요?

P : I usually take 10 units.
항상 인슐린 10 유닛을 맞고 있습니다.

D : OK. Any other medication?
알겠습니다. 다른 약은요?

P : No.
없습니다.

D : Let's talk about your past health.
당신의 과거병력에 대해 이야기 해보죠.

P : OK.
좋아요.

D : Have you ever been hospitalized due to any serious illnesses or operations?
어떤 심한 질환이나 수술로 입원한 적이 있나요?

P : I had my appendix out due to appendicitis.
충수염으로 충수돌기 절제술을 받았어요.

D : Any other hospitalizations?
다른 일로 또 입원한 적은 없습니까?

P : I had a D&C.
임신중절 수술을 받았었습니다.

D : Any other medical problems in the past?
어떤 다른 질환은 없나요?

P : No.
없습니다.

D : Did you have any unusual childhood illnesses?
어렸을 때 특별히 이상한 질환을 앓은 적은 없나요?

P : I am not sure.
확실히 모르겠어요.

D : How are the bowel movements?
배변 습관은 어떤가요?

P : Irregular.
불규칙합니다.

D : Do you have any allergies?
알러지가 발생한 적은 없습니까?

P : I am allergic to mold.
곰팡이에 알러지가 있어요.

D : How did you know that?
어떻게 그것을 알았지요.

P : I suffered from sneezing, runny nose and watery eyes when I was exposed to it.
곰팡이에 노출되면 재치기를 하게하고, 콧물과 눈물이 납니다.

D : How can you avoid allergens?
어떻게 원인물질을 피하고 있죠?

P : I am trying to reduce the mold in my home by removing house-plants and
frequently cleaning my house.
저는 집에 있는 화분을 제거하고 집을 자주 청소하여 곰팡이를 줄이려고 노력합니다.

And anti-histamines help reduce the symptoms.
그리고 항히스타민이 증상을 줄이는데 도움을 줍니다.

D : Did you take allergy shots?
알러지 면역 치료는 받으셨나요?

P : No.
아닙니다.

D : You may need to have allergy shots when you can't avoid them.
원인물질을 피하기 힘들 때는 알러지 면역 치료가 필요할 수도 있겠군요.

P : Well, it's still on the drawing board.
글쎄요, 아직은 생각 중입니다.

Past Health (과거 건강상태)

과거 건강 상태는 어떠했습니까?

How has your health been?

How about your health in the past?

Tell me about how your health been in the past?

이번에 아프기 전까지는 건강하셨나요?

Have you been in good health before you became ill this time?

과거에 크게 아팠던 적이 있나요?

Tell me about any serious illnesses you have had in the past?

Have you had any serious illness before?

과거에 다친 적이 있나요?

Have you ever had any accidents or injuries?

수술 받은 적이 있나요?

Have you ever had an operation?

Have you ever had surgery before?

Have you had any operation in the past?

언제 수술을 받았죠?

When were you operated on?

과거에 아프거나 수술했던 적이 있나요?

Have you ever had any serious illnesses or operations?

어떤 이유로 입원한 적이 있나요?

Have you ever been in hospital for any reason?

어떤 병이나 수술로 병원에 입원했던 적이 있나요?

Have you ever been hospitalized due to any serious illnesses or operation?

Were you ever hospitalized due to any disease or surgery?

진단이 무엇이었는지 압니까?

Do you know what the diagnosis was?

언제 입원하셨죠?

When were you hospitalized?

어떤 종류의 수술을 받으셨죠?

What kind of operations have you had?

수술 날짜가 언제죠?

When was the date of operation?

저에게 말하고 싶은 과거력이 있나요?

Is there anything else about your past history that you would like to tell me about?

본인이 알고 있는 알러지가 있습니까?

Do you have any known allergy?

어떤 약에 알러지가 있었던 적이 있나요?

Have you ever had an allergic reaction to any drug?

과거에 당뇨병이나 고혈압, 결핵, 간염, 알러지 등에 걸린 적이 있나요?

Is there anything in your past history, such as diabetes, hypertension, tuberculosis, hepatitis and allergy?

결핵에 노출되었던 적이 있나요?

Could you have been exposed to tuberculosis?

어렸을 때 어린이 질환에 걸렸던 적이 있습니까?

Did you have any kinds of childhood disease?

최근에 의사에게 진료를 받고 나서 진단이 무엇이었습니까?

What was the diagnosis when you were seen by the doctor last time?

당신의 구 차트와 필름을 확인하고 싶군요.

I'd like to check your old chart and films.

Attractive phrase

Try to be more intelligent and brilliant

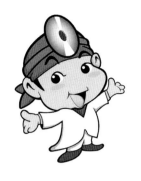

16 Are there any illnesses that your family members have had?

당신의 가족들 사이에 가지고 있는 어떤 질환이 있나요?

환자의 병력 청취 중 가족력에 대해서는
"Are there any medical problems that you think run in your family?"
"Are there any illnesses that seem to run in your family?"
"Are there any illnesses that your family members have had?"로 물어 볼 수 있다.
그리고 현재 아픈 환자가 있는지는 "Has anyone in your family been seriously ill?",
혈압이나 당뇨, 암과 같은 가족력이 있는지는
"Do you have family history of hypertension or diabetes or cancer?",
가족 중에 심장병이 있는지는 "Do you have a history of heart disease in your family?",
가족 중에 암에 걸린 사람이 있는지는 "Has anyone in your family had cancer?"로 물어본다.

P : It's time to get my blood pressure checked again.
　다시 혈압을 잴 때입니다.

D : How have you been feeling?
　지금은 어떠십니까?

P : I am feeling fine.
　제 상태는 좋습니다.

D : I'll check your blood pressure.
　당신의 혈압을 체크해 보겠습니다.

P : OK.
　알겠습니다.

D : Well, your blood pressure reading is higher than usual.
　글쎄요, 당신의 혈압이 정상보다는 높군요.

P : I am really feeling fine.
　저는 정말 좋습니다.

I may get tired quicker than I used to, but I work every day and I am really OK.
평상시보다 조금 빨리 피곤해질 수도 있지만, 저는 매일 일해도 정말 괜찮습니다.

D : OK. But take care of it.
알겠습니다. 하지만 주의하세요.

P : Is hypertension hereditary?
혈압이 유전되나요?

D : Sometimes it is inherited.
가끔씩 그것은 유전이 됩니다.

Are there any illnesses that your family members have had?
당신의 가족들 사이에 가지고 있는 어떤 질환이 있나요?

P : My mother has high blood pressure.
어머니께서 고혈압이 있으세요.

Most of it seems to be in my mother's family.
모계혈통 가족들에게 같은 병이 있는 것 같아요.

D : Is there any history of diabetes in your family?
가족들 중에 당뇨병과 같은 질병은 없나요?

P : No.
없습니다.

D : I would like to know a little bit about your family.
당신의 가족에 대해서 알고 싶군요.

Are your parents still alive?
당신의 부모님은 모두 살아 계신가요?

P : My mother is living.
어머니는 살아 계십니다.

But my father died 5 years ago.
하지만 아버지는 5년 전에 돌아가셨어요.

D : How old was he at that time?
아버지가 돌아가실 때 몇 살이셨죠?

P : Sixty-two.
62세였어요.

D : What did he pass away from?
무슨 이유로 돌아가셨죠?

P : Liver cancer.
　　간암으로 돌아가셨습니다.

D : Brothers or sisters?
　　형제나 자매는 어떻습니까?

P : I have one elder brother and one younger sister.
　　형님 한 분과 여동생 한 명이 있습니다.

　　Both are in good health as far as I know.
　　제가 아는 한 둘 다 건강합니다.

D : Have you had any operations?
　　당신은 수술 받은 적이 있었나요?

P : Appendix.
　　충수염 수술을 받았어요.

D : There are self-care methods to prevent hypertension.
　　스스로 혈압을 예방하는 방법들이 있습니다.

　　Exercise regularly and lose weight. Eat a diet low in salt and reduce your stress.
　　규칙적으로 운동을 하고 체중을 줄이세요. 소금을 적게 섭취하고 스트레스를 줄이세요.

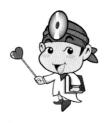

Family Health (가족 건강 상태)

가족에 대해 말씀해 주실래요?

Could you tell me a little bit about your family?

I would like to know a little about your family.

저에게 말하고 싶은 가족에 관한 건강에 대한 이야기가 있나요?

Is there anything else about your family's health that you would like to tell me about?

당신 가족 중에 비슷한 증상을 가진 사람들이 있나요?

Are there any similar problems that you think run in your family?

당신 가족들이 가진 병들이 있나요?

Are there any illnesses that seem to run in your family?

Are there any illnesses that your family members have had?

당신 가족 중에 누가 많이 아프나요?

Has anyone in your family been seriously ill?

Has anyone else sick in your family?

그들 중 누가 아프거나 열이 나지는 않나요?

Have any of them been sick? fever?

당신 가족 중에 암이나 고혈압, 당뇨를 가진 적이 있나요?

Is there any history of cancer or hypertension in your family?

천식이 가족들에게 있나요?

Does asthma run in your family?

가족 중에 당신이 알고 있는 질환이 있나요?

Does anyone in your home have medical problems that you are aware of?

부모님은 어떠신가요?

How are your parents?

당신의 부모님 건강하신가요?

Are your parents in good health?

Are your parents well?

당신의 부모님들은 아직 살아 계신가요?

Are your parents still alive?

부모님이 무엇으로 돌아가셨죠?

What did your parents pass away from?

아이가 있나요?

Do you have any children?

그들은 몇 살이죠?

How old are they?

Attractive phrase
Burst inspiration

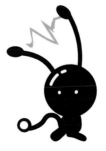

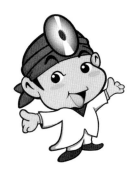

17 Are you taking any medication?

지금 먹는 약이 있나요?

환자 병력 청취 중, 현재 먹고 있는 약이 있는 지 물어보려면
"Are you on any medication?" "Are you taking any medication?" "Are you currently taking any medicines?" "Do you take any medication?"등으로 할 수 있고, 증상 때문에 무슨 약을 먹었는지는 "Have you taken anything for your symptom?" "What medications do you take for your symptom?" "Have you tried any medication including over-the-counter?"등으로 다양하게 물어 볼 수 있다. Medication 중인 환자에게 물어보아야 할 기본적인 질문 5가지는
1. What medications are you taking? 2. Why are you taking it? 3. How much are you taking? 4. How often do you take the medication? 5. When do you take it?이다.

D : What is your main complaint?
주 증상이 무엇이지요?

P : I have had a runny nose and I feel lump in the throat.
콧물이 나며 목에 뭐가 있는 것 같습니다.

And I have a mild fever. I've had flu for more than 5 days.
그리고 약간의 열이 있는 것 같아요. 독감이 5일 이상 가는군요.

Nothing seems to be working right.
모든 것이 좋지 않은 것 같아요.

D : The flu is going around.
독감이 지금 유행입니다.

P : Yes, I know. I'm coming down with something.
예 알고 있습니다. 뭔가 더 안 좋아지는 것 같아요.

And also I have indigestion.
그리고 또 소화불량이 있습니다.

D : Do you have indigestion?
소화불량이 있으세요?

P : Yes.
　　예.

D : Are you having trouble swallowing?
　　삼키는 것이 힘이 듭니까?

P : Yes, I have difficulty swallowing and it's painful when I swallow.
　　예, 삼키기가 힘들고 삼킬 때는 아파요.

D : When you look at the back of throat, do you see white patches on the tonsils?
　　목안을 보면 편도선에 하얀색 반점이 있던가요?

P : No.
　　없습니다.

D : Do you have chills?
　　오한도 느끼나요?

P : Sometimes.
　　가끔 느낍니다.

D : Do you have a cough?
　　기침이 나오십니까?

P : I have been coughing for 5 days.
　　5일 동안 기침을 했습니다.

D : Do you cough up phlegm?
　　가래가 나오나요?

P : Yes, my phlegm is yellowish color.
　　예, 가래가 있는데 노랗습니다.

D : Do you smoke?
　　담배 피십니까?

P : Yes.
　　예.

D : How much do you smoke?
　　얼마나 담배를 피우시죠?

P : I smoke ten cigarettes a day.
　　하루에 열 개비 핍니다.

D : How long have you been smoking?
　　얼마나 오랫동안 담배를 피웠지요?

P : For 20 years.
　　20년 동안 피웠습니다.

D : Well, it's likely you have the flu.
글쎄요, 독감에 걸린 것 같군요.

P : I am trying to eat a lot of hot water and healthy food which contains vitamins.
따뜻한 물과 비타민이 많은 건강식을 먹으려고 노력하고 있습니다.

But it doesn't help me.
헌데 별 도움이 안되더군요.

D : Are you taking any medication?
지금 먹는 약이 있나요?

P : I'm on medications for high blood pressure.
고혈압에 대한 약을 먹고 있어요.

D : Any other medicines? Aspirin? Tylenol?
다른 약은 먹었나요? 아스피린이나 타이레놀은?

P : No.
안 먹었습니다.

D : Are you having any other problems?
다른 문제는 없습니까?

P : Nope.
없습니다.

D : You are a little run down. Take a enough rest.
아주 피로하신 것 같군요. 충분한 휴식을 취하십시요.

Lots of rest is the key treating a flu.
충분한 휴식이 독감을 치료하는 열쇠입니다.

You'll be comfortable in a warm and humid environment.
따뜻하고 습도가 있는 곳이 좋습니다.

It's also important to drink lots of water.
많은 양의 물을 마시세요.

This makes mucus flow more freely.
이것은 점액을 더 활발하게 해줍니다.

Good nutrition is essential for recovering from a flu.
영양공급을 잘해야 독감에서 회복이 됩니다.

I'll prescribe some medicines.
약을 처방해 주도록 하겠습니다.

Medication history (약물 복용 경력)

다른 약을 복용하고 있나요?

Are you on any medication?

Are you taking any medication?

Are you currently taking any medicines?

Do you take any medication?

Have you taken any medicine?

어떤 약을 복용하고 계시죠?

What medications do you take?

What medications are you currently taking?

왜 약을 복용하고 계시죠?

Why are you taking it?

Why do you take that?

What are you taking that for?

얼마나 복용하고 계시죠?

How much are you taking?

얼마나 오래 약을 복용하고 있으시죠?

How long have you been taking the medication?

얼마나 자주 복용하시죠?

How often do you take the medication?

언제 약을 복용하시죠?

When do you take it?

오늘도 약을 드셨나요?

Did you take it today?

진통제를 가끔씩 먹나요?

Do you take pain-killers sometimes?

Attractive phrase

Put focus on people relationship

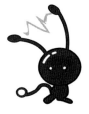

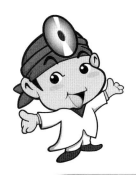

18 Do you exercise regularly?

규칙적으로 운동을 하십니까?

환자의 운동 습관에 대해 질문할 필요가 있는데, 건강을 유지하기 위해 어떻게 하느냐는 "What do you do to keep your health?", 운동을 하고 있는지는 "Do you take any exercise?" "Do you exercise regularly?", 운동을 좋아하는지는 "Do you like to exercise?", 어떤 운동을 하는지는 "What kind of exercise do you usually do?" "Tell me what you do for an exercise.", 얼마나 많이 운동하는지는 "How much do you exercise?" 얼마나 자주 운동을 하는지는 "How often do you exercise?"등으로 물어 본다. 그리고 당뇨병 환자에게 체중이나 혈당 조절을 위해 운동을 권하는 표현은 "Exercise can help control your weight and lower your blood sugar level.", 운동이 심장병 위험을 줄인다는 표현은 "Exercise can lower your risk of heart disease.", 날마다 약간의 운동이 필요하다는 표현은 "You need to get some exercise every day."이다.

D : How old are you?
몇 살이죠?

P : Thirty five.
35살입니다.

D : Are you married?
결혼은 했나요?

P : Yes.
예.

D : How long have you been together?
결혼한 지 얼마나 오래 되었지요?

P : Six years.
6년 되었습니다.

D : Is your wife in good health?
당신의 부인은 건강하십니까?

P : Yes.
예.

D : Have you any children?
아이들은 있습니까?

P : One boy. He is 5 years old.
아들이 한 명 있는데, 다섯 살입니다.

D : How about your parents?
부모님들은 어떠신가요?

P : My father died at thirty-five of alcoholic hepatitis and my mother at sixty-five of lung cancer.
아버지께서는 35세 때 알코올성 간염으로 돌아가시고, 어머님은 65세 때 폐암으로 돌아가셨습니다.

D : How often do you get a check-up?
얼마나 자주 건강검진을 받지요?

P : I make a point of having a check-up once a year.
일 년에 한 번 건강검진을 받습니다.

So far so good.
지금까지는 좋습니다.

D : Do you exercise regularly?
규칙적으로 운동을 하십니까?

P : Yes, I usually exercise.
예, 저는 규칙적으로 운동하고 있습니다.

I think any illness can be overcome by regular exercise.
저는 규칙적인 운동이 병을 이겨낼 수 있다고 생각합니다.

D : Good habit.
좋은 습관입니다.

Some people don't care about physical exercise.
어떤 사람들은 육체운동을 잘하질 않지요.

Try to stretch out before and after physical exercise.
운동하기 전후에 스트레칭 운동을 하세요.

P : Yes, I know warming up exercise is very important.
예, 운동 전에 워밍업 하는 것이 중요한지는 알고 있습니다.

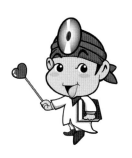

Questions about Exercise (운동에 관한 질문들)

운동을 하시나요?

Do you take any exercise?

규칙적으로 운동을 하시나요?

Do you exercise regularly?

운동할 시간은 가지나요?

Do you have time for exercise?

운동을 위해 무엇을 하시죠?

Tell me what you do for exercise?

얼마나 자주 운동을 하시죠?

How often do you exercise?

얼마나 많이 운동하시죠?

How much do you exercise?

어떤 운동을 좋아하나요?

What kind of exercise do you usually do?

What kind of exercise do you like?

어떤 스포츠를 하시죠?

Do you play any sports?

어떤 스포츠를 좋아하시죠?

What sports do you enjoy?

What kind of sports do you play?

What's your favorite sports?

운동을 하시려고 노력한 적은 있습니까?

Have you ever tried to exercise?

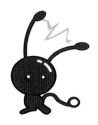

Attractive phrase

Simple is better

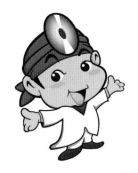

19 Do you play any sports?
어떤 운동을 하시지요?

스포츠나 운동 후 Joint Ligament Sprain, Muscle Strain, Fibromyalgia Syndrome으로 통증을 호소하는 이가 많은데, 환자에게 무슨 운동을 하고 있는지 질문을 할 때는 "Do you get any physical exercise?" "What kind of exercise do you do?" "What sports do you do?" "What kind of sports do you play?" "Do you play any sports?" "What sports do you enjoy?" "What's your favorite sports?" "What kind of exercise do you like?"등으로 물어본다.
그리고 학교 다닐 때 무슨 운동을 했는지는 "Did you take part in any sport in school?" "Did you play any sports in school?" "Were you on any sports teams in school?", 스포츠를 자주 즐기는지는 "Do you often play sports?" "How often do you play sports?", 최근에 무슨 새로운 운동을 시작했는지는 "What new sports would you like to try?", 운동이 스트레스를 줄이고 건강을 증진시킨다는 표현은 "Physical exercise will help you reduce the stress and improve your health."이다.

P : I get tired easily these days.
   저는 요즘 쉽게 피곤해져요.

D : Do you play any sports?
   어떤 운동을 하시지요?

P : I have been playing tennis. But it's pretty hard on my knees.
   테니스를 치고 있습니다. 하지만 무릎에 무리가 오곤 합니다.

D : Did you twist your knees?
   무릎이 꼬였나요?

P : Yes.
   예.

D : Was the knee swollen?
   무릎이 부었었나요?

P : No.
  아닙니다.

D : Do you have a history of knee joint locking?
  무릎이 굽혔다가 펴지지 않은 경우가 있었나요?

P : Nothing.
  없습니다.

D : OK. Sprains are usually caused by twisting the knee.
  알겠습니다. 염좌는 무릎이 꼬일 때 주로 생깁니다.

P : My shoulders and elbows also hurt.
  어깨와 팔꿈치도 역시 아픕니다.

D : Do you stretch before and after you play?
  운동하기 전후에 스트레칭 운동을 하셨나요?

P : Yes, but my pain didn't seem to go away.
  예, 하지만 통증이 사라지질 않더군요.

D : Muscle pain is often associated with severe exercise.
  근육통은 종종 심한 운동으로도 생길 수도 있습니다.

  Strain usually results from over-use.
  근육통은 너무 많이 사용해서 오는 것입니다.

P : Sometimes I put ice on my knees.
  때때로 얼음을 무릎에 올려놓기도 합니다.

D : Use crutches or a cane until it is no longer painful to put weight on the knee when you stand.
  당신이 서서 체중을 실어도 아프지 않을 때까지 목발이나 지팡이를 사용하세요.

P : Crutches?
  목발이라구요?

D : Yes, and I would like you to take a rest for 2 weeks.
  예, 그리고 당신은 2주정도 휴식을 갖는 게 좋을 것 같군요.

  Relaxation should be the first consideration.
  휴식을 먼저 고려해야만 합니다.

  The quality of your life can be worsened by fatigue.
  당신의 삶의 질이 피곤함 때문에 떨어질 수도 있습니다.

  To prevent fatigue, aim for a balance of proper diet and exercise.
  피곤함을 예방하기 위해서는 적절한 식사와 운동 목표가 필요합니다.

Sometimes take a multi-vitamin and drink at least six to eight glasses of water.
때로는 비타민제를 복용하고 최소 6-8잔의 물을 마시세요.

P : I agree with you on that point.
그 말에는 동감입니다.

D : I will prescribe you some medicine such as a muscle relaxant.
나는 당신에게 근이완제와 같은 약을 처방해 주겠습니다.

Computed Tomography (CT) (전산화 단층 촬영)

I'd like to recommend CT scan to confirm the diagnosis.
확진을 위해 전산화 단층촬영을 권하고 싶군요.

CT scan provides more detailed pictures of your body.
전산화 단층촬영은 몸의 자세한 사진들을 찍게 해줍니다.

Brain Computerized Tomography scanning is significantly useful
for detecting the brain disease.
뇌 전산화 단층 촬영은 뇌질환을 발견하는데 매우 유용합니다.

CT scans do emit more radiation than normal X-rays do. But it is safe.
전산화 단층촬영은 X-선 촬영보다 방사선이 많이 방출됩니다. 그러나 안전합니다.

The scan shows any area of brain that are abnormal.
스캔은 뇌의 이상한 곳을 다 보여줍니다.

A special dye is injected into a vein before the scan.
스캔 전에 특별한 약이 정맥 내로 주입됩니다.

The dye helps to show differences in the tissues.
약이 조직에서의 다른 점을 보여줍니다.

Just let me know if you have any discomfort.
불편한 점이 있으면 말해 주세요.

I will let you know about the diagnosis as soon as we get the result.
결과가 나오는 즉시 당신에게 진단을 알려드리겠습니다.

Attractive phrase
Keep smiling and keep yourself happy

진료영어 세미나 영어 해외연수 영어

90

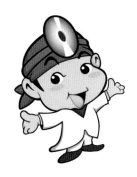

20 What do you do for a living?

직업이 무엇입니까?

환자의 병이 직업과 관련될 수 있으므로, 직업이 무엇인지 물어보는 표현들로는 "What do you do for a living?" "What kind of work do you do?" "What kind of work are you doing?" "What business are you in?" "What's your job?" "What's your occupation?" "What is your work?"등이며, 일하는 곳의 장소나 시간, 기간, 분야, 위치, 분위기 등에 대해 더 자세히 알고 싶을 때는 "Where do you work?" "How many hours do you work?", "How long have you worked?" "What kind of work do you do?" "What position are you?" "What has been your career path from past to present?" "Do you have a good working atmosphere?" "How would you describe the atmosphere of your work place?" 등을 추가로 물어본다.

그리고 직장에서의 문제나 스트레스 등에 대해서는 "What are the problems that typically accompany this type of work?" "What are the satisfying aspects of your work?" "What are the dissatisfying aspects of the work?" "What are the greatest pressures and stresses in the work?" "What caused you the most trouble in working?" "What kinds of problems do you normally experience in working?" 등의 세부적인 표현으로 물어본다.

P : I have irregular periods.
월경이 불규칙해요.

I missed my period once.
월경을 한 번 걸렀습니다.

D : Do you have breast tenderness or abdominal fullness?
가슴이 아프거나 배가 찬 느낌은 없나요?

P : No.
없습니다.

D : Did you do an at-home pregnancy test?
집에서 하는 임신 테스트를 해 보셨나요?

P : I am not pregnant.
임신은 아닙니다.

D : Are you married?
결혼은 하셨나요?

P : Yes, but we split up 2 years ago.
예, 하지만 2년 전에 이혼하였습니다.

D : Oh, OK. You may have a problem with your hormones.
아 그렇군요. 당신은 호르몬에 문제가 있을 것 같군요.

P : I am on my own looking after my two children.
지금은 제가 두 아이들을 돌보고 있습니다.

D : How old are they?
그들은 지금 몇 살이죠?

P : A boy 6 years old, a girl 4 years old.
아들은 6살이고, 딸은 4살입니다.

D : Are your parents alive?
부모님들께서는 살아 계신가요?

P : My father is living.
아버지는 살아 계십니다.

My mother died 30 years ago when I was five.
어머니는 제가 다섯 살인 30년 전에 돌아가셨습니다.

D : How old was she at that time?
어머니께서 돌아가실 때가 몇 살이셨죠?

P : Thirty four.
34세입니다.

D : What did she pass away from?
무엇 때문에 돌아가셨죠?

P : I don't know.
원인은 모릅니다.

D : What do you do for a living?
직업이 무엇이죠?

P : I am a web designer.
저는 웹 디자이너입니다.

D : How long have you had this job?
이 직업을 가지신 지가 얼마나 되셨죠?

P : Seven years.
   칠 년 되었습니다.

D : Are you more tired than usual?
   평상시보다 더 피곤함을 느낍니까?

P : Yes.
   예.

D : Are you happy at work?
   일할 때는 즐겁습니까?

P : Yes. I enjoy it.
   예, 일을 즐겁게 하는 편입니다.

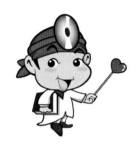

Questions about Occupation (직업에 관한 질문들)

직업이 무엇이지요?
What do you do for a living?
What kind of work do you do?
What kind of work are you doing?
What business are you in?
What's your job?
What's your occupation?
What's your work?
과거의 직업은 무엇이지요?
What other jobs have you held in the past?
당신의 증상에 영향을 준 직장에서의 일이 있나요?
Do you think anything at work is affecting your symptoms?
하는 일들은 다 어떠십니까?
How have things been going for you?

Attractive phrase
Keep emotionally healthy

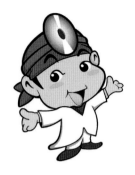

21 Could you tell me a little bit about your family?

당신의 가족에 대해 말씀 좀 해주실래요?

환자의 가족 사항에 대해서 물어보고 싶을 경우,
자연스럽게 "Could you tell me a little bit about your family?" 또는
"I would like to know a little about your family." 라고 물어보면 된다.
가족과 함께 왔느냐는 "Are your family here with you?",
같이 온 사람이 있느냐는 "Is there anyone here with you?",
증상이 약간 걱정된다는 "I'm a little concerned about your symptoms.",
가족들과 이야기 해보라는 "Try to talk with your family.",
많은 사람들이 의학적인 문제로 당황하지만 가족들과 상의할 필요가 있다는
"A lot of people may feel embarrassed because of suddenly occurring medical problem.
I understand you. But it's better to discuss it with your family.",
가족들이 치료에 도움을 줄 것이다는
"Your family will provide you with support and understanding to cure your disease."
로 표현한다.

D : What a pretty girl!
예쁜 딸이군요.

Your daughter?
당신의 딸입니까?

M : Yes.
맞습니다.

D : How old is she?
몇 살이죠?

M : She is six years old.
여섯 살입니다.

She attends kindergarten.
유치원에 다녀요.

I have had a good relationship with her pediatrician since she was born.
이 애가 태어난 이후 이 애의 소아과 의사와 좋은 관계를 유지해왔습니다.

But the doctor recently retired and a younger doctor has taken his place.
그런데 그 의사가 은퇴하고 다른 젊은 의사로 바꾸어졌습니다.

I don't especially like the new doctor's attitude.
저는 새로운 의사의 태도가 맘에 들지 않습니다.

So I want to get another doctor.
그래서 다른 의사선생님에게 보고 싶었습니다.

D : OK. How old are you?
알겠습니다. 당신은 몇 살이죠?

M : Thirty-eight.
38세입니다.

D : Could you tell me a little bit about your family?
당신의 가족에 대해서 말씀 좀 해주실래요?

M : What would you like to know?
무엇을 알고 싶으시죠?

D : How long have you been married?
결혼한 지 얼마나 되셨어요?

M : I have been married for eleven years.
결혼 한 지 십일 년이 되었어요.

D : How many people are there in your family?
가족이 모두 몇 명이지요?

M : Five.
다섯 명입니다.

D : Do you have only one child?
애가 한 명밖에 없나요?

M : No, I have three children.
아뇨. 세 명입니다.

My husband, two boys, and the youngest is a girl.
남편과 두 아들, 그리고 막내딸이 있습니다.

D : How old are your children?
아이들은 몇 살이지요?

M : The oldest is 9, and the other two are 7 and 6.
큰애가 9살이고, 둘째가 7살, 막내가 6살이어요.

My two sons go to elementary school.
두 아들은 초등학교에 다녀요

They are in the third and first grade.
3학년, 1학년입니다.

D : OK. Hi sweetie. what's your name?
알겠습니다. 안녕. 꼬마야. 이름이 뭐니?

P : Charlotte.
샬롯이어요.

D : Your name is pretty.
이름이 예쁘구나.

Put one finger on the spot where it hurts most.
가장 아픈 곳을 손가락으로 집어봐.

P : Here.
여기에요.

D : Your problem is tummy aches.
배가 아픈가 보구나.

How often get them?
얼마나 자주 아프니?

P : Nearly every day.
거의 매일 아파요.

D : Is it a sharp pain?
날카롭게 아프니?

P : Like daggers.
칼로 찌르는 것 같아요.

D : Do you get them just after eating?
먹은 후 아프니?

P : No.
아뇨.

D : Do you get pain after going to the bathroom?
　화상실 다녀 온 후 아프니?

P : No. It hurts when I read books.
　아뇨. 책을 읽으면 아파요.

D : Would you slip off your dress and shoes?
　옷과 신발을 벗을래?

　I'll just have a look at your tummy.
　배만 살펴볼게.

　Do you feel any pain if I touch your tummy?
　배를 만지면 아프니?

P : It hurts slightly.
　조금 아파요.

D : OK. We're gonna make you better.
　됐어. 곧 안 아프게 해 줄게.

　Mother. Have your child ever been hospitalized due to any serious illnesses or operations?
　당신의 아이가 어떤 심한 질환이나 수술로 입원한 적이 있나요?

M : No.
　없습니다.

D : Any other medical problems in the past
　어떤 다른 질환은 없나요?

M : No.
　없습니다.

D : How are his bowel movements?
　배변 습관은 어떤가요?

M : Irregular.
　불규칙합니다.

D : I think She may have nervous tension that is upsetting his stomach.
　위를 자극하는 신경성인 것 같습니다.

생활 습관이나 사생활에 대한 질문들

1. Are you getting enough rest?
충분히 잘 쉬시나요?

2. Have you been able to sleep regular hours?
규칙적인 시간에 잠을 잘 수 있나요?

3. Do you have any problem related to this symptom?
이 증상과 관련된 다른 문제가 있습니까?

4. Any unusual amounts of stress in your life going on right now?
지금 생활하는데 스트레스가 있나요?

5. Have you had any unusually stressful situations in your life lately?
최근 스트레스를 심하게 받은 적이 있나요?

6. Do you have any anxiety?
무슨 걱정이 있나요?

7. Do you have any physical problems that may limit your ability?
활동하는데 육체적으로 무슨 문제가 있나요?

8. Are you satisfied with the life you're living?
지금 살고 있는 생활에 만족하시나요?

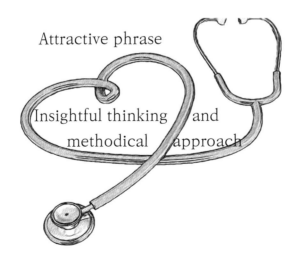

Attractive phrase

Insightful thinking and methodical approach

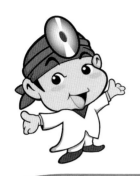

22 How much do you smoke?
담배를 얼마나 많이 피우시죠?

환자와의 상담 중 필요한 것들은 1. Gather information. 2. Develop a problem list and differential diagnosis. 3. Understand patients' fears and expectations. 4. Assess patients' adaptation to illness. 5. Evaluate patient's knowledge of disease. 등이다.

환자에게 담배를 피우고 있는지 질문을 할 때는 "Do you smoke?",

얼마나 피는지는 "How much do you smoke?" "How many cigarettes do you smoke a day?",

언제부터 피웠는지는 "When did you start smoking?" "How old were you when you started?"

"How many years have you smoked?",

가래나 기침이 자주 나오는 지는 "Do you frequently cough up phlegm?"등으로 물어본다.

D : How long have you been out of work?
　직업이 없는 지 얼마나 되셨죠?

P : 2 years.
　2 년 되었습니다.

D : Please describe your symptoms.
　증상을 말해주실래요?

P : Maybe a little bit of trouble with my wind.
　아무래도 숨을 쉬는데 문제가 있는 것 같습니다.

　I don't breathe as well as I used to. It's probably just the cigarettes.
　평상시처럼 숨을 쉬 수가 없습니다. 아마도 담배 때문이겠지요.

D : How much do you smoke?
　담배를 얼마나 많이 피우시죠?

P : Not too much. I smoke a pack a day.
　많이 안 피웁니다. 하루 한 갑 피웁니다.

D : Is that as much as you have always smoked?
　그 양이 당신이 항상 피우는 양입니까?

P : When I was under pressure, I used to smoke more.
스트레스가 있을 때는 더 피웁니다.

But current city law prohibits smoking in public sites despite the opposition of smokers.
하지만 시에서 애연가들의 반대에도 불구하고 공공장소에서는 담배를 피우지 못하게 하고 있습니다.

So, I will reduce my smoking.
그래서 담배를 줄일 생각입니다.

D : Because of that legislation, many nonsmokers will not die from secondhand smoking.
많은 비흡연가들이 그 법률 때문에 간접흡연으로 인해 죽지는 않을 것입니다.

I think that restriction on smoking in the workplace is a good idea.
저는 일하는 곳에서의 금연도 좋은 아이디어라고 생각됩니다.

P : I saw many workers took a cigarette break at the entrance of their work place.
자신들의 회사 문 앞에서 쉬는 시간에 담배를 피우는 많은 직장인들을 보았습니다.

It was really unbelievable.
믿을 수 없더군요.

D : Smoking is directly responsible for 87% of lung cancer cases and causes most cases of chronic bronchitis.
흡연은 폐암의 87%와 관계되고, 만성 기관지염을 일으키는 가장 흔한 원인입니다.

Smoking is also a major factor in coronary heart disease and stroke.
흡연은 또한 심혈관 질환과 뇌졸중의 중요한 원인입니다.

Cigarette smoking is the toughest addiction to break.
흡연은 끊기 참 어렵습니다.

But you have your fate in your own hands.
하지만 당신은 당신의 운명을 책임지고 있습니다.

The smoking is bad for your health.
담배는 당신의 건강에 해롭습니다.

P : What's the best way to quit smoking?
금연의 가장 좋은 방법이 무엇이죠?

D : Try to quit.
끊으려고 노력해야 합니다.

If you start smoking again, you can try to quit again.
담배를 다시 피게 되면 다시 끊으려고 노력하는 것입니다.

Concentrate your work and counter fatigue by taking short naps.
일에 집중하고 잠깐씩 잠을 자며 피로를 푸세요.

Do you drink?
술은 하시나요?

P : Only on the weekend.
주말에만 마십니다.

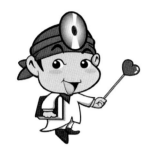

Questions about Smoking (흡연에 관한 질문들)

담배를 피우나요?
Do you smoke?
담배를 얼마나 피우시죠?
How much do you smoke?
그 정도가 항상 피운 양인가요?
Is that as much as you've always smoked?
그보다 더 피운 적은 있나요?
Have you ever smoked more than that?
하루에 담배를 몇 개를 피우시죠?
How many cigarettes do you smoke a day?
어떤 것을 피시죠?
What do you smoke?
언제 흡연을 시작하셨죠?
When did you start smoking?
몇 살 때 시작하셨죠?
How old were you when you started?
몇 년 동안 담배를 피웠죠?
How many years have you smoked?
흡연을 줄이려고 한 적이 있나요?
Have you ever attempted to cut down smoking?

Attractive phrase
No pain, no gain

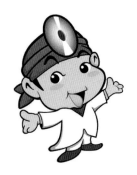

23 Are you a heavy drinker?
술을 많이 마시나요?

술을 마시는지 물어볼 때는 단순히 "Do you drink?"라고 하면 되지만,
술을 많이 마시는 지 물어볼 경우엔 "Are you a heavy drinker?"
"Do you drink too much (alcohol)?"라는 표현을 쓴다.
술을 매일 마시는지는 "Do you drink everyday?", 자주 마시는지는 "Do you drink steadily?",
얼마나 마시는지는 "How much do you drink?", 쓰러질 때까지 마시는지는
"Do you drink till you drop?", 왜 마시는지는 "Why do you drink alcohol?"로 표현한다.
식욕에 대해 물어 볼 때는 "How is your appetite?",
식사를 규칙적으로 하는지 물어 볼 때는 "Do you eat regularly?",
약간의 술은 괜찮다는 표현은
"As long as you don't overdrink alcohol, a little drinking should be OK.",
술을 먹으면 해롭다는 표현은 "Drinking is very harmful for your health."이다.

D : What can I do for you?
　　무슨 일로 오셨죠?

P : I just need an antibiotics.
　　저는 단지 항생제가 필요합니다.

　　I have got a leg infection.
　　심하지 않은 다리 염증이 있을 뿐입니다.

D : Let me see your leg.
　　어디 다리를 제가 한번 볼까요?

P : OK.
　　알겠습니다.

D : Oh! There is an infected pocket of pus.
　　아! 감염된 종기 주머니가 있군요.

This is abscess.
이것은 농양입니다.

I will cut a small hole around abscess to let the pus drain out now.
제가 지금 고름이 나오도록 조그만 절개 구멍을 뚫겠습니다.

P : No. Doctor. I never want to have surgery.
아닙니다. 의사 선생님. 저는 수술은 하지 않겠습니다.

I need only medicine.
저는 단지 약만 필요합니다.

D : Who is your usual doctor?
어느 의사 선생님이 당신을 진찰하시죠?

P : I didn't go to doctors.
의사에게는 가지 않았습니다.

I haven't had a doctor for 5 years.
5년 동안 의사선생님을 뵌 적이 없습니다.

D : Do you like alcohol?
술을 좋아하시나요?

P : Yes.
예.

D : Do you work outside?
밖에서 일을 하나요?

P : Yes.
예.

D : How much physical activity is there in your job?
당신은 직업상 얼마나 육체적 일을 많이 하지요?

P : I am doing heavy physical work in the construction of buildings.
건축 공사장에서 심한 노동을 하고 있습니다.

D : Are you satisfied your job?
당신은 당신의 직업에 만족하나요?

P : No, I can't afford to enjoy my holidays.
아뇨. 휴일을 즐길 여유가 없습니다.

Outdoor working seems to make me feel tired.
밖에서 일하는 것은 저를 피곤하게 만드는 것 같아요.

D : How is your family?
가족들은 건강한가요?

P : My family is all well.
모두 건강합니다.

D : How many cigarettes do you smoke a day?
하루에 담배를 얼마나 피지요?

P : I smoke about a pack a day. But I am trying to reduce my smoking.
하루에 한 갑을 핍니다. 하지만 줄이려고 노력하고 있습니다.

D : Are you a heavy drinker?
술을 많이 마시나요?

P : Yes, I still drink about 5 cocktails a day.
예, 저는 여전히 하루에 칵테일 5잔씩 마십니다.

D : And more some days?
어떤 날은 더 마시나요?

P : When I went out in the weekend, I used to drink a bottle of whisky.
주말에 밖에 나간 경우엔 항상 위스키 한 병씩 마셨었습니다.

D : Wow!
굉장하군요.

P : I heard drinking can ward off heart attacks.
음주는 심장질환을 피하게 한다고 들었습니다.

D : Only moderate drinking can make blood thinning and decrease oxidation.
단지 적당한 술만이 피를 맑게 하고 산화작용을 감소시킵니다.

Exercise can ward off heart attacks.
운동이 심장질환을 피하게 할 수 있습니다.

Do you have any drinking problem?
술로 문제가 있던 적이 있습니까?

P : Absolutely not.
절대 아닙니다.

How does alcohol affect my health?
알코올이 내 건강에 어떤 영향을 미치죠?

D : Alcohol is best known as a cause of liver cirrhosis.
알코올은 간경화의 가장 큰 원인입니다.

It can also cause stomach pain due to a bleeding ulcer or irritated stomach lining.
또한 출혈성 궤양이나 위점막 자극으로 위통을 일으킬 수 있습니다.

You should keep off alcohol if you want to have good health.
당신은 건강을 위해 술을 끊어야 할 것 같군요.

P : I agree with you on that point.
그 점에서는 당신과 동감입니다.

D : Well, the treatment for your leg is to cut open the abscess and allow the pus to drain.
그리고 당신의 다리에 대한 치료는 농양을 절개하여 고름을 나오게 해야 합니다.

What do you think about that?
당신은 어떻게 생각하십니까?

P : OK. I'll have surgery.
알겠습니다. 수술을 받겠습니다.

D : Don't worry. It's a simple procedure.
걱정하지 마세요, 그것은 단지 간단한 시술입니다.

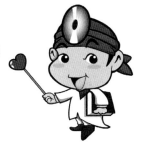

Questions about Drinking (음주에 관한 질문들)

술을 마시나요?

Do you drink?

술을 많이 마시나요?

Are you a heavy drinker?

매일 술을 마시나요?

Do you drink every day?

꾸준히 술을 마시나요?

Are you a steady drinker?

보통 얼마나 마시죠?

How much do you drink on average?

그 보다 많이 마시기도 하나요?

Do you have any more than that?

술을 줄이려 노력한 적은 있나요?

Have you ever tried to cut down drinking?

일반적인 애주가라고 생각하나요?

Do you think you are a normal drinker?

음주가 싫은 적이 있었나요?

Do you ever feel bad about your drinking?

술 때문에 문제가 있은 적이 있나요?

Have you ever had a drinking problem?

음주 때문에 입원한 적이 있나요?

Have you ever been in a hospital because of drinking?

포기하기 어려운 다른 이유가 있나요?

Is there something that would be hard for you to give up?

음주 후 다친 적은 있나요?

Have you ever been injured after drinking?

혼자 마시기를 좋아하나요?

Do you like to drink alone?

스트레스를 풀기 위해 마시나요?

Do you drink to relax or reduce stress?

술을 마시면 잠을 잘 자나요?

Do you drink to help you fall asleep?

알코올 중독 증상이 있나요?

Do you have any of the physical signs of alcohol dependence?

아침에 술을 먹고 싶기도 한가요?

Do you feel the need to have a drink in the morning?

많이 취하면 했던 일이나 있었던 곳을 기억하지 못 하나요?

Do you forget events or where you were after you have been drinking heavily?

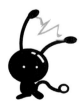

Attractive phrase

Focus on what you are paying attention to

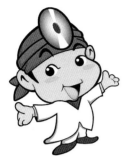

24 Have you lost or gained weight recently?

최근에 체중에 어떤 변화가 있었습니까?

암과 같은 중증 질환이나 만성적인 병에 시달려 잘 먹지 못하는 환자들에게 체중변화에 대해 질문을 할 때는 "Have you lost or gained weight recently?" "Any recent weight gain or loss?" "Is there any change in your weight?" "Tell me about your present weight." "Tell me what's happening with your weight."등으로 물어본다.
체중이 갑자기, 또는 천천히 줄었는지는 "Has the weight loss occurred suddenly or slowly?", 음식을 잘 먹는지는 "Do you eat well?", 식욕이 좋은지는 "Do you have a good appetite?", 얼마나 먹는지는 "How much do you eat?", 마지막 식사가 언제였느냐는 "When was your last meal?", 오늘 무엇을 먹었는지는 "What have you eaten today?", 오늘 대변을 보았는지는 "Do you have bowel movements today?" "Do you pass bowel movement today?"등으로 물어본다.

P : I have swelling in my feet and legs.
　　발과 다리가 부었습니다.

　　I never had these symptoms before.
　　나는 전에 이런 증상들이 전혀 없었습니다.

D : How about your health in the past?
　　과거에 건강은 어떠셨죠?

P : I have a history of a heart murmur and high blood pressure.
　　심장 잡음과 고혈압 과거병력이 있습니다.

　　I never smoked cigarettes or drank alcohol.
　　나는 담배나 술을 전혀 하지 않았습니다.

D : Have you ever been hospitalized?
　　병원에 입원했던 적은 있나요?

P : When I was a child, I had an operation for appendicitis.
　　어렸을 때 충수염으로 수술을 받았습니다.

D : How is your appetite?
식욕은 어떠세요?

P : Very poor.
매우 나빠요.

D : Do you have pain in the abdomen?
배가 아프나요?

P : No.
아닙니다.

D : What about your bowel movements?
배변 습관은 어떻지요?

P : I go once a day, in the morning.
아침에 한 번씩 갑니다.

D : Have you lost or gained weight recently?
최근에 체중에 어떤 변화가 있었습니까?

P : I have lost weight recently.
최근에 몸무게가 줄었어요.

D : What did you weigh three months ago?
3달 전에는 몸무게가 얼마였죠?

P : Sixty-five kilograms.
65kg이었습니다.

D : And now?
지금은 얼마죠?

P : Sixty kilograms.
60kg입니다.

D : I'll check your body weight.
몸무게를 한 번 재보죠.

Please, step on the scale. Okay, step off. You weigh Fifty-nine kilograms.
체중계 위로 올라가 주실래요? 됐습니다. 내려오세요. 59Kg 나가는군요.

D : I'm going to do your physical examination. Please, lie down on the table.
이학적 검사를 하겠습니다. 침대 위에 누우실래요?

P : OK.
알겠습니다.

D : Well, I think that your trouble is more than swelling legs.
글쎄요, 제 생각엔 당신의 문제는 다리의 부종만이 아니군요.

In fact, I think the swelling in your legs is part of a condition of fluid retention throughout your body.
사실 제 생각에 당신의 다리에 부종이 생긴 것은 체액의 순환이 잘 안되어 생긴 것 같습니다.

We call it heart failure, and I think you should be hospitalized.
우리는 그 병을 심부전증이라고 합니다. 당신은 입원이 꼭 필요합니다.

Questions about Weight (체중에 관한 질문들)

How much do you weigh?
Tell me about your present weight.
Tell me what's happening with your weight.
체중이 얼마죠?

Have you lost or gained weight recently?
Any recent weight gain or loss?
Have you lost or gained weight for no clear reason?
최근에 체중이 불거나 줄어든 적이 있나요?

Is there any change in your weight?
체중의 변화가 있나요?

Has it changed in the past year?
지난 1년 동안 체중의 변화가 있습니까?

How much did you weigh a year ago?
1년 전에는 체중이 얼마였죠?

What is the most you have ever weighed?
가장 체중이 많이 나갔던 게 얼마죠?

Why has it changed, do you think?
왜 변했다고 생각을 하죠?

Have you ever tried any medication to lose weight?
체중을 줄이려고 약물을 사용한 적이 있습니까?

Attractive phrase
Make no distinction and use positive term

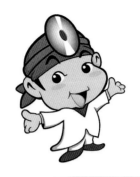

25 Is everything else all right?
Digestion, bowel movements, urination?
소화나 대변, 소변은 정상인가요?

미국이나 영국의 영어표현이 약간 다르지만, 대변을 본다는 뜻은 bowel movement, 소변은 pee, pass water, go to bathroom, urination 이란 단어들을 사용한다. 소화가 어떤지는 "How about your digestion?", 대변습관이 어떤지는 "How are the bowel movements?" "What about your bowels?" "Are the bowels all right?" "Bowel troubles?", 소변이 어떤지는 "How about your urination?" "How is the water?" " How are the water works?" "Do you have any problems passing water?" "Urination?" "Water?" 라고 물어 보는데, 이걸 모두 한꺼번에 물어 보려면, "Is everything else all right? digestion, bowel movements, urination?"라고 표현한다.

오늘 대변을 보았는지는 "Do you have bowel movements today?", 몇 번 보았는지는 "How many bowel movements do you have today?", 설사를 했느냐는 "Do you have diarrhea?" "Do you have soft stool?" "Do you have watery stool?" 대변에 피가 보이는지는 "Is there blood in the stools?"로 물어본다.

그리고 통증 때문에 소변을 보기 어려운 지는 "Do you have any difficulty, pain or burning with urination?", 피가 보이는 지는 "Is there bloody urine?", 소변을 보기 힘든지는 "Do you have difficulty starting your urine flow?", 소변을 보는데 힘이 없는지는 "Is the force of your urine flow decreased?", 소변을 찔끔거리는지는 "Do you have dribbling?"등으로 물어본다.

D : When did you first start with abdominal discomfort?
　　복부 불쾌감이 언제부터 시작되었지요?

P : About three weeks ago.
　　약 3주전부터입니다.

D : Do you have black bowel movements?
　　검은색 변을 보지는 않습니까?

P : No, my stool is dark brown.
아뇨, 대변 색깔은 짙은 갈색입니다.

D : What does the stool look like? well-formed?
대변 모양은 어떻죠? 대체로 잘 뭉쳐져 있나요?

P : Yes.
예.

D : Any sign of blood?
출혈은 안보이나요?

P : No.
아닙니다.

D : Have you recently had an endoscopy and an ultrasound scan of your abdomen?
최근에 내시경이나 복부 초음파 검사를 받았습니까?

P : Yes, and the results were all right.
예. 결과는 정상이었습니다.

D : Is everything else all right? Digestion, bowel movements, urination?
소화나 대변, 소변은 정상인가요?

P : I've got no trouble.
아무 문제가 없습니다.

D : Do you ever vomit?
토하지는 않았습니까?

P : No, but I have had chronic belching.
아닙니다. 하지만 자주 트림이 나옵니다.

D : Have you any other trouble?
다른 이상한 것은 없나요?

P : I am diabetic.
당뇨병이 있습니다.

D : Are you taking any tablet or insulin?
약을 먹거나 인슐린을 맞고 있나요?

P : I am taking twelve units of insulin for my diabetes.
당뇨병 치료를 위해 인슐린 12 유닛을 맞고 있습니다.

D : Do you have any tingling of the hands or feet?
손이나 발이 저리시지는 않습니까?

P : No.
아닙니다.

But what can I do to prevent diabetic complications?
하지만 당뇨병 합병증을 어떻게 막을 수 있죠?

D : Control of blood sugar is the mainstay of diabetic therapy.
혈당 조절이 당뇨병치료의 기본이죠.

Keep your blood sugar level as close to normal as possible.
가능한 정상에 가깝게 혈당을 유지하세요.

Eat a variety of healthy food and avoid foods that are high in fat and sugar.
건강에 좋은 음식을 먹고 지방이나 당분이 많은 음식은 피하세요.

Exercise regularly and quit smoking.
운동을 규칙적으로 하고 담배를 끊으세요.

And your abdominal pain may merely be a result of overeating, gas, or constipation.
그리고 당신의 복부 통증 원인이 단순히 과식이나, 가스, 변비 때문일 수도 있습니다.

Endoscopy Procedure (내시경 검사)

You will need to stop drinking and eating eight hours before your endoscopy.
내시경 전 8시간 전에는 마시거나 안 먹어야 합니다.
You will need to stop taking certain blood-thinning medication like aspirin
for 1 week before your endoscopy.
아스피린 같은 혈액응고 방지제는 내시경 일주일 전부터 끊으셔야 합니다.
An endoscopy is an exam that uses an endoscope, a thin, lighted tube
with a tiny camera on the end.
위 내시경은 끝에 작은 카메라가 달려 있는 내시경입니다.
A small tube will be inserted through your mouth and into the stomach
to look for ulcers.
작은 튜브가 궤양을 보기 위해 입을 통해 위로 들어갈 것입니다.
This may be a bit uncomfortable.
이것은 약간 불편할 것입니다.
Endoscope will pass into the mouth and down the throat
to the stomach and duodenum.
내시경은 입을 통해 위와 십이지장까지 내려갑니다.

You'll feel it when it goes in.
안으로 들어갈 때 느끼실 겁니다.
I will take photos of ulcers or remove a tiny piece of tissue to view
under a microscope.
저는 궤양 사진을 찍고 현미경 관찰을 위해 작은 조직을 띄어낼 것입니다.
Lie on your left side on the bed.
침대에 올라가 왼쪽으로 누워 주세요.
I will spray a local anesthetic to reduce discomfort and gagging.
불편함이나 구토를 줄이기 위해 국소 마취제를 뿌리겠습니다.
You are lightly sedated during procedure.
검사하는 동안 약간 진정제가 투여될 것입니다.
Most people undergoing an upper endoscopy will receive a sedative to relax.
내시경을 하는 환자들은 진정제를 투여 받게 됩니다.
You may feel mentally alert, but your reaction may be impaired.
정신적으로는 깨어있으나 반응을 하기가 힘들 것입니다.
I will perform an endoscopy.
위 내시경 검사를 시작하겠습니다.
It won't hurt much.
많이 아프지는 않을 것입니다.
Relax.
긴장을 푸세요.
I obtained small samples of the stomach tissue for biopsy.
조직검사를 위해 위의 조직 일부들을 떼었습니다.
We are done.
다 되었습니다.
You may also need to take the day off from work.
하루 동안은 일에서 쉬어야 합니다.

Attractive phrase
Happiness is a perfume you cannot pour on others
without getting a few drops on yourself

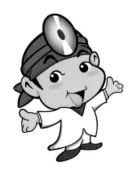

26 Do you have regular periods?

월경은 규칙적인가요?

여성 환자에게 월경이 정상적인지 질문을 할 때는 Menstruation 이라는 단어를 빼고
"Do you have regular periods?" 또는 "May I ask you if your periods are regular?"라고
물어보는데, 지금 월경 중인지는 "Are you on period?",
마지막 월경이 언제였는지는 "When was your last period?",
임신 가능성이 있는지 여부는 "Is there any chance that you may be pregnant?"로 물어본다.
그리고 피임약 복용여부는 "Are you using birth control?",
임신여부는 "Are you pregnant?" "Is there any chance that you could be pregnant?,
유산여부는 "Have you had a miscarriage or abortion?",
인공중절 수술여부는 "Have you had a D and C?",
자궁경부검사 여부는 "Have you ever had a Pap smear(Pap test, Cervical Smear)?",
요실금은 여부는 "Do you ever leak urine uncontrollably?"로 물어본다.
만약 환자에게 이상출혈이 있을 경우, 출혈의 시기, 빈도, 정도, 통증에 대해서는
"When did this bleeding between periods begin?", "Does it occur consistently, such as
every month?", "Is the bleeding heavy?", "Do cramps accompany the bleeding?"
라고 물어보고, 진찰대에 올라와 다리 자세를 잡을 때
"Please come up on the bed and stretch out your legs."로 표현 할 수 있다.

D : How old are you now?
지금 몇 살이시죠?

P : Twenty-six.
스물여섯입니다.

D : Do you have regular periods?
월경은 규칙적인가요?

P : Yes.
예.

D : Have your periods become more painful?
월경 중 점점 더 아프던가요?

P : No.
아닙니다.

D : Do you use an intra-uterine device(IUD)?
자궁내 피임기구는 쓰지 않습니까?

P : No.
아닙니다.

D : Are you taking the pill?
피임약을 먹고 있습니까?

P : Yes, I am taking the pill.
예, 피임약을 먹고 있습니다.

D : How old were you when your periods started?
첫 월경이 시작된 게 몇 살이죠?

P : Twelve.
열두 살입니다.

D : Did you ever have abnormal discharge or bleeding between your periods?
월경기간 동안 이상한 분비물이나 출혈은 없었나요?

P : No.
아닙니다.

D : Do you have much flow each time?
항상 월경의 양이 많습니까?

P : They become heavy when I don't take the pill.
피임약을 먹지 않으면 많아요.

D : Have you ever been pregnant?
임신한 적은 있나요?

P : No.
없습니다.

D : When was your last period?
마지막 월경이 언제였습니까?

P : Ten days ago.
십 일 전이었습니다.

D : Do you have pain or burning with urination?
소변 볼 때 아프거나 화끈거리지는 않나요?

P : No, but I urinate frequently.
아닙니다. 하지만 소변은 자주 봅니다.

D : Is your urine cloudy?
소변이 탁하나요?

P : No.
아닙니다.

진단을 위해 정밀검사가 필요하다는 설명

초기 증상을 무시하면 안 됩니다.
Early symptoms should not be ignored.
조기 발견이 성공적인 치료의 열쇠입니다.
Early detection is key to successful cure.
진단을 놓치는 실수를 피하기 위해서는 정밀 검사가 필요합니다.
Close examination is required to avoid missing the diagnosis.
정확한 검사를 위해 CT, MRI 검사가 필요합니다.
We need to do CT(MRI) or precise test to see if there is a problem.
We need to do CT(MRI) or precise test to make an exact diagnosis.
We need to do CT(MRI) or precise test to be sure.
이 원인을 알기 위해서는 CT, MRI가 가장 좋은 방법입니다.
CT(MRI) is the best way to figure out what is causing this.
진단을 위해 몇 가지 정밀 검사를 시행하겠습니다.
I'd like to run a couples of precise tests for making a diagnosis.
We will have to do some precise tests for making a diagnosis.
You need to have some precise test.
We'll know more after precise test.

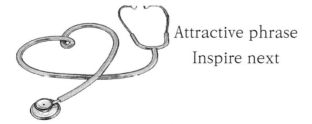

Attractive phrase
Inspire next

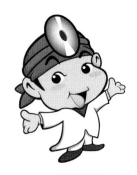

27 Do you still have periods?
아직 월경이 있으십니까?

월경이 계속되고 있는지 질문을 할 때는 "Do you still see your periods?"
또는 "Do you have your periods?"라는 표현을 사용하는데, 초경이 언제였냐는 표현은
"How old were you when your period started?"또는 "At what age did your periods start?",
마지막 월경이 언제였냐는 "When was the date of your last period?",
과거 월경이 규칙적이었는지는 "Have you had normal periods in the past?",
성병에 걸렸었는지는 "Do you have a history of sexually transmitted disease?",
호르몬 등 보충제 복용 여부는 "Do you take hormones or supplements?"로 물어본다.
폐경 후 출혈이 보일 경우, 고령일수록 암에 대한 위험성이 높아지므로 빨리 검사를 해보아야 한다
는 "The risk of cancer increases with age. Vaginal bleeding that occurs after menopause
sometimes may be due to serious disease and should be evaluated promptly."로 표현한다.

D : When did your pelvic pain begin?
골반통증이 언제부터 시작되었죠?

P : It began in January of this year.
금년 일 월부터 시작되었습니다.

D : Do you still have periods?
아직 월경이 있으십니까?

P : No, they finished three years ago.
아뇨 3년 전에 끝났습니다.

D : Do you have a foul-smelling vaginal discharge?
질분비물이 냄새가 나지는 않습니까?

P : No.
아닙니다.

D : Have you ever had any vaginal diseases?
성병에 걸린 적은 있었습니까?

P : No.
  없습니다.

D : Are you sexually active now?
  성적으로는 정상입니까?

P : Well.
  글쎄요.

D : How frequently do you have sex?
  얼마나 자주 하죠?

P : Twice a week.
  일주일에 두 번 합니다.

D : Do you have any pain or discomfort during intercourse?
  성교도중 통증이나 불편함이 있습니까?

P : Pardon me?
  예?

D : OK, I can see that it's hard for you to talk about this.
  알겠습니다. 아마도 이것에 대해 말하기 힘드시겠군요.

P : I was having pain during sexual intercourse.
  성교통이 계속 있었습니다.

D : Does the pain affect your sex life?
  통증이 성생활에 지장을 주던가요?

P : Absolutely.
  정말로 그렇습니다.

D : Dyspareunia can have many causes.
  성교통은 여러 가지 원인이 있을 수 있습니다.

P : I have vaginal dryness.
  질 분비물이 잘나오지 않습니다.

D : I think it's important to discuss this with your husband.
  남편과 상의하는 것이 중요하다고 생각해요.

  Do you have any problems passing water?
  소변을 누는데 지장은 없습니까?

P : No.
  없습니다.

D : Do you have any pain when you pass your motions.
  대변을 눌 때 아프지는 않습니까?

P : No.

없습니다.

D : Okay, I think it would be sensible to do a vaginal examination.

됐습니다. 질 검사를 먼저 해보는 것이 좋을 것 같군요.

Questions about Sex (성에 관한 질문들)

How about your sexual relationship?

섹스관계는 어떤가요?

When did you first have sex?

언제 처음 섹스를 했죠?

How frequently do you have sex?

얼마나 자주 섹스를 하죠?

Are you having any sexual problems?

섹스에 어떤 문제가 있나요?

When did you have last sex?

마지막 섹스를 한 적이 언제죠?

Are you sexually active now?

지금도 섹스를 하시나요?

Do you use any form of contraception?

Are you using any contraception?

피임을 하시나요?

Have you had sex with anyone other than your regular partner?

다른 파트너와 섹스를 한 적이 있나요?

Do you have any questions about sex?

성에 대해 물어볼 것이 있나요?

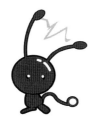

Attractive phrase

Respect privacy and individuality

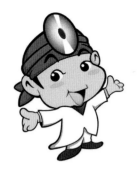

28 Let me take a look

좀 볼까요?

상처를 본다든지, 잠깐 어떤 곳을 살펴볼 때는 간단하게
"Let me take a look." "Let me have a look." "I'm gonna take a quick look.",
"Let's take a look.", "Let me see.", "Let me look.", "I'll take a look." "Could I have a look
at it?" 또는 좀 더 자세히 보자는 표현으로 "Let me take a closer look."을 사용한다.
-을 살펴보겠습니다 라는 표현은 Let me look at your - . Let's look at -.
I need to have a look at your - . I'd like to see your -.라 할 수 있고,
좀 더 알기 위해 세밀하게 볼 필요가 있다는 표현은
"We need to have a closer look to get more details.",
당분간 당신을 지켜보아야 한다는 표현은
"I want to keep a close eye on you for the time being."
"We'd like to keep an eye on you for some time."
"We need to keep you under observation for a while." 등이다.

D : How did you get hurt?
어떻게 다쳤어요?

P : I was knocked to the ground when hundreds of people rushed the doors at the early morning opening of the department store.
아침 일찍 문을 여는 백화점에서 문을 향해 몰려가는 사람들 때문에 넘어졌어요.

D : That's too bad.
정말 안됐군요.

When did accident happen?
언제 일어난 것이죠?

P : One hour before.
한 시간 전에 일어났어요.

D : Let me take a look.
좀 볼까요?

It looks swollen.
부어 있군요.

P : Yes.
예.

D : An X-ray examination is needed to rule out a bone fracture.
뼈에 골절이 있는지 보기 위해 방사선 검사가 필요합니다.

P : Okay.
알았습니다.

D : A technician will take an X-ray in the radiology room.
방사선과 기사가 엑스레이 방에서 찍을 것입니다.

I will explain it to you after the X-ray is developed.
엑스레이가 현상이 되면 당신에게 설명해 드리겠습니다.

P : OK. Doctor.
알겠습니다. 선생님.

D : I have the results of your X-rays.
당신의 엑스레이 결과를 보았습니다.

There is no bone fracture line in this film.
이 필름에서는 뼈의 골절은 보이질 않군요.

P : I feel relieved to hear that.
그 말을 들으니 안심이군요.

D : Application of the cold pack is necessary to reduce swelling and pain.
부종과 통증을 줄이기 위해 얼음찜질이 필요할 것 같군요.

P : What is the best way to use ice?
얼음을 어떻게 사용해야 가장 좋죠?

D : Reduction of the temperature of subcutaneous tissue and muscle requires 20 to 30 minutes of exposure.
피하조직과 근육의 온도를 낮추기 위해 20분 내지 30분간의 얼음찜질이 필요합니다.

Frostbite does not occur from a short-term application.
잠깐 동안의 얼음찜질로는 동상이 걸리지 않습니다.

But it should not be continuously applied to skin for more than 30 minutes.
그러나 30분 이상 피부에 직접 얼음찜질을 하면 안 됩니다.

Keep the ice pack wrapped with a towel directly on the lesion, 20 to 30 minutes, several times a day for 3 days.
얼음찜질을 수건에 감싸서 다친 곳에 대고 한 번에 20분 또는 30분씩, 하루에 예닐곱 번, 3일 간 해 주세요.

Physical Examination for Extremity (사지에 대한 이학적 검사)

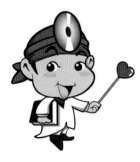

Do you have any pain?
어디가 아프나요?
Please wiggle your fingers.
Please move your fingers.
Can you wiggle your fingers?
손가락을 움직여 보세요.
Squeeze my hand.
내 손을 쥐어보세요.
Can you feel anything in your hands?
손에 감각을 느낍니까?
Slip off your socks.
양말을 벗어주세요.
Wiggle your toes.
Move you toes.
Can you wiggle your toes?
발가락을 움직여 보세요.
Push down with you toes on my hand like a gas pedal.
차 페달 밟듯이 발가락으로 제 손을 눌러 보세요.
Can you feel anything in your legs?
다리에 감각을 느낍니까?
Can you feel me touching them?
제가 만지는 것을 느끼시나요?

Bend your elbows and knees.

팔꿈치와 무릎을 구부려 보세요.

Pull your arms.

팔을 당겨 보세요.

Bend the legs.

다리를 구부리세요.

Does it hurt when I hit here?

이곳을 두드리면 아픕니까?

Do you have any pain in your back?

허리가 아프지는 않나요?

Roll your sleeve up.

소매를 올려 주세요.

Please take off your shoes and socks.

신발과 양말을 벗어주세요.

Please, raise your big toe.

엄지발가락을 올려보세요.

Keep your leg straight.

다리를 펴고 계세요.

I'll raise your legs.

당신의 다리를 들겠습니다.

How about your leg?

다리는 어떤가요?

Tell me if this hurt?

아프면 말해주세요.

Do you have any tingling sensation in your leg?

다리가 저리지는 않습니까?

Let me know when it hurt.

아플 때 말해주세요.

Do you feel pain in this position?

이 자세에서 아픕니까?

Would you sit up for me?

앉아 주실래요?

Put your hands above your head.

손을 머리 위로 올려 볼래요?

Elevate your arm.

팔을 올려 보세요.

Let your arms go loose.

팔에 힘을 빼세요.

Is there any swelling and redness?

붓거나 발적이 있는 곳은 없나요?

Do you have any pain in your joints?

관절이 어디 아프지는 않나요?

Do you feel pain when you move your joint?

관절을 움직이면 아픈가요?

Walk across the room.

방안을 걸어보세요.

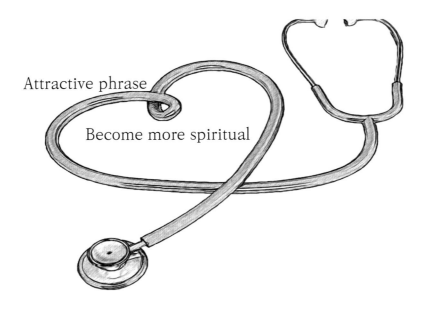

Attractive phrase

Become more spiritual

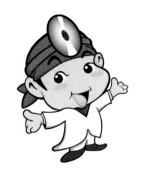

29 Let's check your blood pressure.
혈압을 측정해 보겠습니다.

혈압을 잴 때는 "Let's check your blood pressure."
"I'll take your blood pressure." "I want to check your blood pressure."
"I am just going to take your blood pressure." "Let me take your blood pressure."
"Let me check your blood pressure."등으로 표현한다.
혈압계를 채울 때는 "I am going to put a cuff on you to get a reading.",
고혈압이 있는지는 "Do you have high blood pressure?"
"Has your blood pressure been high before?",
오늘 고혈압 약을 먹었는지는 "Did you take your blood pressure medicine today?",
규칙적으로 혈압을 잴 필요가 있다는
"You need to have your blood pressure checked regularly."로 표현한다.
그리고 지방이나 콜레스테롤이 적은 음식, 과일, 야채가 혈압을 낮출 수 있다는 표현은
"Low fat and cholesterol diet, fruits and vegetables foods
can significantly lower blood pressure."라고 한다.

D : What's your problem?
무슨 문제가 있으시죠?

P : I began to feel dizzy and got palpitations.
어지럽고 가슴이 두근거려요.

D : When did these symptoms start?
이 증상들이 언제 시작되었죠?

P : Last month.
지난달부터입니다.

D : Do you have any chest discomfort or chest pain?
가슴이 아프거나 답답하지는 않나요?

P : No.

아닙니다.

D : Do you have shortness of breath.

숨이 차지는 않습니까?

P : No, but sometimes I can't walk upstairs as easily as I could.

아뇨 하지만 가끔씩 쉽게 계단을 오를 수가 없어요.

D : Have you ever fainted?

졸도한 적은 있나요?

P : I have had no fainting episode.

졸도한 적은 없어요.

D : Well, it could be hypertension, but it's not typical.

고혈압일 수도 있습니다. 하지만 전형적인 증상은 아닙니다.

Let's check your blood pressure.

혈압을 측정해 보겠습니다.

Can I have your arm?

팔 좀 주실래요?

P : Okay.

알겠습니다.

D : Don't grip your hand and relax.

손을 쥐지 말고 푸세요.

OK. Your blood pressure is 160 over 100.

됐습니다. 당신의 혈압은 160에 100이군요.

A normal blood pressure is less than 130 over 85.

정상혈압은 130에 85이하입니다.

That is a high blood pressure.

고혈압입니다.

High blood pressure is when your blood pressure is 140 over 90 or higher.

고혈압은 혈압이 140에 90 이상일 때를 말합니다.

P : What problems does high blood pressure cause?

고혈압은 무슨 문제를 일으키지요?

D : High blood pressure damages blood vessels.

고혈압은 혈관을 손상시킵니다.

This raises your risk of stroke and heart attack.
고혈압은 뇌졸중과 심장질환의 위험을 높여줍니다.

P : How is it treated?
어떻게 치료하죠?

D : Treatment begins with changes you can make in your life style to help lower your blood pressure, such as regular exercise and a low salt diet.
치료는 먼저 자신의 생활 습관을 규칙적인 운동이나 저염식과 같은 혈압을 낮추는 습관으로 변화시켜야 합니다.

If these changes don't work, you may also need to take medicine.
만약 이렇게 습관을 변화해도 효과가 없으면 약을 드셔야 합니다.

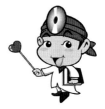

Blood pressure, pulse, temperature and weight
혈압, 맥박, 체온, 체중을 잴 때

I am going to take your blood pressure, pulse and temperature.
당신의 혈압과 맥박 체온을 측정하겠습니다.

I'll check your vital signs.
활력증후를 측정하겠습니다.

First, I'll take your blood pressure.
먼저 혈압을 측정하겠습니다.

Can I have your arm?
팔 좀 주실래요?

Will you roll up your sleeve?
소매를 올려 주실래요?

Don't grip your hand and relax.
손을 쥐지 말고 푸세요.

I am going to place a cuff around your arm.
커프를 팔에 감을게요.

It will be a little tight.
약간 조이는 느낌이 드실 겁니다.

Your blood pressure is fine.
혈압은 정상이시군요.
Blood pressure is 120 over 80.
혈압이 120에 80입니다.
I'll take your pulse.
맥박을 측정하겠습니다.
I'll check your temperature by mouth.
구강으로 체온을 측정해보겠습니다.
Please hold the thermometer under your tongue.
Please place this thermometer under your tongue.
체온계를 혀 아래에 물고 계세요.
Your temperature went up to 38 C.
체온이 38도까지 오르셨네요.
I'll check your temperature through your ear.
귀를 통해 체온을 측정하겠습니다.
I'll check your body weight.
몸무게를 측정하겠습니다.
Please, step on the scale.
체중계 위로 올라가 줄래요?
Okay, step off.
됐습니다. 내려오세요.
You weigh - kilogram.
- Kg 나가는군요.
We are all finished.
All done.
다 끝났습니다.

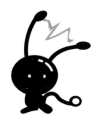

Attractive phrase
Patience is a virtue

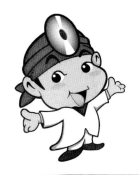

30 Try to relax.

긴장을 푸세요.

검사를 시작할 때 긴장하는 환자들에게 말할 수 있는 표현들은
"Try to relax." "Just relax." "Let yourself go loose."
"Don't worry. It's a simple procedure."등이다. 통증이나 긴장감으로 불안해 할 때는
"Take it easy." "I just need you to take it easy." "You need to take it easy."
"Calm down." "Take a deep breath." "It's gonna be okay."등을 사용할 수 있다.
검사가 거의 끝나간다는 표현은 "Almost done." "Almost finished.",
끝났다는 표현은 "We are done." "We finished." "All done." "It's finished.", "It's done."
"You are all done."등이다.

P : I am feeling under the weather.
　　몸이 좋질 않아요.

D : What seems to be the trouble?
　　무슨 문제 있으세요?

P : I have flu-like symptoms with a cough, sneezing and fever.
　　기침과 재채기가 있고 열이 나는데 독감 같아요.

　　How soon would I get sick if I was exposed to the flu?
　　독감에 노출되면 증상이 언제 나타나는 것이죠?

D : The time is about 1 - 4 days.
　　대개 1일에서 4일 사이입니다.

P : I've tried all kinds of medications.
　　저는 여러 가지 약을 시험해 봤습니다.

　　Nothing seems to work.
　　그런데 아무 것도 안 들더군요.

D : Medications can't kill a virus.
　　약은 바이러스를 죽이지 못합니다.

P : I know of that.
저도 알고는 있습니다.

D : I'll check your temperature by your mouth.
구강으로 체온을 측정해보겠습니다.

Please hold the thermometer under your tongue.
체온계를 혀 아래에 물고 계세요.

P : OK.
알겠습니다.

D : Your temperature is 38。C.
당신의 체온이 38도이군요.

P : My throat is sore.
목도 아픕니다.

D : I'll check your throat.
목도 검사해 보겠습니다.

Please open your mouth and stick out your tongue.
입을 열고 혀를 앞으로 내미세요.

The appearance of the tonsils is that of edema and infection.
편도선들이 부어있고 감염증상이 있군요.

Let's check your blood pressure.
혈압을 재보겠습니다.

Try to relax.
긴장을 푸세요.

P : OK.
알겠습니다.

D : Will you roll up your sleeve?
소매를 올려주실래요?

OK. It is 140 over 90.
됐습니다. 90에 140이네요.

That is high for you.
당신의 혈압은 높군요.

It should be more like 120 over 80.
혈압은120에서 80이 정상이에요.

Has that been found before?

전에도 혈압이 높았던 적이 있나요?

P : No.

아뇨.

Does the flu have complications?

독감도 합병증을 일으키나요?

D : Yes. Some of the complications caused by flu include bacterial pneumonia, dehydration, and worsening of chronic medical conditions.

예. 독감에 의해 세균성 폐렴이나 탈수증, 또는 만성적인 질환이 악화될 수 있습니다.

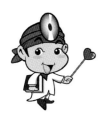

Making the Transition to the Physical Examination

1. Give the patient an opportunity for the last word.
   환자가 말을 할 수 있게 기회를 준다.
2. Tell the patient clearly what the game plan is.
   어떻게 진행할 것인 지 명확하게 알려준다.
3. Be very specific about what clothing the patient should remove, where to sit or lie, and in what position.

환자가 어디까지 옷을 벗어야 하고 앉거나 눕는지, 어떤 자세를 취해야 하는 지 알려준다.

4. Let the patient know your focus is still on him.
   항상 환자에게 집중하고 있다는 것을 알게 해준다.

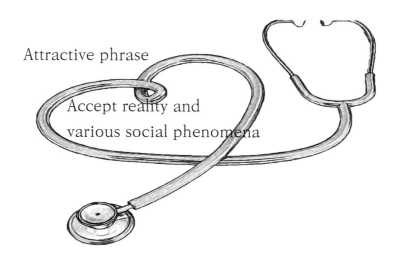

Attractive phrase

Accept reality and various social phenomena

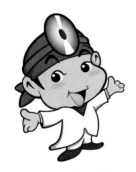

31 I would like to examine you.
진찰을 하겠습니다.

Physical Examination을 시작하면서 할 수 있는 말들은 "I would like to examine you."
"I need to examine you." "I'm going to do your physical examination."
"Let me examine you now." "I need to examine now." "May I examine you?"등이다.
신체의 어느 특정 부위를 말할 때는 "I need to have a look at your legs"
"Let me look at your legs" "Let me take a look at your legs."와 같이
진료하고자 하는 부위를 언급한다.

.

P : I have shortness of breath.
　숨이 벅찹니다.

　I am unable to catch my breath.
　호흡을 할 수가 없어요.

D : You say you are breathless?
　숨을 쉴 수 없다는 뜻인가요?

P : Yes, I start puffing if I go upstairs.
　예, 이층만 올라가도 숨이 찹니다.

　My symptoms have increased gradually over the past few weeks.
　제 증상은 과거 몇 주 동안 계속 심해졌습니다.

　I have trouble especially when I lie down to sleep.
　특히 잠자려고 누우면 더 심합니다.

　I wake up several times each night, and for the past week I have been sleeping
　in my reclining chair.
　밤마다 여러 차례 잠에서 깨고, 지난주에는 의자에서 잠을 잤습니다.

D : Anything else?
　또 다른 증상이 있습니까?

P : I have chest pain and a feeling of heavy pressure.
　가슴이 아프고 무거운 압박감 같은 것을 느낍니다.

D : Is there any painless soft or firm lump on your body?

당신의 몸에 혹시 아프지 않지만 부드럽거나 단단한 멍울은 없나요?

P : No.

없습니다.

D : I would like to examine you.

진찰을 하겠습니다.

Please, take off your dress except pants and bra behind the curtain.

커튼 뒤에서 팬티와 브라를 제외하고 옷을 벗어 주실래요?

Do you feel up to it?

할 수 있겠죠?

P : I need a couple of minutes to rest.

잠깐 좀 쉬었으면 하는데요?

D : OK. I will examine you 5 minutes later.

알겠습니다. 5분 뒤에 검사하겠습니다.

P : Thank you. Doctor.

감사합니다. 의사선생님.

D : Is there anything else we haven't covered or that you'd like to tell me before I examine you?

제가 검사하기 전에 우리가 빼 먹은 것이나 저에게 하고 싶은 이야기가 있습니까?

P : No.

아닙니다.

Review of systems (전체적인 검토)

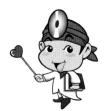

(1) General appearance

: has gained or lost about (   ) kg in the past 1 year.

(2) Skin

: no rashes or no eruptions, no other change.

(3) Head

: no headache, no injury.

(4) Eyes

: normal vision, good visual acuity, no other symptoms.

(5) Ears

: good hearing, no tinnitus, no vertigo, no infections.

(6) Nose & Sinuses
: no clinical symptoms, no sinus trouble.
(7) Mouth & Throat
: no canker sore, no bleeding of gum. normal voice.
(8) Neck
: no lumps, no goiter, no pain.
(9) Breast
: no lumps, no pain, no discharge.
(10) Respiratory
: no coughing, no wheezing, no dyspnea, no sputum, no tuberculosis,
last chest X-ray 3 years ago.
(11) Cardiac
: no known heart disease, no hypertension, no palpitation, no chest pain. no EKG.
(12) Gastrointestinal
: good appetite, no nausea, no vomiting, no pain, no jaundice, no diarrhea,
no constipation, no bleeding, bowel movement-once daily,
(13) Urinary
: no pain, no hematuria, no dysuria, no frequency, no infection history.
(14) Genito-reproductive
: menarche at 12, no bleeding, regular periods, no history of hernia.
(15) Musculoskeletal
: no weakness, no joint pain, no deformity, no history of fracture.
(16) Peripheral Vascular
: no varicose vein, no swelling, no history of phlebitis.
(17) Lymph nodes
: no lymph node enlargement in cervical, axillary, inguinal region.
(18) Neurological
: no paint, no seizure, good memory, no history of paralysis,
motor and sensory-normal.
(19) Allergy
: no history of allergy, no asthma, no drug sensitivity.

 Attractive phrase
Stop judging yourself and see the big picture

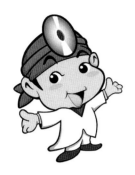

32 Please take off everything to your underwear.
속옷만 남겨두고 옷을 모두 벗어 주실래요?

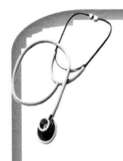

환자에게 속옷만 남기고 옷을 벗으라고 권할 때는
"Please take off everything to your underwear."
"Please get undressed down to your underwear."
"Please take off your dress except pants and bra."
"Slip everything off except your pants and bra." "
Could I ask you to slip your clothes off down to your underwear?"등으로 표현할 수 있다.
그리고 부분적으로 상의를 벗으라고 할 때는 "Please take off your shirts.",
상의 모두를 벗어주라고 할 때는 "Please take off your top clothes and underwear.",
팬티와 속옷까지 다 벗으라고 할 때는 "Could you take down your pants and underwear?
please."로 말한다.
검진용 옷을 입으라는 표현은 "Take your clothes off and put on examination gown."
"Please, put on examination wear." "Please put on this gown."이다.

D : Can you tell me about your abdominal pain?
　당신의 복부 통증에 대해 말해 주실래요?

P : It started about 3 months ago and comes about two or three times a month.
　3개월 전부터 시작하여 한 달에 2, 3번 통증이 옵니다.

　It lasts about an hour or so and goes away.
　한 시간 정도 지속되다가 사라집니다.

D : Does anything you do help your pain?
　어떤 것도 통증에 도움이 안 되던가요?

P : I usually just wait it out and it goes away.
　저는 항상 통증이 사라질 때까지 기다립니다.

Never worried about it much but then my neighbor had some bleeding.

별로 큰 걱정을 하진 않았는데, 이웃집 사람이 출혈을 하더군요.

Now he is real sick with colon cancer.

이제 그는 대장암으로 정말로 아픕니다.

I have been nervous.

신경이 쓰이더군요.

D : Have you had any bleeding?

출혈이 있었나요?

P : Well, a little but only when I am constipated.

글쎄요, 변비일 때 조금 나옵니다.

I think it is from my hemorrhoids.

저는 그것이 저의 치질 때문이라고 생각합니다.

D : I think we need to do further testing.

좀 더 검사를 해봐야겠군요.

Your pain does not sound severe.

당신의 통증은 심하지 않는 것 같군요.

However, your bleeding could be the cause of your hemorrhoids, or it could be from some other cause.

하지만 당신의 출혈이 치질 때문일 수도 있고, 다른 원인 때문일 수도 있습니다.

I believe we should do some further testing to find out whether it is your hemorrhoids or not.

그것이 치질 때문인 지 아닌 지 좀 더 검사를 해보아야 할 것 같습니다.

P : Yes, Doctor. I agree.

예, 의사 선생님. 전 동의합니다.

I want you to do whatever is necessary to be sure that I do not have cancer.

나는 당신이 내가 암이 아니란 것을 확신 해 줄 검사를 해 주시길 바랍니다.

I can live with the pain, but I am worried that I have ignored something that I should not have.

저는 통증과는 살 수 있지만, 제가 간과해서는 안 될 병을 간과한다는 것이 걱정입니다.

D : How many times did you hav a bowel movement today?

오늘 대변을 몇 전 보셨나요?

P : Just once.

단지 한 번요.

D : OK, I'm going to do your physical examination.
알겠습니다. 이학적 검사를 해야 될 것 같군요.

Please take off everything to your underwear.
속옷만 남겨두고 옷을 모두 벗어 주세요.

And put on this gown.
그리고 이 가운을 입으세요.

I'm going to step out of the room for a moment now.
제가 잠깐 방을 나가 있겠습니다.

P : Okay.
알겠습니다.

D : I'll be back soon.
곧 돌아오겠습니다.

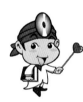 Converse with the patient during the physical examination
이학적 검사를 할 때 환자와 대화를 나누자

1. Maintain a conversation during the physical examination.
이학적 검사를 할 때 환자와 대화를 유지한다.

2. Use your communication skills to put the patient ease.
환자를 편안하게 하는 자세로 대한다.

3. Encourage the patient to feel like an active participant in his or her own care.
환자의 치료에 집중하고 있다는 것을 느끼게 해준다.

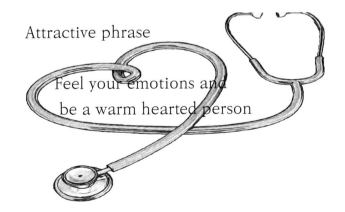

Attractive phrase

Feel your emotions and
be a warm hearted person

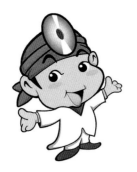

33 I would like to listen to your breath and heart sounds.
당신의 호흡과 심장 소리를 검사해 보겠습니다.

청진기로 폐와 심장을 검사하고 싶을 때는
"I would like to listen to your breath and heart sounds." "Let's listen to your chest."
"Let me take a listen." "I'm going to listen to your heart and lung."
"Let me listen to your chest." 라고 말한다.
셔츠를 벗거나 올려주라는 표현은 "Would you please take off your shirts?"
"Please roll up your shirts." "Would you roll up your shirts?",
숨을 깊이 들이마시라는 "Take a deep breath." "Take a big breath.",
숨을 내쉬라는 "Breathe out." "Blow it out."
숨을 들이쉬고 내쉬라는 "Breathe in and out." 또는 "Breathe in, Breathe out."이다.

D : Is your asthma normally under control?
　　당신의 천식은 잘 조절이 되고 있나요?

P : I sometimes get breathless when I run.
　　달릴 때는 가끔 숨을 쉬기 힘들어요.

D : How many stairs can you climb without getting out of breath.
　　숨이 차지 않고 계단을 얼마나 오를 수 있죠?

P : About thirty.
　　30계단 정도입니다.

D : Have you any pets at home?
　　집에 애완동물을 기르고 있나요?

P : No.
　　아닙니다.

D : I would like to listen to your breath and heart sounds.
당신의 호흡과 심장 소리를 검사해 보겠습니다.

Please, take off your clothes.
옷을 벗어주세요.

P : How far do I have to go?
얼마나 벗어야 하죠?

D : Please take off your dress except pants and bra behind the curtain.
커튼 뒤에서 팬티와 브라를 제외하고 옷을 벗어 주실래요?

And put on this gown.
그리고 이 가운을 입으세요.

P : Should I take off all my clothes?
옷을 다 벗어야 하나요?

D : Would you mind taking off your clothes?
옷을 벗기가 두려우세요?

P : Yes.
예.

D : Okay, your shirt is enough.
알겠습니다. 셔츠만으로도 충분합니다.

Please, take off your shirt.
셔츠를 벗어주세요.

P : Okay.
알겠습니다.

D : My stethoscope will feel cold.
청진기가 아마 차가울 거예요.

This instrument is highly useful in the detection of a wide range of heart and lung sounds.
이 기구는 심장과 폐의 이상한 소리를 찾는 데 아주 유용합니다.

Let yourself go loose.
편안하게 하세요.

Take a normal breath.
정상으로 숨을 쉬세요.

I am going to listen your heart.
심장 소리를 들어 보겠습니다.

Take a deep breath and hold.
숨을 들이쉬었다가 참으세요.

Okay. Good. Breathe out.
좋습니다. 숨을 내쉬세요.

All right. Try again.
좋습니다. 다시 한 번 반복해 주세요.

Take a deep breath and hold it.
숨을 깊게 들이쉬고 멈추세요.

Breathe out.
숨을 내쉬세요.

P : I am so weak and easily tired.
몸이 약하고 쉽게 피곤해져요.

Is my heart beat irregular?
심장 뛰는 것이 불규칙한가요?

D : Your heart sound is pretty good.
당신의 심장소리는 정상이군요.

I am going to check your breath sound.
호흡소리를 들어 보겠습니다.

Breathe in again.
다시 숨을 들이쉬세요.

Breathe out.
숨을 내쉬세요.

Another deep breath.
다시 숨을 깊이 쉬세요.

Breathe through your mouth.
입으로 숨을 쉬세요.

Another big breath.
다시 숨을 들이키세요.

Breathe out.
내 쉬세요.

Please, lean forward.
앞으로 몸을 숙여 주실래요?

Take a deep breath in and out.
숨을 깊이 들이 쉬었다가 내 쉬세요.

OK.
됐습니다.

P : How are my lungs?
폐 상태가 어떻습니까?

D : Your breathing sounds are not clear.
소리가 정상이 아닙니다.

I can hear a wheezing sound.
잡음 소리가 들리는군요.

I'll feel under your arm for lymph nodes.
임파선을 검사하기 위해 팔 아래를 만져볼게요.

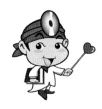

Good Attitude for the Physical Examination.
이학적 검사의 좋은 자세

1. Think that the physical examination itself has not only a diagnostic,
but also a therapeutic role.
이학적 검사가 진단을 위해서뿐만 아니라 치료를 위해서도 필요하다고 생각한다.

2. Tactile communication opens up a channel of interpersonal response
that can be very important in healing.
접촉을 하며 소통하는 것은 서로 간의 마음을 열게 만들고 치료에 중요한 역할을 한다.

3. Specific attention to the painful area is needed.
통증이 있는 곳에 대한 주의를 기울인다.

Attractive phrase
Be diligent and live in the moment

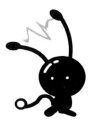

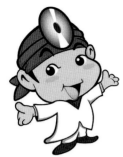

34 Would you please lie down on the table?
진료대 위로 올라가 누우실래요?

환자에게 진료 또는 검사를 위해 누우라고 말할 때는
"Would you please lie down on the table?" "Please climb up on the table."
"Lie with your back on this table." "Would you please come up on this bed?" 라고 한다.
반듯하게 누우라는 표현은 "I want you to lie back.",
엎드리라는 표현은 "Please lie on your stomach.",
옆으로 누우라는 표현은 "Lie on your left(right) side.",
청진을 위해 앉아주라는 표현은 "Could you sit up for me."이다.

D : I'm just going to have a look.
지금부터 검사해 보겠습니다.

Would you please lie down on the table?
진료대 위로 올라가 누우실래요?

P : OK.
알았습니다.

D : Lie on your back with your knees bent.
등을 대고 눕고 무릎을 구부리실래요?

Do you get pain right here?
이곳이 아픈가요?

P : No.
아닙니다.

D : OK. Please turn over and lie on your abdomen.
됐습니다. 몸을 돌아서 엎드려 주세요.

I am just going to loosen this gown. I need to have a look at your skin.
이 가운을 조금 풀겠습니다. 당신의 피부 상태를 살펴보겠습니다.

OK. Roll over and lie down on your left side.
됐습니다. 왼쪽으로 돌아누워 주세요.

Bend your knees. When did you first start with your abdominal discomfort?
무릎을 구부려 주세요. 배가 불편한 것이 언제부터 시작되었죠?

P : About 2 weeks ago.
약 2주전부터 그랬습니다.

D : Do you feel any pain if I press in your tummy?
배를 누르면 아프나요?

P : NO.
아닙니다.

D : Have you ever been jaundiced?
황달이 온 적은 있나요?

P : No.
없습니다.

D : OK. Lie on your right side. Any tenderness here?
알겠습니다. 오른쪽으로 돌아누우실래요? 이곳이 혹시 아픈가요?

P : No.
아닙니다.

D : OK, please turn over and lie on your back.
됐습니다. 몸을 돌아서 누우세요.

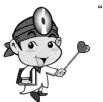

"심각한 것은 아닙니다." "아직 정확하지 않습니다." 라는 표현들

Nothing special.

It's nothing serious.

It's treatable.

This symptom is usually temporary.

Nothing is certain.

Your symptom would be an unusual thing.

We don't know anything for sure.

The diagnosis is not confirmed and it may be nothing serious.

We shouldn't jump to any conclusions until we know.

Attractive phrase
Let it be and let it go

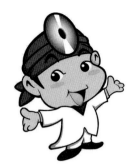

35 You can get dressed now.

옷을 입어도 됩니다.

검사가 끝난 후 옷을 입으라는 표현은
"You can get dressed now." "Please put on your clothes."
"Would you like to get dressed?" "You may put on your clothes now." 등이다.
그리고 검사 후 이상 소견이 있어, 혹시 이런 증상을 알았었느냐는 표현은
"Have you ever noticed −", 또는 "Do you ever have −?", "Have you ever had −?"
등으로 물어본다. 예로써 청진기에서 숨소리가 좋지 않을 경우
"Have you ever noticed any wheezing in your chest?"
다리가 부은 경우 "Do you ever have swelling of the legs?",
멍든 자국이 발견될 경우 "Have you ever had a tendency to bruise easily?" 등으로 질문을 한다.

D : Is there pain behind the scrotum?
  음낭 뒤쪽으로 통증이 있나요?

P : Yes.
  그렇습니다.

D : Do you have any difficulties in voiding your urine?
  소변을 누기 힘듭니까?

P : Yes.
  예.

D : Have you ever had any venereal diseases?
  성병에 걸린 적은 있습니까?

P : No.
  없습니다.

D : OK. I am going to do a rectal examination to check your prostate gland.
  알겠습니다. 전립선을 체크하기 위해 직장 검사를 할 것입니다.

P : Does that hurt?
아픈가요?

D : No, this is a bit uncomfortable.
아닙니다. 조금 불편할 따름입니다.

Please, take off your pants.
팬티를 벗어주세요.

P : Okay.
알겠습니다.

D : Turn over and curl yourself into a ball with your buttocks right over the edge of the table.
돌아서 엉덩이가 진료대 끝 위에 오도록 웅크려 주실래요?

What I am going to do is a rectal examination.
지금 하는 것은 직장 검사입니다.

I will insert a gloved finger in your body.
당신의 몸에 글러브 낀 손가락을 집어넣을 것입니다.

I know it is uncomfortable.
불편한지는 압니다.

Tell me if there is any tender point.
좋습니다. 아픈 곳이 있으면 말해주세요.

P : OK.
알겠습니다.

D : It feels completely normal.
정상이군요.

I am wiping the lubricant off.
윤활제를 지금 닦고 있습니다.

Do you have any indigestion or trouble with your bowels?
소화불량이나 배변습관에 어떤 이상이 없나요?

P : No.
없습니다.

D : OK, I can't find anything wrong in examining you.
알겠습니다. 당신을 검사해 보니 이상한 곳이 없군요.

Get off the table and stand up.
진료대에서 내려와서 서 주세요.

145

You can get dressed now.
옷을 입어도 됩니다.

P : Okay.
알았습니다.

D : Don't hurry. Take your time.
서두르지 마시고 천천히 하세요.

이학적 검사의 기본적인 실용 대화
Basic practical English in Physical examination

I'd like to examine you.
I'm going to examine you.
I'm going to do physical examination.
검사를 해보겠습니다.
Do you have any questions before we do your exam?
검사하기 전 물어볼 것이 있나요?
Let me examine you now.
I need to examine now.
지금 검사하겠습니다.
Would you please lie down on the bed?
진료대 위로 올라가 누울래요?
Lie down on your back on the bed.
등을 대고 진료대에 누우세요.
Bend your knees and relax your arms.
무릎을 구부리고 팔에 긴장을 푸세요.
Try to relax.
Just relax.
Let yourself go loose.
긴장하지 마세요.

I'm going to loosen your clothes.

옷을 느슨하게 하겠습니다.

Don't be so stiff.

몸을 뻣뻣하게 하지 마세요.

Would you sit up for me?

일어나 앉으세요.

Please, take off your shirt.

윗옷을 벗어주세요.

Please take off everything to your underwear.

Please get undressed down to your underwear.

Please take off your dress except pants and bra.

Slip everything off except your pants and bra.

Could I ask you now to slip your clothes off down to your underwear?

속옷만 남겨두고 벗어주세요.

Put on this gown.

이 가운을 입으세요.

Are you OK?

Are you comfortable?

Is this comfortable?

Is this Okay?

괜찮으세요?

Please tell me if I hurt you.

아프게 하면 말해 주세요.

I'm going to ask you to hold your breath for a moment.

잠깐만 숨을 참아 줄래요?

Please tell me if it hurts.

Tell me if there is any tender point.

Tell me if I hit any sore places?

아프면 말해주세요.

Does it hurt where I touch?

Do you have pain here?

Do you feel any pain?

Any tenderness here?

이곳이 아픈가요?

Almost over.

거의 끝났습니다.

Try and relax.

Just relax.

긴장을 푸세요.

All done.

We are done.

It's finished.

끝났습니다.

You can get dressed now.

You can put your clothes back on.

Please put on your clothes.

Would you like to get dressed?

옷을 입으셔도 됩니다.

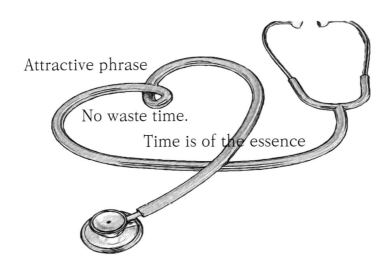

Attractive phrase

No waste time.

Time is of the essence

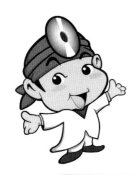

36 Please tell me if I hurt you.

만약 내가 아프게 하면 말해주세요.

환자를 진찰하기 전 "만약 제가 아프게 하면 말해주세요."라는 표현은
"Please tell me if I hurt you." 또는 "Please tell me if it hurts." 이다.
아픈 곳이 있으면 말해주라는 표현은 "Please tell me if you feel any tender point." 이고,
검사를 하면서 통증의 발생 시기, 진행, 정도 등을 물어볼 때는
"Did this pain develop suddenly or slowly?" "Did pain come on gradually or suddenly?"
"Is this pain getting worse progressive?" "Is this pain constant or does it come and go?"
"Is this pain worse in the morning or at night?" 등과 같은 표현들을 사용한다.

D : Do you have swelling and tenderness over the breast?
유방 위가 붓고 아픈가요?

P : Yes.
예.

D : Have you ever been pregnant?
임신한 적은 있나요?

P : No.
없습니다.

D : May I ask you if your periods are regular?
당신의 월경 주기는 규칙적인가요?

P : My periods are regular.
제 주기는 규칙적입니다.

D : Has any doctor examined your breasts recently?
최근에 어떤 의사가 당신의 유방을 검사한 적이 있습니까?

P : No. I do sometimes examine them myself.
아뇨 가끔씩 제가 스스로 가슴을 검사합니다.

149

D : Good, It is estimated that one out of every eight women will be diagnosed with breast cancer in her life time.
좋습니다. 8명의 여성 중 한 명이 자신의 일생 중 유방암으로 진단되고 있습니다.

The best way to beat it is to find it early.
가장 좋은 치유법은 빨리 발견하는 것이지요.

This makes monthly breast self-exams all the more important.
이것은 유방 자가 진단이 더욱 중요함을 일깨워줬습니다.

Women should perform breast self exams starting at age 20.
여성들은 20세부터 유방 자가 검사를 시작해야 합니다.

Now, I am going to have a look at your breast.
자, 이제 당신의 유방을 검사하겠습니다.

Please tell me if I hurt you.
만약 내가 아프게 하면 말해주세요.

P : Okay.
알았습니다.

D : Lift your right arm up.
오른쪽 손을 올려 주실래요?

I'm just going to look at them to see if there are any lumps.
혹시 혹 같은 것이 있는 지 살펴보겠습니다.

Do your breasts get sore before your menstruation period?
월경이 시작되기 전에 유방에 통증이 있나요?

P : Yes.
그렇습니다.

D : Put your left arm up over your head.
왼손을 머리 위로 올려 주실래요?

Okay, your breasts feel normal. I can't detect any lumps.
됐습니다. 당신의 유방은 정상인 것 같군요. 어떤 혹도 발견되지 않는군요.

But examine your breasts the same time every month and seven to ten days after your menstrual cycle ends.
하지만 당신의 가슴을 월경 주기 7내지 10일 후에 매달 검사하십시오.

And women should have a mammogram from the ages of 35.
그리고 여성들은 35세부터는 유방 X선 검사를 시행하여야 합니다.

MRI Examination (MRI 검사)

Magnetic Resonance Imaging is a way of looking inside the body without radiation.
자기공명영상 장치는 방사선 피폭 없이 몸 안을 검사할 수 있는 방법입니다.
We can confirm the diagnosis by MRI.
MRI로 진단을 확진 할 수 있습니다.
The exam uses radiowaves and a magnetic field to create images of the soft tissues inside the body.
몸 안의 조직을 형상화시키기 위해 자기장을 이용합니다.
The complete exam takes 30 - 60 minutes.
검사는 30분에서 60분 걸립니다.
You can eat, drink, and take regularly prescribed medications prior to the exam.
검사 전에 식사나 물, 처방된 약을 먹어도 됩니다.
All metallic object on the body are removed prior to obtaining an MRI scan.
MRI 검사 전 몸에 있는 금속은 제거되어야 합니다.
You will lie within the closed environment inside MRI.
당신은 MRI 안의 닫힌 곳에 누울 것입니다.
If you feel claustrophobic sensation, a mild sedative will be given prior to MRI scan.
만약 당신이 밀실 공포증을 느낀다면, 약간의 진정제가 투여 될 것입니다.
The technologist will position you comfortably on the table and ask you to remain still during the exam
기사가 당신을 테이블에 편안히 자리잡게 한 후, 검사하는 동안 움직이지 말라고 말할 것입니다.
Just lay in the examination and relax.
단지 검사 도중 누워 편안하게 있으면 됩니다.
There is no pain, vibration, or unusual sensation.
고통이나 진동 같은 이상한 것을 느끼지 않습니다.
Relaxation is important during the procedure. Breathe normally.
검사하는 동안 편안하게 하는 것이 중요합니다. 숨은 정상적으로 쉬세요.

Attractive phrase
Keep a healthy and lively condition

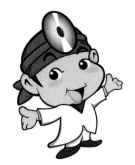

37 I will try to be as gentle as possible.

가능한 부드럽게 하겠습니다.

Physical Examination에서 가장 중요한 것은
에티켓을 지키는 것과 환자들이 의료인을 가족처럼 생각하게끔 sympathy를 공유하는 것이다.
검진 대상이 여성인 경우에는 부끄러움을 주지 않도록 조심해야 되는데,
검사 전 배려하는 마음으로 "I will try to be as gentle as possible." 또는
"I'll gently examine you." "I'll gently do physical exam."로 말하고 시작하는 것이 좋다.
검사 중 불편하면 알려주라 표현은 "Let me know if you feel any discomfort.",
준비를 위해 잠깐 멈출 경우에는 "Please excuse me for a moment.",
잠깐이면 끝난다는 말은 "This will be finished shortly." "This will be completed shortly."
"This will be done in a minute." "This will be done quickly." "This will be done soon."
등으로 표현한다.

D : Are you pregnant?
　　임신하셨나요?

P : Yes.
　　예.

D : When is the due date?
　　분만 일이 언제죠?

P : September 26.
　　9월 26일입니다.

D : When was the your last cervical smear?
　　자궁경부 검사를 마지막으로 한 적이 언제죠?

P : About five years ago.
　　5 년 전입니다.

Sometimes I get leg cramps.

가끔씩 다리에 쥐가 납니다.

D : Leg cramps are often more common in pregnancy.

임신을 하면 다리에 쥐가 더 잘납니다.

I would now like to do the vaginal examination.

이제 질 검사를 해보겠습니다.

P : Yes.

알겠습니다.

D : Could you please put your legs into the stirrups.

두 발을 다리 받침대 위에 올려 주세요.

OK. I want to you to pull yourself down to the end of the table.

예, 이제 몸을 진료대 아래까지 오도록 내려주세요.

That's fine.

좋습니다.

I am now introducing the speculum.

자 이제 검사 기구를 넣겠습니다.

You are going to feel the cold metal but it won't harm you.

이제 차가운 금속을 느낄 것인데 해는 없습니다.

Try to relax.

긴장을 푸세요.

I will try to be as gentle as possible.

가능한 부드럽게 하겠습니다.

That seems all right.

괜찮은 것 같군요.

Now I want to do the Pap test.

자 이제 팝 테스트 검사를 시행하겠습니다.

I will send this sample to the laboratory.

이 샘플을 검사실로 보낼 것입니다.

We will do a culture for infection at the same time.

동시에 감염 여부를 알기 위해 균 배양 검사도 할 것입니다.

P : Okay.

알겠습니다.

D : I am taking the instrument out.
검사 기구를 빼겠습니다.

Now I am checking your uterus with my hands.
자 이제 당신의 자궁을 손으로 검사하겠습니다.

I am touching your uterus now and it feels normal.
지금 당신의 자궁을 만지고 있는데, 정상인 것 같군요.

P : Can you feel my uterus?
자궁을 느낄 수 있나요?

D : Yes, I can feel your uterus, because you are very relaxed.
예, 당신이 긴장을 잘 풀어주어서 자궁을 느낄 수 있습니다.

Okay. We are done.
예, 다 되었습니다.

You can put your legs down.
다리를 내려 놓으셔도 됩니다.

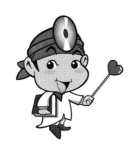

Record of physical examination (이학적 검사 기록)

(1) General appearance
: well-developed, well-nourished, moderate obese,
mental-alert, no abnormal clinical signs.

(2) Skin
: texture and temperature-normal, good color, no evidence of dehydration,
no rash or pigmentation, no abnormal region in skin, hair, nail.

(3) Head
: contour-normal, no mass, no tenderness, no scar.

(4) Eyes
: normal vision, no lesion, color of the sclera-not icteric,
normal eyeball movement, normal light reflex, normal fundus.

(5) Ears
: clear canal, normal ear drum, good hearing.

(6) Nose & Sinuses
: no deformity, normal mucous membrane, no discharge,
septum-midline, pink mucosa.

(7) Mouth & Throat

: pink mucosa, no ulcer, normal tonsils, normal voice.

(8) Neck

: Trachea-midline, no lumps, normal thyroid, no lymphadenopathy.

(9) Lymph nodes

: no lymph node enlargement in cervical, axillary, inguinal region.

(10) Breast

: symmetrical, no lumps, no tenderness, no discharge, normal nipple.

(11) Chest and Lung

: Symmetrical thorax, resonant to percussion, normal breath sounds.

(12) Heart

: normal clear heart sounds, no murmur.

(13) Abdomen

: soft, no tenderness, no mass, no ascites, no scar, normal bowel sounds.

(14) Rectum

: normal perianal region, good sphincter tone, no mass, prostate-no enlarged.

(15) Genitalia

: Male - normal circumcized, normal developmental, no lesion, normal scrotum, normal epididymis and spermatic cord without tenderness.
Female - normal vulva, urethra position-normal, normal vagina, no discharge, normal cervix and uterus.

(16) Musculoskeletal

: muscular development-normal, no abnormality of spine, symmetrical, normal joint, no deformity, no atrophy, range of motion-normal. no edema.

(17) Peripheral Vascular

: Pulses-normal in arms and feet bilaterally, no varicose vein.

(18) Neurological

: Motor and sensory-normal. coordination-good, gait and speech-good, Deep tendon reflex-normal.

Attractive phrase
Spirituality is not about what you are doing,
it's about what you are being

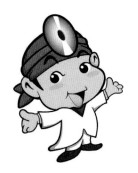

38 Are you comfortable?
괜찮으세요?

환자의 상태나 검사 중 환자가 편안한 지 물어볼 경우,
"Are you OK?" "Are you comfortable?" "Do you feel pain?" "Does it hurt you?"
"Is this comfortable?" "Is this Okay?" 등을 사용하고, 검사를 두려워할 필요가 없다는
"There is nothing to be afraid of tests." "This test is no big deal.",
검사 중 어디 이상한지는 "Is something wrong?" "Do you have any discomfort?"로 물어본다.
이학적 검사 후 추가 검사가 더 필요할 때는
"We need to do a further examination." "We will have to do some more tests."
"You need to have some more tests." "There are some further tests that I would like to run." "I would like to run a few more tests to look into some of the problems."
"We need to do some more tests to see if there is any problem."
"We would like to some more tests to make an exact diagnosis."등으로 말할 수 있고,
좀 더 명확한 결과를 위해 추가 검사가 필요하다는 표현은,
"The test results aren't clear and we need to do more to get a clearer results."이다.

D : Are you comfortable?
　괜찮으세요?

P : Yes. I am.
　예. 괜찮습니다.

D : The EKG seems all right.
　심전도는 정상인 것 같군요.

　How are you feeling now?
　지금은 증상이 어떻습니까?

　Do you have chest pain?
　가슴 통증이 있습니까?

P : I am feeling better.
지금 좀 좋아졌습니다.

But I had a terrible scare this morning and I don't know if the next time I have pain I can get to the hospital in time.
하지만 아침에는 정말 무서웠습니다. 제가 다음에 통증이 생기면 제 때 병원에 올 수 있을지 모르겠더군요.

D : Your skin feels warm, and its color is good.
당신의 피부는 따뜻하고 색깔도 좋습니다.

Your pulse is normal.
맥박도 정상입니다.

I'd have to say that you are doing a little better than when you came to the ER.
당신이 응급실로 왔을 때보다는 더 좋아졌다고 말하고 싶군요.

Tell me about your chest pain and how it began this morning.
저에게 가슴 통증이 아침에 어떻게 시작되었는지 말씀해 주실래요?

P : Soon after breakfast, I felt a sense of discomfort in the upper part of my abdomen and chest .
아침을 막 먹자마자 배 윗부분과 가슴에 불쾌감을 느꼈습니다.

My discomfort did not go away after drinking some milk.
불쾌감은 우유를 먹은 다음에도 가시질 않더군요.

But I feel more comfortable now.
하지만 지금은 좀 편안합니다.

D : Your chest pain is coming from poor blood supply to the heart.
당신의 가슴 통증은 심장으로 혈액공급이 잘 안되어 생긴 것입니다.

P : I thought so, but this is not angina, is it?
저도 그렇게 생각했습니다. 하지만 이것은 협심증이 아니죠? 그렇죠?

D : This is angina.
이것은 협심증입니다.

P : Oh, that can be bad.
오, 나쁜 것이겠군요.

I could have a heart attack like my father.
나의 아버지처럼 심장 발작이 올 수도 있겠군요.

D : Yes, you could and that is what we would like to avoid.
그렇습니다. 그럴 수도 있습니다. 하지만 그것을 피하는 것이 우리들의 목적이죠.

P : What is causing it?
그것이 왜 생기죠?

D : Typical angina pectoris is induced by exercise and emotional stress.
전형적인 협심증은 운동이나 스트레스와 같은 감정 때문에 옵니다.

But I need to do some further testing.
하지만 조금 더 검사가 필요합니다.

P : No tests.
검사를 안 하겠습니다.

I do not want to end up like my father.
저는 저의 아버지처럼 끝나고 싶지 않아요.

He had a lot of tests and died anyway.
그는 많은 검사를 받았지만 어쨌든 죽었어요.

I just want to be able to do the things I need to do.
저는 단지 제가 필요한 일들을 할 수 있기만 바랍니다.

Can't you just give me medication and see how I do?
저에게 단지 약만 주시고 제가 해야 될 일만 가르쳐 주실래요?

D : OK. I understand you.
알겠습니다. 당신을 이해합니다.

It decreases with rest or removing emotional stress and also relieved by coronary vasodilator drugs such as nitroglycerin.
협심증은 쉬거나 스트레스를 없애면 증상이 줄어들고, 니트로글리세린과 같은 혈관 확장제로 좋아질 수 있습니다.

I will prescribe you some.
처방을 해 드리겠습니다.

Abdomen - Physical Examination (복부 이학적 검사)

I'm just going to have a look.
지금부터 검사해 보겠습니다.
Would you please lie down on the table?
진료대 위로 올라가 누우실래요?

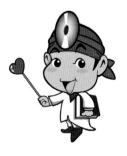

Lie on your back with your knee bent.

등을 대고 눕고 무릎을 구부리실래요?

Do you get pain right here?

이곳이 아픈가요?

Can you feel tenderness?

아픈가요?

Abdomen is soft, non-tender.

복부는 아프지 않고 정상이군요.

OK. Please turn over and lie on your stomach.

됐습니다. 몸을 돌아서 엎드려 주세요.

I will try to be as gentle as possible.

가능한 부드럽게 하겠습니다.

OK. Roll over and lie down on your left side.

됐습니다. 왼쪽으로 돌아누워 주세요.

Bend your knees.

무릎을 구부려 주세요.

Please tell me if you feel any tender point.

아픈 곳이 있으시면 말해 주세요.

OK. Lie on your right side.

알겠습니다. 오른쪽으로 돌아서 누우실래요?

Any tenderness here?

이곳이 혹시 아픈가요?

OK, please turn over and lie on your back?

됐습니다. 몸을 돌아서 누우세요.

Good. Would you sit up for me?

좋습니다. 앉아 주실래요?

Attractive phrase

Be in style and learn to be refined to get better at being you

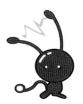

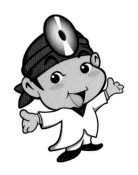

39 Does it hurt where I touch?
제가 만지는 곳이 아픈가요?

이학적 검사 도중 만질 때 통증이 있는 지 물어볼 경우, "Does it hurt where I touch?"
"Do you have pain here?" "Do you feel any pain?" "Any tenderness here?"
"Tell me if there is any tender point." "Does it hurt when I push here?" 등 여러 가지
표현들을 사용한다. 그리고 원인을 알기 위해 노력하고 있다는 표현으로는
"I am trying to find out why." 또는 "I'm trying to get to know what's wrong.",
여러 가지 방향으로 보고 있다는 표현은 "I'd like to look at you from every possible angle.",
X-ray 검사나 혈액, 소변, 대변 검사가 필요할 지도 모른다는 표현은
"X-rays and tests on your blood, urine, and stool may be necessary."를 사용한다.

P : I had a normal endoscopy three years ago.
　　3년 전에 내시경 검사가 정상이었습니다.

　　But I have stomach pain these days.
　　하지만 요즘 위통이 있어요.

D : What kind of pain?
　　어떤 종류의 통증이죠?

P : A burning pain.
　　타는 듯한 통증입니다.

D : How often do you get pain?
　　통증이 얼마나 자주 발생하죠.

P : Frequently and several times at night.
　　자주 그러는데 밤에는 여러 차례 아픕니다.

　　I have hunger pains.
　　배가 고프면 아파요.

　　But certain foods and drinks make the pain worse.
　　하지만 어떤 음식이나 음료수는 통증을 더욱 악화시켜요.

Night stomach pain wakes me up.
야간의 위통 때문에 여러 차례 잠에서 깹니다.

D : Did you have any other symptoms with your stomach pain?
위통과 함께 다른 증상은 없었나요?

P : Sometimes I had nausea and vomiting.
가끔씩 오심과 구토를 동반합니다.

D : This may be a symptom of gastritis or gastric ulcer.
이것은 위염이나 위궤양 증상일 수가 있습니다.

P : What causes gastric ulcer?
위궤양이 왜 생기죠?

D : A type of bacteria called Helicobacter pylori causes many ulcers.
헬리코박터 파이로리 라는 박테리아가 궤양을 일으킬 수 있습니다.

Also acid and other juices made by the stomach can contribute to ulcers by burning the lining of your digestive tract.
그리고 위에서 만들어지는 위산이나 다른 액이 위장 표피를 상하게 할 수도 있습니다.

P : Are stomach ulcers serious?
위궤양은 심각한 병인가요?

D : Not usually.
항상 그런 것은 아닙니다.

Ulcers sometimes can lead to other problems.
궤양들은 가끔씩 다른 문제들을 일으킵니다.

These problems include bleeding, perforation or obstruction.
이 문제들이란 출혈이나 천공, 또는 폐쇄를 일으킵니다.

P : Obstruction?
폐쇄라니요?

D : Ulcers can block food from going through the stomach.
궤양들은 음식이 위를 통과하는 것을 막을 수 있습니다.

This causes nausea and vomiting.
이때 오심과 구토 증상이 일어납니다.

P : OK.
알겠습니다.

D : Now I would like to check your abdomen.
이제 당신의 배를 검사해보겠습니다.

Will you get undressed and lie on the table?
옷을 벗고 진료대 위에 누워 주실래요?

Could you show me with your finger the point where it hurts you most?
가장 아픈 곳을 손가락으로 가리켜 주실래요?

P : Right here.
여기입니다.

D : Does it hurt where I touch?
제가 만지는 곳이 아픈가요?

P : Not so much.
많이 아프지는 않아요.

D : Which position makes you feel better?
어떤 자세가 통증을 줄여주던가요?

P : If I bend my body, I get a little relief from the pain.
몸을 구부리면 통증이 줄어들더군요.

D : I'd like you to have an endoscopy examination.
위 내시경 검사를 해야 될 것 같군요.

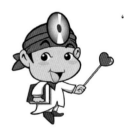

"결과가 괜찮습니다." 라는 표현들
Your result was fine.
Your tests were fine.
Your results are okay.
Your tests are normal.
Tests come back normal.
Results came back normal.
Result looks normal.
I don't think it's anything serious.
There is no reason to worry.
There is nothing to worry about.
All looks fine.
All appears normal.

Attractive phrase
Enjoy working out and keep in shape

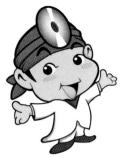

40 It's necessary for you to get X-rays.
방사선 검사가 필요합니다.

진단을 위해 x-ray 검사가 필요할 경우, "It's necessary for you to get X-rays."
"X-ray examination is necessary for you to make a diagnosis."
"We'll do an X-ray to further evaluate your problem."
"I would like you to have x-ray examination." "I would like you to have some X-rays."
"I would like you to go for an X-ray." "You need an X-ray exam."
"I need to take your X-ray." "We need to get a X-ray."
"We will have to get some x-rays." "I think it would be best for you to get an X-ray."
등으로 말할 수 있다. 그리고 X-ray가 도움을 준다는
"Your X-rays will show us more." "A simple X-ray image can be extremely informative.",
어느 부위의 X-ray가 필요하다는 "We need to get an X-ray of your – first."
"I'd like you to have an X-ray of your –." 로 표현한다.
폐렴증상인 것 같아 X-ray 검사가 필요하다는
"I am sure that you have symptoms of pneumonia, so we need to do chest X-ray.",
X-ray 가 나온 후 설명해주겠다는 표현은 "I will explain to you after X-ray is developed.",
X-ray 가 나왔다는 표현은 "Pictures are up." "X-rays are developed.",
X-ray상 특별한 것이 없다는 표현은 "X-rays didn't show anything specific."
"X-rays didn't show anything wrong with you." 이다.
그리고 X-ray 검사실에서, 상의를 벗고 가운을 입으라고 말할 때는
"Please take your clothes off from the waist up and put the gown on.",
이곳으로 와서 촬영대에 마주보고 서주라고 할 때는 "Come over here and face this plate.",
촬영판에 가슴을 대주라는 표현은 "Press your chest against the screen.",
숨을 들이 마시고 참으라고 할 때는 "Take a deep breath and hold it.",
숨을 내쉬라고 할 때는 "Breathe out.", "Blow it out."을 사용한다.

D : Come in and sit down.
들어오셔서 앉으세요.

What's the matter with you?
어디가 불편하세요?

Have you caught a cold?
감기에 걸리셨나요?

Are you coughing frequently?
자주 기침을 하십니까?

Are you coughing up phlegm?
가래가 나오나요?

You doesn't seem to be running a temperature, are you?
열은 나지 않는 것 같군요. 그렇죠?

Let me examine you.
검사를 해 볼게요

I am going to examine your fundus with an ophthalmoscope.
검안경으로 안저 검사를 할 것입니다.

I will hold your ear lobe to insert otoscope into the ear.
귀 안으로 이경을 넣기 위해 귀를 잡겠습니다.

Please tip the head slightly toward the shoulder.
머리를 어깨 쪽으로 기울여 줄래요?

I am adjusting the position of the otoscope to get a better view of your ear
eardrum.
고막이 잘 보이도록 이경의 위치를 바꾸고 있습니다.

P : Will it be painful?
아픈가요?

D : No. Stare up at the ceiling.
아닙니다. 천장을 봐주세요.

P : Okay.
알았습니다.

D : I would like to check your mouth and throat.
입과 인후를 검사하겠습니다.

Open your mouth and stick out your tongue.
입을 열고 혀를 내밀어 주세요.

Say 'Ah'.

'아' 하고 말해주세요.

P : Ah.

아.

D : Stick out your tongue to examine the back of the throat. Yes. Good.

인후를 보게 혀를 내밀어 주세요. 예. 좋습니다.

I will place the tongue blade at the back on the tongue and press down.

설압자를 혀 뒤에 대고 누를 것입니다.

This may cause gag.

구토가 나올 수 있습니다.

Now I am checking the size of your thyroid gland.

이제 갑상선 크기를 검사해 보겠습니다.

Okay, Try to relax.

됐습니다. 긴장을 푸세요.

It feels normal.

정상인 것 같군요.

Next I will just feel under your arms to palpate for lymph nodes.

다음은 임파선을 보기 위해 액와 부위를 검사할 것입니다.

Please, take off your shirt.

윗옷을 벗어주세요.

P : Yes.

알겠습니다.

D : I can't detect any abnormal lymph node.

이상한 임파선은 없군요.

I'm going to listen to your heart and lungs.

이제 심장과 폐를 청진해 보겠습니다.

Take a deep breath in and out.

숨을 깊이 들이 쉬었다가 내 쉬세요.

Your heart and lungs seems to be all right.

심장이나 폐는 괜찮은 것 같습니다.

OK. Everything is fine.

됐습니다. 모든 것이 좋군요.

There doesn't seem to be anything wrong with you.

당신에게 어떤 이상은 없는 것 같군요.

P : Thank you.
감사합니다.

D : It's necessary for you to get X-rays.
방사선 검사가 필요합니다.

No special preparation is needed for this procedure.
이 검사를 위해 특별히 준비할 것은 없습니다.

I will give you an X-ray slip.
X-ray 검사 용지를 드리겠습니다.

Please register at the front desk and take it to the radiology laboratory.
접수창구에 접수한 후 방사선과로 가세요.

Follow the yellow arrow to the radiology laboratory.
노란 화살표를 따라 방사선과로 가세요.

At X-ray room (방사선 촬영실에서)

P : Where is the X-ray reception?
엑스레이 검사 접수실이 어디죠?

D : Right here. Do you have an X-ray slip?
여기입니다. 방사선 처방전을 가지고 계시나요?

Is there any chance that you may be pregnant?
임신 가능성은 없나요?

Please come this way.
저를 따라 오세요.

Remove your top and put on this gown in the dressing room.
탈의실에서 윗옷을 벗고 가운을 입으세요.

You need to take off your jewelry.
장신구를 풀어야 합니다.

Stand here and face to this board.
(=Stand over here up against this plate.)
이곳에 서서 보드를 바라보세요.

Hold your hands on your back.
손을 등 뒤에 대고 계세요.

Raise your arms up to shoulder height.
팔을 어깨까지 올려주세요.

Take a deep breath and hold your breath.
숨을 깊게 들이쉬고 참으세요.

Don't move.
움직이지 마세요.

OK. You can breathe now.
됐습니다. 숨을 쉬세요.

We need to take more X-rays.
엑스레이 촬영을 더 해야 합니다.

Would you please lie down on the table?
검사대에 올라가 누우실래요?

Take a deep breath and hold.
숨을 깊게 들이쉬고 참으세요.

Breathe.
숨을 내 쉬세요.

Turn on your right side.
오른쪽으로 도세요.

Turn on your left side.
왼쪽으로 도세요.

All done.
다 끝났습니다.

You can put your clothes back on.
옷을 다시 입으셔도 됩니다.

Please don't forget to take all your belongings with you.
잊지 말고 당신의 물건들을 모두 챙겨가세요.

Please go to the outpatient's waiting place until the X-rays are developed.
X-ray가 나올 때까지 외래 대기실에 가서 기다리세요.

The films will be developed soon.
필름들은 곧 현상될 것입니다.

Take care.
안녕히 가세요.

Explanation for Breast Self-Exam (유방 자가 검사에 대한 설명)

Woman should perform breast self exams starting at age 20.
여성들은 20세부터 유방 자가 검사를 시작해야 합니다.
It is estimated that one out of every eight women will be diagnosed with breast cancer in her life time.
8명의 여성 중 한 명이 자신의 일생 중 유방암으로 진단되고 있습니다.
The best way to beat it is to find it early.
가장 좋은 치유법은 빨리 발견하는 것이지요.
This makes monthly breast self-exams all the more important.
이것은 유방 자가 진단이 더욱 중요함을 일깨워줬습니다.
Look at each breast and nipple to check for swelling, lumps, dimpling, or skin change.
각 유방의 부종이나 혹, 함몰이나 피부 변화를 검사하세요.
Put your left hand over your head and gently press into the skin of your breast using the pads of the first 3 fingers of your right hand.
당신의 왼손을 머리위로 올리고 오른손가락 3개로 유방의 피부를 누르며 검사하세요.
Move your finger pads in a circle as you feel your breast tissue.
당신의 유방 조직이 느껴지도록 손가락으로 원을 그리며 검사하세요.
Start at the outer part of your breast and slowly move around it in a clockwise direction.
유방 바깥쪽에서 시계방향으로 검사하세요.
Squeeze your nipple to check for liquid coming from it.
젖꼭지를 짜서 액이 나오는지 보세요.
Check your other breast the same way.
다른 쪽 유방도 같은 방법으로 검사하세요.

Attractive phrase
Become intensely aware of what is happening in this moment

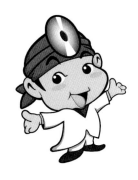

41 Blood sampling is needed to detect any problem.
이상 유무를 알기 위해 혈액 검사가 필요합니다.

혈액검사가 필요할 때는 "Blood sampling is necessary for you to detect any problem." "I am going to get some blood tests done." "We will have to do some laboratory tests on your blood." "I want you to have some blood tests." "You need blood sampling." "We need to take some blood to see if there is a problem." "You need to have some blood drawn." "You need to have some blood test." "We will do a blood test." "We will be checking for blood chemistry." "I am going to check your blood chemistry." 등으로 쓴다. 검사 수치가 정상이 아니면 몸 어딘가에 이상이 있다는 표현은 "If the lab is not normal, it could signal a problem somewhere in your body."이고, 혈액검사 결과가 -를 나타낸다는 표현은 "The blood tests indicate that -",이다. 예로써 간효소 수치가 높아 간질환이 의심된다는 표현은 "Your liver enzyme levels are high. It indicates that you have liver problem."이다.

D : Which joints have a problem?
어떤 관절들이 아프시죠?

P : All of them.
전부 아픕니다.

D : Have you any pains in your legs?
다리는 아프지 않으세요?

P : Due to varicose vein, I get cramps a little bit?
바리코스 정맥으로 통증이 약간 있어요.

D : Have you ever had fractures of the bones?
골절이 있었던 적은 없습니까?

P : No.
없습니다.

D : Have you ever had rheumatoid arthritis?
류마티스 관절염을 앓았던 적은 없습니까?

P : Not that I know of.
제가 알기로는 없습니다.

D : Do the joints feel stiff?
관절들이 굳어지는 느낌이 있나요?

P : Yes, sometimes stiff in the morning.
예, 때대로 아침에 굳어지는 느낌이어요.

D : When did you get these multiple joint pains?
언제부터 이러한 다발성 관절통이 있으셨죠?

P : A year and a half ago.
1년 6개월 전에 시작되었습니다.

But it was worse after climbing two weeks ago.
2 주전에 등산을 한 후 나빠졌어요.

D : Did you have any swelling in your joints?
관절이 부었던 적이 있습니까?

P : Sometimes.
가끔씩 그렇습니다.

D : The primary symptoms of rheumatoid arthritis is pain and joint stiffness
in the morning.
류마티스 관절염의 초기 증상이 통증과 아침에 심해지는 관절 강직입니다.

P : Is rheumatoid arthritis hereditary?
류마티스 관절염이 유전되나요?

D : There are some forms of arthritis which are clearly inherited, but most are not.
명확하게 유전된다는 관절염이 있지만 다 그렇지는 않습니다.

Gout and ankylosing spondylitis are inherited.
통풍과 강직성 척추염은 유전이 됩니다.

Rheumatoid arthritis show only a weak tendency to be inherited.
류마티스 관절염은 유전적인 경향이 아주 약합니다.

P : Are physically active people more prone to arthritis?
육체적으로 활동적인 사람이 더 관절염이 잘 옵니까?

D : There is no evidence that someone who is generally physically active is more
prone to develop arthritis.
활동적인 사람에게 관절염이 더 잘 온다는 증거는 없습니다.

P : OK.
알겠습니다.

D : Blood sampling is needed to detect any problem.
　　이상 여부를 보기 위해 혈액 검사가 필요 할 것 같군요.

　Also X-rays and analysis of joint fluid help in the diagnosis of rheumatoid arthritis.
　　그리고 X-선 검사와 관절액 검사도 류마티스 관절염 진단에 도움이 됩니다.

At blood sampling room (채혈실에서)

P : Where is the reception?
　　접수실이 어디죠?

D : Right here. Do you have a blood test slip?
　　여기입니다. 혈액검사 처방전을 가지고 계시나요?

　Please come in and have a seat.
　　들어와 앉으세요.

　I'll take out some blood.
　　혈액을 조금 뺄 것입니다.

　Give me your arm.
　　팔을 주세요.

　Please roll up your sleeve. (Please pull up your sleeves.)
　　소매를 걷어 올리세요.

　Can you make a fist? (Please, clench your fist. Grip your hand. Clench your fist.)
　　주먹을 쥐어 주세요.

　I am going to put a tourniquet on your arm to make the vein easier to find.
　　정맥을 찾기 위해 팔에 압박고무를 감을 것입니다.

　Hold your squeeze.
　　그대로 쥐고 계세요.

　That's fine.
　　좋습니다.

　You feel a little bit prick. (It's gonna sting a little. It'll sting a little.)
　　조금 따끔함을 느낄 것입니다.

　Just relax. Take it easy.
　　편안하게 하세요.

　Release your grip.
　　주먹을 푸세요.

I'll draw some blood through vessel.
혈관을 통해 피를 뽑겠습니다.

It'll hurt a bit. (It'll sting a little)
약간 아플 것입니다.

There we go.
다 되갑니다.

Is it painful?
아팠나요?

I got the blood that I needed.
필요한 혈액을 뽑았습니다.

We are done.
끝났습니다.

Hold this cotton and press down firmly.
이 솜을 가지고 꾹 누르세요.

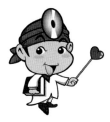

Explanation for Urine Test (소변 검사를 위한 설명)

Please take this paper cup.
이 종이컵을 받으세요.
Go to the bathroom and urinate in the cup.
화장실에 가서 컵에 소변을 누세요.
Discard the first flow and collect the midstream.
처음 소변 나오는 것은 버리고 중간 것을 받으세요.
Bring it back to me when you are done.
다 했으면 저에게 다시 가져다주세요.

Attractive phrase
Love draws love

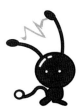

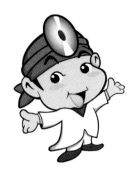

42 I'd like you to have some tests done before I see you again.
다른 검사를 하고 나서 다시 보아야 할 것 같군요.

환자에게 검사 후 다시 보자고 말할 때는
"I'd like you to have some tests done before I see you again." "I am going to do some tests, and I will see you again when we see the results." 라고 한다.
환자가 언제쯤 정확히 알 수 있느냐고 "When will we know for sure?"
"How long will it take to get the results?"라고 물어 올 경우엔,
결과가 나오면 연락하겠다는
"I will be contacting you with the results.",
"I'll let you know the results as soon as I get them.",
이상이 있으면 바로 알려주겠다는 "If there are abnormal lab results, we will contact you."
"I will be letting you know if you have a problem."
"If a lab result is abnormal, we will inform you as soon as possible."
"If there are any problems in your test results, I will notify you by phone to come in."
등으로 대답할 수 있다.
그리고 결과가 나와야 안다는 표현은 "I should have the test results back.",
아직 검사 중이라 결과가 나올 때까지는 알 수 없다는 표현은 "Everything is still in the diagnostic stage. We really don't know anything until we get test results back.",
빨리 알 수 있게 노력하겠다는 표현은 "We will try to make it as quick as possible.",
검사 결과가 나온 후에 이야기 하자는 표현은
"When we get test results back, We'll talk some more."이다.

D : You may have osteoporosis.
　　당신은 골다공증일 수 있습니다.

　　I'd like you to have some tests done before I see you again.
　　다른 검사를 하고 나서 다시 보아야 할 것 같군요.

P : Osteoporosis?
　　골다공증이라구요?

D : Yes, I want you to have a bone density scan.
　　예, 골밀도 검사를 받으시길 권유합니다.

P : What does it check?
　　그게 무슨 검사죠?

D : Bone densitometry compares your bone density to the peak bone density that someone of your same sex should have reached at about age 20 to 25.
　　골밀도 검사는 20세나 25세 나이의 같은 성별의 사람과 당신의 골밀도를 비교하는 검사입니다.

P : Will it be painful?
　　아픈가요?

D : It is a safe and painless X-ray technique.
　　안전하고 아프지 않은 x-ray 검사법입니다.

P : What is osteoporosis exactly?
　　골다공증이 정확히 무엇이지요?

D : Osteoporosis is a disease of progressive bone loss.
　　골다공증은 뼈가 점차적으로 소실되는 병입니다.

　　Every one loses bone with age.
　　모든 사람이 나이가 듦에 따라 뼈가 소실됩니다.

P : Why I should be concerned about it?
　　왜 제가 그런 것을 걱정해야 하나요?

D : Osteoporosis is an important factor for bone fractures.
　　골다공증은 골절의 중요한 요소입니다.

　　One in two women and one in five men over age 65 will sustain bone fractures due to osteoporosis.
　　여성들 중 2명에 1명이, 남성들 중 5명에 1명이 골다공증으로 골절상을 입습니다.

　　People who suffer from back pain may need to be screened for osteoporosis.
　　요통을 호소하는 환자들은 골다공증에 대해 검사할 필요가 있습니다.

P : What can I do to prevent osteoporosis or keep it from getting worse?
　　어떻게 하면 골다공증을 예방하거나 골다공증이 악화되는 것을 막을 수 있죠?

D : Exercise plays a potential role in the prevention of osteoporosis.
　　운동은 골다공증 예방에 중요한 역할을 합니다.

　　But exercise will not prevent all of the bone loss, it can minimize bone loss.
　　하지만 운동이 뼈 소실을 전부 막아주지는 못하고 최소화 시켜줍니다.

　　You need calcium and vitamin D to keep your bones healthy.
　　당신은 뼈의 건강을 위해 칼슘과 비타민 D의 복용이 필요합니다.

Although calcium can't prevent gradual bone loss after menopause, it continues to play an essential role in maintaining bone quality.
비록 칼슘이 폐경 후 점진적인 뼈의 소실을 막지는 못하지만, 칼슘은 뼈의 밀도를 유지하는데 중요한 역할을 합니다.

Vitamin D helps your body absorb calcium.
비타민 D는 칼슘흡수를 돕습니다.

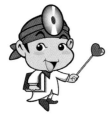

Bone Mineral Density Examination (골밀도 검사)

You need a BMD test.
I want to do a BMD test.
I'd like you to have BMD examination.
골밀도 검사가 필요합니다.
We'll do a BMD to confirm the osteoporosis.
골다공증 진단을 위해 골밀도 검사가 필요합니다.
It's a very simple test.
그것은 아주 간단한 검사입니다.
No special preparation is needed for this procedure.
이 검사를 위해 특별히 준비할 것은 없습니다.
It doesn't hurt.
아프지 않습니다.
It shows an abnormality in your bone.
당신 뼈에 있는 이상을 보여줍니다.
Please register at the front desk and go to the BMD room.
접수창구에 접수한 후 골밀도 검사실로 가세요.
I will explain to you after BMD result is back.
골밀도 결과나 나오면 설명해 드리겠습니다.

Attractive phrase
Get organized to increase the power of creation

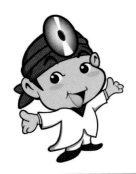

43 We will run a few tests.

몇 가지 검사를 하겠습니다.

몇 가지 검사를 하겠습니다란 표현은 "We will run a few tests."
"We will do some tests." "We're gonna run some tests." "Let's run some tests" 등이고,
다른 검사가 있다는 표현은 "There is another test we can run.",
채혈을 하겠다는 표현은 "I will take out some blood." "I will have some blood taken out."
"I have to draw some blood.",
소변 검사가 필요하다는 표현은 "I want to test your urine and need a clean urine sample.",
소변의 첫 부분은 버리고 중간 부분을 받아주라고 말할 때는
"Take a mid-stream urine by voiding the beginning of the stream."
또는 "Urinate into the cup after you have urinated a little into the toilet.",
24시간 소변을 모아 주라고 할 때는 "I want you to collect your urine for 24 hours." 라고 한다.
환자가 며칠 안에 증상이 호전되지 않으면 다시 와서 검사를 해야 한다는 표현은
"If he(she) doesn't improve in a few days, bring him (her) back
and we will run some tests."라고 한다.

P : I urinate frequently.
　　소변을 자주 봅니다.

　　I have to get out of bed to urinate in the night.
　　밤에 소변을 보기 위해 잠에서 일어나야 합니다.

D : How many times in the night?
　　밤에 얼마나 자주 그러시죠?

P : Up to four times lately.
　　최근엔 네 번까지 그랬습니다.

D : Have you noticed any change in your urine?
　　소변에서 이상한 점은 없나요?

P : My urine is dark and reddish.
　　검고 붉은 색입니다.

D : Do you have burning sensation with urination?
　　소변을 볼 때 화끈거리지는 않나요?

P : No.
　　아닙니다.

D : Do you have problems starting the urine system?
　　소변을 보려고 할 때 처음에 잘 나오지 않나요?

P : No.
　　아닙니다.

D : Do you have a fever and backache?
　　열이 나고 등이 아프지는 않나요?

P : My flank hurts.
　　옆구리가 아픕니다.

D : Have you noticed any swelling in your legs?
　　다리가 붓지는 않습니까?

P : I've noticed my legs are puffy up in the evening.
　　밤에는 다리가 붓습니다.

　　My face, legs, feet are sometimes swollen after I arise in the morning.
　　얼굴과 다리가 아침에 일어나면 가끔씩 부어요.

D : Let me look at your feet. Slip off your shoes and socks.
　　발을 한 번 볼까요? 신발과 양말을 벗으세요.

　　When did this all start?
　　언제부터 그랬죠?

P : Well, just since the weather has been cold.
　　날씨가 추워지면서부터 그랬습니다.

D : We will run a few tests.
　　몇 가지 검사를 하겠습니다.

　　I want you to have an ultrasound examination of the kidneys.
　　신장 초음파 검사를 해보아야 할 것 같군요.

　　Also a renal function test and some blood tests are needed.
　　그리고 신장 기능검사와 혈액 검사 역시 필요합니다.

P : Is the test painful?
　　검사가 아픈가요?

D : No. Test is a simple procedure.
　　아뇨. 검사는 간단한 것입니다.

The normal daily rate of urinary protein excretion averages less than 150milligrams per 24 hours.
24시간 소변에서 평균적인 단백질 배출은 150 mg이하입니다.

Proteinuria exceeding 750 milligrams per 24 hours occurs commonly in kidney disease.
24시간에 750mg을 넘는 단백뇨는 신장에 문제가 있을 때 자주 나타납니다.

I want you to collect your urine for 24 hours.
24시간 소변을 모아주세요.

P : How can I get an urine specimen?
어떻게 소변을 모으죠?

D : The nurse will tell you exactly how to do it.
간호사가 어떻게 하는지 가르쳐 줄 것입니다.

I will make an appointment for an ultrasound examination.
초음파 검사는 예약을 해드리겠습니다.

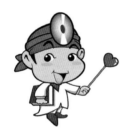

Laboratory Test (임상 검사)

We'll know more after the tests.
검사 후 더 알 수 있을 것 같습니다.

Let me run a couple of tests.
몇 가지 검사를 하게 해주세요.

I'm going to get some tests done to see what is causing the symptom.
증상의 원인이 무엇인지 알기 위해 검사를 하겠습니다.

It's necessary for you to have a blood test.

You need blood sampling.

I want to run a blood test.

I'd like to run a blood test.

I want you to have some blood tests.

I am going to get some blood tests done.

We will have to do some laboratory tests on your blood.

혈액 검사가 필요합니다.

Blood sampling is necessary to you for detecting any problem.

Blood test is needed to evaluate your problem.

이상 유무를 알기 위해 혈액 검사가 필요합니다.

I'll draw some blood.

피를 좀 뽑겠습니다.

You are gonna have to go through some tests.

당신에게 몇 가지 검사가 행해 질 것입니다.

I would strongly advise you to take these tests.

이 검사들을 꼭 하라고 권유합니다.

Nurse will arrange for the test.

간호사가 검사에 대해 안내해 줄 것입니다.

After paying at the reception desk, go to the blood lab.

접수처에서 계산을 한 다음에 혈액 검사실로 가세요.

Follow the blue line to the laboratory.

파란색을 따라 검사실로 가세요.

Lab is around the corner.

검사실은 모퉁이에 있습니다.

Can you give me a urine sample?

소변 샘플을 받아 줄래요?

Take a mid-stream urine by voiding the beginning of the stream.

소변 첫 부분은 버리고 중간 부분을 받으세요.

The results are gonna be reported till the day after tomorrow.

결과는 모래까지 나올 것입니다.

Come and see me again 3 days later when we've got the results.

결과가 나오는 3일 뒤에 다시 오세요.

We need to admit you to run more tests.

몇 가지 검사를 위해 당신을 입원시켜야 할 것 같습니다.

Attractive phrase

More understanding needed, not more persuasion

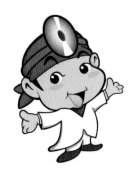

44 If you agree to this test, please sign your name in this consent form.
만약 이 검사를 허락하신다면, 이 동의서에 사인을 해 주세요.

위험성이 있는 검사를 하기 위해 환자의 동의가 필요하다는 표현은
"We need your consent to do test. Sign your name in this." "You need to fill out these forms to perform the test." "If you agree to this test, please sign your name in this consent form." "Please consent to perform the test." "We need you to sign a consent form." "You need to sign the consent." 등이다. 그리고 검사 전 알러지에 대해서는
"Do you have any allergies?" "Are you allergic to any drug?" 라고 물어보고,
환자가 "None that I know of" 라고 없다고 말하면, 부작용이 있을 수 있다고
"There may be some unanticipated complications. Such are ---." 식으로 설명한다.
검사가 초기 질병을 정확히 찾아내거나 치료에 도움을 준다는 표현은
"This test helps doctors detect disease in early stage and with more accuracy."
"Tests should help us decide how to treat you." "This test helps doctors in finding the exact location of the problem and to set up a better treatment plan." 등으로 말할 수 있다.

P : Will you describe the test in detail?
검사에 대해 자세히 설명해 주실래요?

D : Brain Computerized Tomography scanning is significantly useful for detecting the brain disease.
뇌 전산화 단층 촬영은 뇌질환을 발견하는데 매우 유용합니다.

P : Is it as safe as an X-ray?
X-선 촬영처럼 안전한가요?

D : CT scans do emit more radiation than normal X-rays do. But it is safe.
전산화 단층촬영은 X-선 촬영보다 방사선이 많이 방출됩니다. 그러나 안전합니다.

P : What is the cost of the procedure?
가격은 얼마죠?

D : 180,000 won.
　　18만원입니다.

　　But contrast enhanced scanning should be used for the differential diagnosis.
　　하지만 감별진단을 위해서는 조영제 증강 검사가 필요합니다.

P : Contrast enhanced scanning?
　　조영제 증강 스캔이라고요?

D : Yes.
　　예.

P : What does that mean?
　　무슨 뜻이죠?

D : Contrast helps us visualize the condition of the brain.
　　조영제가 뇌의 상태를 더 잘 보여줍니다.

　　We inject some amount of contrast into your vein. And a few hours later, we can scan you with a machine a little bit like an X-ray machine.
　　우리는 당신의 정맥으로 약간의 조영제를 투여할 것입니다. 그리고 몇 시간 뒤 우리는 엑스레이 기계와 비슷한 것으로 당신을 검사할 것입니다.

P : Is it painful?
　　아픈가요?

D : It doesn't hurt. The scan shows any areas of brain that are abnormal.
　　아프지는 않습니다. 스캔은 뇌의 이상한 곳을 다 보여줍니다.

P : Are there any side effects?
　　부작용들이 있습니까?

D : You may feel nausea or vomiting.
　　오심과 구토를 느낄 수가 있습니다.

P : Anything else?
　　그리고요?

D : Well, you may experience an uncomfortable sensation.
　　글쎄요, 아마도 불편함을 느낄 수도 있습니다.

　　But it will fade after several minutes.
　　하지만 몇 분 후에는 약해집니다.

　　Do you have any allergies?
　　알러지가 있었던 적이 있습니까?

P : No.
　　아닙니다.

D : If you agree to this test, please sign your name in this consent form.
만약 이 검사를 허락하시면, 이 동의서에 사인을 해 주세요.

P : Okay.
알겠습니다.

D : I will let you know about the diagnosis as soon as we get the result.
결과가 나오는 즉시 당신에게 진단을 알려드리겠습니다.

 조영제 사용

Contrast enhanced scanning should be used for the differential diagnosis.
감별진단을 위해서는 조영제 증강 검사가 필요합니다.

Contrast helps us visualize the condition of the disease.
조영제가 질병의 상태를 더 잘 보여줍니다.

We inject some amount of contrast into your vein.
우리는 당신의 정맥으로 약간의 조영제를 투여할 것입니다.

You may feel nausea or vomiting.
오심과 구토를 느낄 수가 있습니다.

You may experience a uncomfortable sensation.
아마도 불편함을 느낄 수도 있습니다.

But it will fade after several minutes.
하지만 몇 분 후에는 약해집니다.

And a few hours later, we can scan you with a machine like an X-ray machine.
그리고 몇 시간 뒤 우리는 엑스레이 기계와 비슷한 것으로 당신을 검사할 것입니다.

Do you have any allergies?
알러지가 있었던 적이 있습니까?

If you agree to this test, please sign your name in this consent form.
만약 이 검사에 동의한다면 동의서에 사인을 해주세요.

 Attractive phrase
Keep up-to-date with the latest thinking

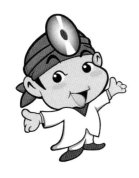

45 There doesn't seem to be anything wrong with you.
별문제가 없는 것 같습니다

여러 가지 검사 후, 별 문제가 없을 경우, "There doesn't seem to be anything wrong with you." "I didn't find anything wrong with you." "I didn't find anything new wrong." "I didn't think you are in any worse shape." "I didn't see anything out of the ordinary." "There is no any problems."등으로 말할 수 있고, 이학적 검사에서 이상이 없는 경우에는 "Your examination was fine." "I didn't find anything wrong on my examination." "I didn't find anything wrong on the exam." "There is nothing to worry about."등으로 말할 수 있다. 그리고 X-ray 가 정상이라는 표현은 "X-ray shows normal." "Nothing showed up on X-ray.", 혈액검사를 했는데 정상이어서 다행이란 표현은, "We have done blood tests. Fortunately they came back normal."라고 한다. 이 검사 결과들로 보아 위험은 없을 것이라는 표현은 "There is no concern for any risk with these test results.", 당신의 증상은 해가 되지 않아 특별한 치료가 필요 없다는 표현은 "Your symptoms are generally harmless, so no specific treatment is recommended.", 걱정할 필요가 없다는 표현은 "I am sure it's nothing to get worried about it." 라 한다.

D : Take a deep breath in and out.
숨을 깊게 들이쉬고 내쉬세요.

All right. Try again.
좋습니다. 다시 한 번 반복해 주세요.

OK. Take a deep breath and hold it.
네, 숨을 깊게 들이쉬고 멈추세요.

Breathe out.
좋습니다. 숨을 내쉬세요.

Good. Would you sit up for me?
좋습니다. 앉아 주실래요?

P : Yes.
예.

D : Please, lean forward.
앞으로 몸을 숙여 주실래요?

Breathe in and breathe out again.
다시 숨을 들이쉬고 내쉴래요?

OK. I have finished. Nothing serious.
좋습니다. 끝났습니다. 심각한 것은 없군요.

There doesn't seem to be anything wrong with you.
별문제 없습니다.

Don't worry about this.
걱정하지 마세요.

P : OK.
알겠습니다.

D : It's quite a common condition.
정상을 벗어나진 않았어요.

The X-rays look fine.
X-선 검사도 정상으로 보입니다.

But I'd like to recommend an MRI.
하지만 MRI를 권하고 싶군요.

P : What is MRI?
MRI가 무엇이죠?

D : Magnetic Resonance Imaging is a way of looking inside the body
without radiation?
자기공명영상 장치는 방사선 피폭 없이 몸 안을 검사할 수 있는 방법입니다.

The exam uses radiowaves and a magnetic field to create images of the soft
tissues inside the body.
몸 안의 조직을 형상화시키기 위해 자기장을 이용합니다.

P : How long will the exam take?
검사하는 데 얼마나 걸리죠?

D : The complete exam takes 30 - 60 minutes.
전부 30분에서 60분 걸립니다.

P : How should I prepare for the MRI exam?
   MRI 검사를 위해 어떻게 준비해야 되죠?

D : You can eat, drink, and take regularly prescribed medications prior to the exam.
   검사 전에 식사나 물, 처방된 약을 먹어도 됩니다.

P : How is the MRI performed?
   MRI는 어떻게 찍죠?

D : The technologist will position you comfortably on the table and ask you to remain still during the exam
   기사가 당신을 테이블에 편안히 자리 잡게 한 후, 검사하는 동안 움직이지 말라고 말할 것입니다.

P : What do I need to do during the exam?
   검사하는 동안 전 어떻게 하죠?

D : Nothing. Just lay during the examination and relax.
   아무 것도 없습니다. 단지 검사 도중 누워 편안하게 있으면 됩니다.

P : Will I feel anything?
   어떤 이상한 것을 느끼나요?

D : No. There is no pain, vibration, or unusual sensation.
   아뇨. 고통이나 진동 같은 이상한 것을 느끼지 않습니다.

Colonoscopy (대장내시경)

The night before a colonoscopy, you should have a liquid dinner and takes an enema in the early morning.
대장내시경 검사 전날은 죽만 드시고, 아침에 관장을 하여야 합니다.

A light breakfast and a cleansing enema an hour before the test is necessary.
가벼운 아침 식사와 검사 한 시간 전 관장이 필요합니다.

We will use a long, flexible tube with camera on the end to view the entire colon.
대장 전체를 보기 위해 끝에 카메라가 달린 길고 잘 구부려지는 튜브를 씁니다.

You are lightly sedated before the exam.
검사 전에 약간의 진정제가 투여될 것입니다.

During the exam, your lies on your side and we insert the tube through the anus and rectum into the colon.
검사 중 옆으로 누워있으면 항문과 직장을 통해 대장으로 넣을 것입니다.

First, I will examines the rectum with a gloved, lubricated finger.
먼저 장갑을 끼고 윤활유가 발라진 손가락으로 직장을 검사할 것입니다.
I am gonna check your bowel with colonoscopy.
대장내시경으로 장을 살펴보겠습니다.
The procedure may cause a mild sensation of wanting to move the bowels and abdominal pressure.
이 검사 도중 대변을 보고 싶거나 배에 힘을 줄 수 있습니다.
Sometimes we will fill the organs with air to get a better view.
때론 더 잘 보기 위해 공기를 주입하기도 합니다.
The air may cause mild cramping.
공기는 약간의 복통을 일으킬 수 있습니다.
If you feel any pain, just let me know.
만약 아프면 저에게 말해 주세요.
If an abnormality is seen, the doctor can use the colonoscope to remove a small piece of tissue for biopsy.
만약 이상이 보이면 조직검사를 위해 조직 절편 일부를 떼어냅니다.
You may feel gassy and bloated after the procedure.
당신은 시술 후 가스가 차서 배가 부른 것처럼 느낄 수 있습니다.

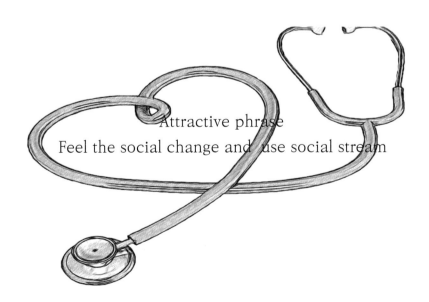

Attractive phrase
Feel the social change and use social stream

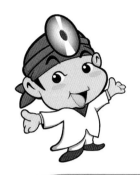

46 I think your problem is due to -
제 생각에 당신의 문제는 - 때문인 것 같습니다

환자의 증상에 대한 원인을 설명할 경우,
"I think your problem is due to -." "I think that you might be getting -."
"Your problem is due to the fact that -." "The problem you've been getting is due to -."
"You have -." "It looks like you have -."와 같은 형태들로 쓸 수 있다.
그리고 환자가 무슨 병으로 생각하느냐고 "What do you think it could be?",
"What is my disease?", 라고 물어 볼 경우, 당신에게 어떤 질병일 가능성이 있다는 표현은
"There is any possibility that you suffer from - ." "There is any chance that you may be -
." "You probably may have-.", "It's probably -.", "It could be -."등이다.
치료에 여러 가지 방법이 있다는 표현은
"There are several forms of treatment." "There is a lot we can do to help you."이고,
처음에는 증상을 완화시켜야 한다는 표현은
"The first thing we need to do is bring your symptom down.",
약으로 치료가 될 것이라는 표현은
"It can be treated with medication." "Medications will cure you."
"We hope that medical treatment will help."등이다.

D : Well, I have done all the necessary tests.
   필요한 검사를 다 했습니다.

P : What are my test results?
   검사 결과가 어떻습니까?

D : Hematuria and proteinuria are detected.
   혈뇨와 단백뇨가 검출되었습니다.

P : What is hematuria?
   혈뇨가 무엇이죠?

I can't see the blood when I urinate.
소변볼 때 피를 보지 못했는데요?

D : Sometimes hematuria can only be seen through a microscope.
혈뇨는 때때로 현미경을 통해서만 볼 수 있습니다.

Red blood cell casts were seen in your urine specimen.
적혈구 덩어리가 당신의 소변에서 보여졌습니다.

A lot of protein was also found in your urine.
그리고 당신의 소변에서 많은 양의 단백질도 발견되었습니다.

P : Can you tell me what is wrong with my kidneys?
신장이 어떻게 잘못되었는지 말해 주실래요?

D : I think your problem is due to acute glomerulonephritis.
제 생각에 당신의 문제는 급성 사구체신염 때문인 것 같습니다.

P : How are kidney diseases treated?
신장질환을 어떻게 치료하죠?

D : Symptoms of sodium retention such as hypertension and edema can be
managed with careful sodium restriction, but antibiotics, diuretics and
antihypertensive drugs maybe used if necessary.
고혈압이나 부종과 같은 고농도 염분에 의한 증상은 소금 섭취량을 줄이면 되고, 필요시 항생제, 이뇨제나
고혈압 약을 사용합니다.

Sometimes dialysis maybe required temporarily.
때론 일시적인 복막투석이 필요할 수 있습니다.

P : How long will I have to take medicine?
얼마나 오랫동안 약을 복용해야 하죠?

D : Treatment length depends on your overall health.
치료 기간은 당신의 전체 건강 상태에 따라 다릅니다.

You will have to continue bearing up even though you feel so bad.
당신의 상태가 좋지 않더라도 계속 참아야 할 것입니다.

P : OK. I will try.
알겠습니다. 노력하겠습니다.

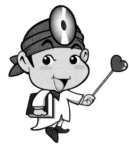

"당신의 병은 - 인 것 같군요." 라는 표현들

You may have -.
You probably have -.
I am afraid you have -.
It looks like you have -.
It's probably -.
It could be -.
It looks like a case of -.
You have probably got the - .
Your symptom is suggestive of -.
All laboratory results suggest that you may have -.
You may have -, judging from the laboratory figures.
I think your problem is due to -.
I think that you might be getting -.
Your problem is due to the fact that -.
The problem you've been getting is due to -.
The problem suggests -.
There is any possibility that you suffer from - .
There is any chance that you may be - .
Your test results suggest the pain may be - related.
You might be suffering from condition called - .

Attractive phrase
Gather your energies

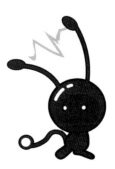

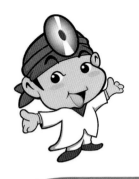

47 Without proper treatment,
this can lead to complications.
적절한 치료를 하지 않으면 심각해 질 수 있습니다.

환자에게 상의할 일이 있다고 말할 때는 "I have a few things to discuss with you.",
결과가 나왔는데 문제가 있는 것 같다는
"Your results are back. They indicate that there may be a some problem.",
안타깝게도 예상외로 나쁜 결과라고 말할 때는
"I am afraid I have some bad news. Results are not as good as expected.",
병이 심각하다고 할 경우에는 "I am afraid your disease is serious."
"I am afraid your illness is more serious than we first thought."라고 한다.
그리고 예후가 좋지 않다는 표현은 "The prognosis is not good.",
적절한 치료를 하지 않으면 심각해 질 수 있다는 표현은
"Without proper treatment, this can lead to complications."
또는 "If it goes untreated, it can lead to serious problems that can be life threatening."
으로 사용한다.

P : Doctor. Is it all right to see you for a minute?
선생님 잠깐 뵈어도 될까요?

D : No problem.
예. 그러시죠.

P : How is my mother doing?
제 어머님께서 어떠시죠?

She has strong chest pains and a feeling of heavy pressure.
그녀는 지금 가슴이 몹시 아프고, 압박감이 있어요.

Is she going to get well?
잘 회복되어가고 있나요?

D : I am afraid her illness is more serious than we first thought.
그의 병이 처음에 우리가 생각했던 것보다 더 심각합니다.

P : I'm sorry I can not understand what you said.
무슨 말씀인지 이해가 가지 않는군요.

D : She had relatively normal electrocardiograms in the first few hours after onset.
그녀는 증상이 발생한 후 몇 시간은 심전도가 비교적 정상이었습니다.

We thought her problem was due to angina pectoris.
우리는 그녀의 증상을 협심증으로 생각했습니다.

She seemed to be recovering from her illness, but then she took a sudden turn for the worse.
그녀는 병에서 회복되는 것 같더니만, 갑자기 나빠지기 시작했습니다.

P : What exactly are you saying?
정확히 무슨 뜻이죠?

D : Now the electrocardiogram demonstrates a severe condition.
지금 심전도는 나쁜 상태를 보이고 있습니다.

P : What's her diagnosis?
그녀의 진단이 뭐지요?

D : She suffers from acute myocardial infarction.
그녀는 급성 심근 경색증을 앓고 있습니다.

Acute myocardial infarction is more dangerous than angina pectoris.
급성 심근 경색증은 협심증보다 더 심각합니다.

P : Myocardial infarction?
심근 경색증이라고요?

D : Yes.
예.

P : What's the cause of the disease?
병의 원인이 무엇이지요?

D : It is usually caused by coronary artery atherosclerosis.
그것은 관상동맥의 동맥경화증 때문에 옵니다.

I can't let this go on any longer.
더 놔두면 안 될 것 같아요.

Without proper treatment, this can lead to complications.
적절한 치료를 하지 않으면 심각해 질 수 있습니다.

P : She has severe chest pain today.
그녀는 오늘 가슴 통증이 아주 심합니다.

What's the best way to reduce the chest pain?
흉통을 줄일 수 있는 가장 최선의 방법이 무엇이지요?

D : Pain of myocardial infarction is not alleviated by rest or by nitroglycerin.
심근 경색증은 쉬거나 니트로글리세린을 투여해도 통증이 줄어들지 않습니다.

P : I can't make out what you are saying.
당신이 말하는 것을 이해할 수가 없군요.

D : Chest pain will be treated with opiates, such as intravenous morphine.
흉통은 몰핀과 같은 마약을 정맥 내로 투여하여 치료할 것입니다.

Also oxygen will be administered by face mask.
산소 역시 안면 마스크를 통해 투여될 것입니다.

Control of pain will reduce oxygen consumption.
통증을 줄이면 산소 소모량이 줄어들 것입니다.

She should be admitted to a coronary care unit.
그녀는 심장질환 중환자실에 입원해야만 합니다.

Complete bed rest is recommended.
절대적인 침상안정이 필요합니다.

결과가 이상할 때 필요한 표현들
We need to talk about your results.
The test came back abnormal.
There is something wrong.
I'm afraid that the result isn't normal.
Results suggest that you may have the problem.
Your test shows evidence of disease.
It would be a lot of things.
It's premature to make a diagnosis before we have got the result.
You'll need further evaluation.
We need to find out why.
We're gonna run some more tests to rule out several diseases.
More precise tests are needed for early detection and accurate diagnosis.

Attractive phrase
Passion for knowledge and truth

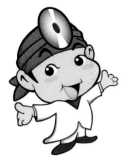

48 I have been trying to treat this symptom, but it hasn't responded to treatment.

이 증상을 치료하려고 노력했지만, 치료에 반응을 하지 않는군요.

환자에게 치료방법에는 여러 가지가 있다고 말할 때는 "There are several forms of treatment." "There is a lot we can do to help you." "There are several types of medications that we can try for your symptoms." "There are various choices of medication that we can try." 등으로 표현하며, 당신의 증상이 좋아지도록 노력하겠다는 "I will try to make you feel better.", A약으로 시작해 보겠다는 "We could start with A medication."으로 한다.
투약 후 증상에 어떤 변화가 있었는지 물어 볼 때는 "Is there any change in your symptom?", 투여한 약이 잘 안 듣는다는 "The medicine doesn't seem to be working.", 이 증상을 약으로 좋아지게 하려고 했는데 반응이 없다는 표현은
"We're trying to relieve this symptom with medicine, but it's not working.", 치료하려 노력했는데 반응이 없다는 표현은
"I have been trying to treat this symptom, but it hasn't responded to treatment.", 그리고 합병증이 발생되었거나 발생될 수 있다는 표현들은 "There were some complication." "There would be a risk of complications." "There is always the possibility of complications." "There is a chance of complications and side effects."등이다.

D : Which joints have been a problem these days?
요즘 어떤 관절들이 문제가 있죠?

P : All of them.
전부 문제가 있어요.

D : Is the pain worse in the morning?
아침에 통증이 더 심해지던가요?

P : Yes.
예.

D : A rheumatic factor test is positive in your blood test.
류마토이드 인자가 당신의 피검사에서 양성입니다.

The erythrocyte sedimentation rate(ESR) is also elevated.
적혈구 침강 속도도 올라갔습니다.

P : What is ESR?
적혈구 침강 속도가 무엇이죠?

D : It measures the amount of inflammation when an arthritis problem is present.
그것은 관절염이 있을 때 염증의 정도를 측정하는 것입니다.

Chronic inflammatory disease may affect multiple joints.
만성 염증이 여러 관절에 영향을 미치는 것 같습니다.

You suffer from rheumatoid arthritis.
당신은 류마티스 관절염을 앓고 있습니다.

P : Most days my arthritis is so bad the swelling and pain are just too much.
대부분 날들이 관절염이 심해져서 붓고 너무 아파요.

I can't seem to do anything.
아무것도 못하겠어요.

D : Well, medicine didn't seem to relieve it.
글쎄요, 약이 효과가 없는 것 같습니다.

P : What can I do?
어떻게 해야 되죠?

D : I have been trying to treat this symptom, but it hasn't responded to treatment.
이 증상을 치료하려고 노력했지만, 치료에 반응을 하지 않는군요.

As you can see, the anti-inflammatory drug doesn't seem to be working.
당신도 알다시피 소염제 약이 잘 안 듣는 것 같군요.

P : One of my friends with rheumatoid arthritis is taking prednisone.
류마티스 관절염이 있는 내 친구는 스테로이드를 복용하고 있습니다.

Should I consider taking this medication?
저도 그 약을 먹어야 하나요?

D : Prednisone at high doses is complicated by many side effects including
osteoporosis, weight gain, diabetes, hypertension, and aseptic necrosis of bones.
많은 양의 스테로이드는 골다공증, 체중 증가, 당뇨병, 고혈압, 무혈성 괴사증과 같은 합병증을 일으킵니다.

However it may be used in lower dosages to help control the inflammation of
the joint.
하지만 적은 용량은 관절염증을 줄이기 위해 사용될 수도 있습니다.

The anti-cancer drug, methotrexate can also be used in lower dosages on once a week.

항암제를 적은 용량으로 일주일에 한 번 사용할 수 있습니다.

P : What causes rheumatoid arthritis?

무엇이 류마티스 관절염을 일으키지요?

D : The cause of rheumatoid arthritis is unknown, however the condition involves an attack on the body by its own immune cells.

류마티스 관절염의 원인은 알려져 있지 않지만, 자신의 면역과정에 관여하는 세포가 자신의 몸을 공격하는 것과 관계가 있습니다.

P : Is rheumatoid arthritis hereditary?

류마티스 관절염도 유전이 되나요?

D : It shows weak tendency to be inherited.

유전적인 경향은 약합니다.

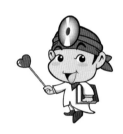

Explaining the Result (결과 설명)

I didn't find anything wrong on my examination.

I didn't find anything wrong on the exam.

Your examination was fine.

이학적 검사 상 별 이상이 없군요.

I couldn't tell you without more tests.

추가 검사 없이는 말할 수 없군요.

I got your test results.

Your results are back.

I picked up your laboratory results.

I have seen the results of tests.

결과가 나왔습니다.

I didn't find anything wrong with you.

I didn't find anything new wrong.

I found nothing wrong.

별 이상을 발견하지 못했습니다.

All looks fine.
모든 것이 좋은 것 같습니다.
Your tests are okay.
Your tests are normal.
검사는 정상입니다.
There doesn't seem to be anything wrong with you.
당신에게는 특별한 이상이 없는 것 같군요.
I didn't think you are in any worse shape.
당신에게 이상이 있다고는 생각하지 않았습니다.
I don't think it's anything serious.
심각한 것은 아닙니다.
There is no reason to worry.
걱정할 이유가 없군요.
Your X-rays are back.
We have your X-rays.
X-ray가 나왔습니다.
Your films look normal.
X-ray shows nothing wrong.
X-ray는 정상이군요.
All appear normal.
모든 게 정상입니다.
I have the results of your X-rays and laboratory tests.
당신의 X-ray와 검사 결과를 보았습니다.
Your films and tests were fine.
X-ray와 검사들은 좋았습니다.
Your lungs look fine.
폐는 아주 좋군요.
You have a abnormal density in your X-ray.
X-ray에 이상한 음영이 있군요.
You can see there is a density in your lung.
당신의 폐에 음영이 있는 것이 보이죠?

There is something abnormal within the structure of your lung.
당신 폐 조직에 이상한 것이 있습니다.
It would be a lot of things.
그것은 여러 가지일 수 있습니다.
It's premature to make a diagnosis before we have seen the chest CT.
흉부 CT를 보기 전에는 미리 진단을 할 수 없군요.
You'll need a bronchoscopy.
기관지경 검사가 필요합니다.
There is a radiolucent density in the bone.
뼈에 음영이 감소된 부위가 있군요.
X-rays suggest that you may have -.
엑스레이는 - 같군요.
It's premature to discuss your condition before we have seen the MRI.
MRI를 보기 전에는 미리 판단할 수 없군요.
The X-ray shows that your bone is broken.
엑스레이에서 뼈가 골절되어 있습니다.
It's not bad.
나쁘진 않군요.
Your blood and urine tests are normal.
혈액과 소변 검사가 정상입니다.
The pregnancy test came back negative.
임신 테스트는 정상이었습니다.
It came back positive.
양성으로 나왔습니다.
We need to talk about your blood test.
혈액 검사에 대해 이야기 할 것이 있습니다.
There is something wrong.
약간 이상이 있군요.
I'm afraid that the result isn't good.
결과가 좋지 않군요.

Hemoglobin is 7, which means that you have less than half the normal number of red blood cells.
혈액 검사에서는 헤모글로빈이 7이 나왔는데 그것은 정상 적혈구 수의 절반 이하를 의미합니다.
Your blood test shows evidence of anemia.
검사 결과는 빈혈을 의미합니다.
Your white cells are high, which is suggestive of infection.
백혈구가 증가되어 있는데 감염을 보여주는 것입니다.
U/A shows white cells too numerous to count.
소변 검사에서 백혈구 수가 너무 많군요.
U/A shows 2 plus protein.
소변검사에서 단백뇨가 보이는군요.
We need to find out why.
이유를 밝혀야 합니다.
We need more tests to rule out other disease.
We'll run some more tests to rule out other disease.
We're gonna run some more tests to rule out other disease.
다른 질병을 감별하기 위해 추가 검사를 하겠습니다.
Your history is suggestive of -.
당신의 병력은 -을 의심하게 합니다.
All laboratory results suggest that you may have -.
모든 검사 결과로 볼 때 당신은 - 인 것 같군요.
You may have -, judging from the laboratory figures.
검사 결과로 볼 때 당신은 - 인 것 같군요.
I think your problem is due to -.
Your problem is due to the fact that -.
The problem you've been getting is due to -.
The problem suggests -.
당신의 문제는 - 때문인 것 같습니다.
There is any possibility that you suffer from - .
There is any chance that you may be - .
You have probably got the - .

You may have -.

You probably have -.

I am afraid you have -.

It looks like you have -.

당신의 병은 -일 가능성이 있습니다.

Your test results suggest the pain may be - related.

당신의 결과에 따르면 그 통증은 -과 연관된 것 같군요.

It's nothing serious.

심각한 것이 아닙니다.

It's treatable.

치료가 가능한 것입니다.

It doesn't look good.

별로 좋지 않군요.

You should regard your condition as very serious.

당신의 상태를 심각하게 생각하셔야 합니다.

You need to be admitted for more evaluation.

좀 더 검사를 위해 입원하셔야 합니다.

The diagnosis is not confirmed and it may be something else.

진단은 아직 확정이 안 되었고, 다른 것일 수도 있습니다.

We shouldn't jump to any conclusions until we know.

우리가 알기 전에 미리 판단하면 안 됩니다.

Nothing is certain.

확실한 것은 없습니다.

Wait a final determination.

마지막 결정을 기다리세요.

Your biopsy was positive for cancer.

조직검사에서 암이 양성으로 나왔습니다.

Attractive phrase

The more curious you are,

the more possibilities you will open throughout your lifetime

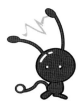

49 I will prescribe you some medicine, such as antibiotics and anti-inflammatory drugs.

항생제나 소염제와 같은 약을 처방해 드리겠습니다.

항생제나 소염제와 같은 약 처방전을 써주겠다는 표현은
"I will prescribe you some medicine, such as antibiotics and anti-inflammatory drugs."
"I will write you a prescription, such as -."
"I am going to give you some medicine, what we call a - ."
"I'll give you a prescription." "I'll write the prescription." 등이다.
직접 처방전을 줄 경우에는 "Here is a prescription slip." 또는 "Here is your prescription.",
원내약국에 가서 처방전을 받으라고 말할 때는, "Take the prescription at the pharmacy.",
약국에 가서 약을 조제 받으라는 표현은
"You could get your prescription filled at a pharmacy."
이 약이 증상에 도움이 될 거란 표현은 "This medicine will help your symptom.",
이 약이 증상을 빨리 없애줄 거란 표현은
"This medicine will help the symptom go away quicker.",
처방을 제대로 따르지 않으면 악화될 수 있다는 표현은
"Please follow the prescription exactly, otherwise you could take a turn for the worse."
로 말할 수 있다.

D : How did you get hurt?
어떻게 다쳤죠?

P : I tripped over a rock.
돌에 걸려 넘어졌어요.

D : Where is your pain?
어디가 아프시죠?

P : My right hand hurts.
오른손이 아파요.

It hurts like hell.
정말 아파요.

D : Let me take a look.
잠깐 볼까요?

Will you roll up your sleeve?
소매를 올려 주실래요?

P : OK.
알았습니다.

D : Oh. You have open wounds.
아, 개방성 상처를 입었군요.

You'd better take care of that wound.
상처부위를 치료해야겠습니다.

It might get infected.
감염이 될 수도 있습니다.

Simple sutures are needed.
단순 봉합이 필요할 것 같군요.

The actual procedure takes about 10 minutes.
시간은 약 10분 정도 걸립니다.

P : Is the procedure painful?
아픈가요?

D : No. Don't worry. I will give you a local anesthesia.
아뇨. 걱정 마세요. 국소마취를 할 것입니다.

Everything is going to be all right.
모든 것이 잘 될 것입니다.

But you should endure the pain during the local anesthesia.
하지만 국소 마취하는 동안은 통증을 참아야 합니다.

P : OK.
알겠습니다.

D : Don't move.
움직이지 마세요.

P : Yes.
알겠습니다.

D : We are done.
끝났습니다.

P : All done?
다 끝났나요?

D : Yes. I will prescribe you some medicine, such as antibiotics and anti-inflammatory drugs.
예. 항생제나 소염제와 같은 약을 처방해 드리겠습니다.

Take that medicine, three times a day.
그 약을 하루에 3번 드십시요.

Sutures can be removed in several days.
봉합사는 며칠 내에 뺄 수 있을 것입니다.

P : Thank you.
감사합니다.

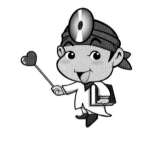

Prescription (처방)

I'll give you a prescription.
I'll write a prescription.
처방전을 드리겠습니다.

I'll give you a prescription for some medicines to relieve the symptom.
증상을 낫게 해 줄 약을 처방해 드리겠습니다.

I'll give you a prescription for some tablets to ease the pain.
통증을 줄여 줄 약을 처방해 드리겠습니다.

I will prescribe you some medicine, such as antibiotics and anti-inflammatory drugs.
항생제나 소염제와 같은 약들을 처방해 드리겠습니다.

I will write you a prescription such as muscle relaxant.
근이완제와 같은 약들을 처방해 드리겠습니다.

I'm going to give you antibiotics and anti-inflammatory drugs.
항생제와 소염제를 드리겠습니다.

I'm going to give you an anti-spasmodic drug to take.
진경제를 먹도록 해 드리겠습니다.

I'm going to give you a couple of different medicines.
몇 가지 다른 약들을 주겠습니다.

Here is a prescription slip.

There is your prescription.

처방전이 여기 있습니다.

Medication will help you get rid of the symptoms.

약이 증상을 없애는 데 도움을 줄 것입니다.

This medicine will relieve your symptoms.

이 약이 당신의 증상을 좋게 해줄 것입니다.

Your symptoms will wear off after taking the medicine.

당신의 증상은 약을 먹으면 없어질 것입니다.

These medicines should help.

이 약들이 도와줄 것입니다.

Take the prescription at the pharmacy.

처방전을 약국에서 받으세요.

Take the prescription to the pharmacy.

처방전을 약국에 가져가세요.

You can have filled at your local drug store.

동네 약국에서 약을 지을 수 있습니다.

You can get it filled at any drug store.

어느 약국에서든 약을 받을 수 있을 것입니다.

I want you to take the medicine three times a day after meal.

약을 하루에 세 번 식후에 복용하세요.

Take two tablets every 12 hours.

2알을 12시간마다 복용하세요.

I want you to take one, two times per day.

하루에 2번 한 알씩 복용하세요.

You can take it with every meal and at bedtime.

매 식사 때와 잠자기 전에 먹으세요.

You should take that medicine continuously.

그 약들을 계속 복용하여야 합니다.

Take it with meals or with something in your stomach.

음식이나 뭔가를 먹은 후 약을 같이 드세요.

Don't take on an empty stomach because it can irritate your stomach.

위를 자극하므로 빈속에는 먹지 마세요.

Take medicine from today.

오늘부터 약을 드세요.

I think 2 weeks medication is enough to you.

2주 정도의 복용이면 충분할 것 같군요.

Let me know if this medicine bothers you.

약을 먹고 속이 좋지 않으면 알려 주세요.

If your symptom becomes worse after taking medicine, come to here.

만약 약을 먹고도 증상이 나빠지면 이곳으로 오세요.

I'll give you a shot.

주사를 놔드리죠.

I am going to give you some medicines.

약을 드리죠.

Don't change the dosage of medication.

약 용량을 바꾸지 마세요.

Don't drink alcohol beverages or smoke while taking pain medication.

진통제를 복용할 경우, 술이나 담배를 금하세요.

If your symptom doesn't feel like it's going away in several days, let me know.

당신의 증상이 며칠 내에 없어지지 않으면 내게 알려 주세요.

Attractive phrase

Gather information and become more adaptive

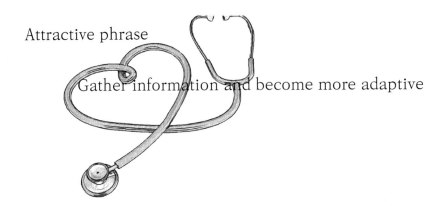

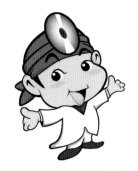

50 I want you to take the medicine three times a day after meal.
약을 하루에 세 번 식후에 복용하시기 바랍니다.

약의 복용에 대한 약자는 q.d (quaque die)-every day,
b.i.d (bis in die)-twice a day, t.i.d (ter in die)-three times a day,
q.i.d (quater in die)-four times a day, q.h (quaque hora)-every hour 등이다.
환자에게 약을 하루에 세 번 식후에 복용하도록 권할 경우,
"I want you to take the medicine three times a day after meal."라 표현하면 되고,
2번 복용은 twice a day, 식전 복용은 before meals,
공복시 복용은 on an empty stomach,
많은 물과 함께 복용하라는 with plenty of water라는 문구를 사용한다.
예로써 술은 안 되고 음식과 함께 먹으라는 표현은
"You should take this medicine with food and no alcohol." "You need something in your
stomach when you take it." "Don't drink alcohol with this medication.",
약과 함께 물을 많이 마시라는 표현은 "You need to drink a lot of water when you take this
pill." "You need to drink plenty of liquids with this medication."이다.
약을 제시간에 먹었느냐는 "Did you take your medicine on time?",
약이 효과를 나타낼 때까지 시간이 필요하다는
"We have to give the medicine a little time to work.",
약이 효과가 없다는 "Medicine is not working.",
증상이 있을 때 약을 복용하면 증상이 좋아질 것이다는 "I suggest you take medicine when
symptom happens. It will make them go away."이다.
그리고 모든 약에 부작용이 있을 수 있다는 "There may be side effects in all the medicine.",
약간의 부작용으로 어지러움이나 오심이 있을 수 있으나 별로 흔하지 않다는 "You might get a little
dizzy or nausea a as side effect. But that isn't common.",
처음 어지러우나 곧 좋아진다는 "You might feel dizzy at first, but it will pass.",
부작용이 거의 없다는 "There are not many side effects."
"Most people have no side effects." "Most people experience little side effects."라고 한다.

D : The problems you've been having are due to a condition called degenerative osteoarthrits.

당신이 가지고 있는 문제는 퇴행성 골관절염 때문입니다.

P : What is osteoarthritis?

골관절염이 무엇이죠?

D : Osteorthritis means inflammation of the joints.

관절염은 관절의 염증을 말합니다.

It causes pain and limits movement of the joints that are affected.

이환 부위에 통증과 관절운동 장해가 오지요.

P : Who gets degenerative osteoarthritis?

퇴행성 관절염은 누구한테 오지요?

D : It is common in older people because they have been using their joints longer.

노인들이 관절을 많이 써왔기 때문에 노인들에게 흔합니다.

People who have jobs that require the same movement over and over are also at risk.

반복되는 운동을 많이 하는 직업을 가진 사람들도 위험성이 있습니다.

P : Is there a treatment?

치료가 됩니까?

D : No cure for osteoarthritis has been found.

골관절염에 대한 치료는 없습니다.

But some medicines and regular exercise will help you to protect your joints and control the pain.

하지만 일부 약이나 운동이 당신의 관절을 보호하고 통증을 조절해 줄 것입니다.

Have you tried any medicine, like analgesics?

진통제와 같은 약을 드신 적은 있으신가요?

P : Yes.

예.

D : Can you remember their name?

약 이름이 생각나세요?

P : Aspirin.

아스피린입니다.

D : OK. I will write you a prescription, such as anti-arthritis medicines.

알겠습니다. 소염제를 처방해 드리겠습니다.

P : What about side effects?
부작용은 어떻습니까?

D : Maybe there should be no significant side effects.
특별한 부작용은 아마도 없을 것입니다.

I want you to take the medicine three times a day after meals.
약을 하루에 세 번 식후에 복용하시기 바랍니다.

It will help you to abate your pain.
그 약이 당신의 통증을 줄여줄 것입니다.

I will make the next appointment for you.
다음 오셔야 할 날짜를 잡아 드리겠습니다.

I will arrange to see you again in 4 weeks' time.
당신이 4 주마다 오도록 조정하겠습니다.

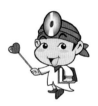

Most important 5 questions before writing a prescription
처방을 하는데 가장 중요한 5가지 질문들

1. Have you ever had an allergic reaction to any drug?
약에 알러지가 있었던 적이 있습니까?

2. What medications are you currently taking?
지금 먹고 있는 약이 있습니까?

3. Do you have any medical conditions?
어떤 질환을 가지고 있습니까?

4. How much alcohol do you consume? And do you smoke?
술을 얼마나 드시고 담배를 피우시나요?

5. Are you on any special diet?
특별히 먹는 음식들이 있나요?

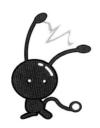

Attractive phrase
Open your mind

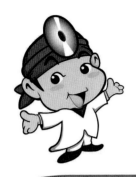

51 If you don't feel better in several days, let me know.

만약 며칠 내로 증상의 호전이 없으면, 나에게 알려주세요.

진찰 후, 며칠 내로 와서 다시 보자는 표현은 "Let's have you come back in a few days and see how you feel." 또는 "See you again a few days later." "I want to take a second look." "There is a need for follow-up." 등으로 표현한다. 보호자나 친구, 친척을 데려오라는 표현은 "Please bring your family with you." "Please bring a friend or relative along.", 처방한 약을 먹고도 며칠 내로 증상의 호전이 없으면 알려주라는 표현은 "If you don't feel better in several days, let me know.", 처방한 약이 맞지 않을 경우에 알려주라는 표현은 "Let me know if this medicine bothers you.", 증상이 있거나 아프면 다시 오라는 말은 "If you get a symptom or pain, then come back to me again." 또는 "You're gonna let me know if the pain gets worse."라고 한다.

D : Do you feel much better?
좀 더 나아진 것 같아요?

P : No. It was the worst pain I had ever experienced and I thought I was going to die even before I reached hospital.
아닙니다. 지금까지 경험한 통증 중에서 가장 아픕니다. 병원에 오기 전에 죽는 줄만 알았습니다.

D : I noticed that you haven't taken the medicines I recommended and are feeling worse.
제가 권해드린 약을 안 먹어서 지금 상태가 안 좋은 지 이미 알고 있습니다.

Can you help me understand what's going on?
도대체 어떻게 된 일인지 저에게 설명해 주실래요?

P : OK. I had taken the medicines for one day, but it makes stomach pain.
알겠습니다. 약을 하루 먹었는데 위통이 생겼어요.

And my symptoms persist.
그리고 증상이 그대로여요.

D : Are you taking any different medicine?
혹시 지금 다른 약도 드시고 있습니까?

P : No different medication.
아닙니다.

D : Tell me how that pain felt.
통증을 어떻게 느꼈는지 말해 줄래요?

P : Well, Doctor, it felt like an anchor had been set down on my neck.
글쎄요. 선생님, 마치 닻이 제 목에 내려져 있는 것 같아요.

D : Does the pain go anywhere else?
통증이 다른 곳으로 가던가요?

P : When it was the worst, it seemed to be in my jaw and head.
통증이 악화되면 턱과 머리까지 아픕니다.

D : Have you any worries?
다른 걱정거리가 있나요?

P : I have been distressed by a huge deficit in my business.
사업에서 큰 결손을 보아 스트레스가 심합니다.

D : I am sorry to hear of that.
그것 참 유감이군요.

I will write you a different prescription.
다른 처방전을 써 드리죠.

You can try this.
이 약을 드셔보세요.

You can get it filled at any drug store.
어느 약국에서든 약을 받을 수 있을 것입니다.

Take the medicine from today.
오늘부터 약을 드세요.

If you don't feel better in several days, let me know.
만약 며칠 내로 증상의 호전이 없으면, 나에게 알려주세요.

P : How long will I have to take medicine?
얼마나 오랫동안 이 약을 먹어야 하죠?

D : Try to take medicine to take effect.
효과가 있을 때까지 약을 드세요.

But I think 2 weeks' more medication is enough to you.
하지만 2주간의 약물이면 당신에게 충분할 것 같군요.

P : OK, I will try it.
좋습니다. 복용해 볼게요.

And let you know if I have any more problems.
다른 문제가 있으면 알려 드리겠습니다.

Going Home Instructions After Minor Surgery
수술 받은 외래환자에게 집에서 지켜야 할 주위사항에 대한 설명들

1. You have just had a surgical procedure.
수술을 받으셨습니다.

2. You should experience no pain during the first few hours, because the area has been numbed with local anesthesia.
처음 몇 시간은 국소마취 때문에 통증이 없을 것입니다.

3. If you see blood coming through the bandage, don't be alarmed.
밴드 사이로 피가 나와도 놀라지는 마십시오.

Elevate your wound site and wrap some toweling around the bandage.
상처부위를 높게 하고 붕대 주변에 수건으로 감아주세요.

Keep the site elevated and notify the doctor if bleeding continues.
상처 부위를 높이 해도 피가 계속 나면 의사에게 알려주세요.

4. Keep the bandage clean and intact until your next visit.
붕대를 다음 내원할 때까지 깨끗하게 유지하세요.

5. Take the prescribed medication if you have a pain attack.
통증이 생기면 처방해 준 약을 드세요.

6. Your next appointment is ***.
다음 예약 날짜는 ***입니다.

7. If you have any question, call doctor ***-****.
의문점이 있으면 ***-****으로 의사에게 전화주세요.

8. If no answer at the above number or you have an emergency, you may call ****.
위 전화번호로 연락이 되지 않거나 응급상황이면 **** 로 전화주세요.

Attractive phrase
Level with others

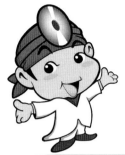

52 You should take several days off and rest.
당신은 며칠 휴가를 내어 쉬어야 합니다.

며칠 휴식이 필요하다는 표현은
"You should take several day's off and rest."
또는 "You have to make a rest and relaxation plan for several days."이다.
환자가 수술 후 일을 다시 할 때까지 얼마나 걸리느냐고
"How long after the surgery before I can work again?" 물어볼 경우,
2-3주 뒤에 일에 돌아 갈 수 있거나 정상 생활 할 수 있다는 표현은
"You'll be back in the work after a couple of weeks."
"The surgery is gonna have you been out of work for a couple of weeks."
"You can resume normal activities after a couple of weeks."등으로 표현할 수 있다.
그리고 가능한 빨리 일을 할 수 있게 하겠다는 표현은
"We will have you back to work as soon as possible.",
회복하기 위해서는 휴식이 필요하다는 표현은
"You should keep trying to rest your body. Your recovery will depend on rest."
"You should take a enough rest to heal over." "You need to get enough rest for recovery."
등이다.

D : Where does it hurt?
어디가 아프시죠?

P : My left ankle hurts. It's killing me.
제 왼쪽 발목이 아픕니다. 너무 아파요.

D : Did you have any trauma?
다치셨나요?

P : I sprained my ankle 3 days ago.
3일전에 발목을 삐었습니다.

But the pain started without any reason yesterday.
그런데 통증이 어제부터 아무 이유 없이 시작되었습니다.

D : How frequently do you have pain?
얼마나 자주 통증을 느끼시죠?

P : Every moment of the day.
하루 종일 아픕니다.

D : How did you hurt?
어떻게 다쳤죠?

P : I tripped over a rock. My injured ankle swelled up.
돌에 걸려 넘어졌어요. 다친 발목이 부었습니다.

D : Let me take a look. Will you roll up your pants?
잠깐 볼까요? 바지를 올려 주실래요?

P : OK.
알았습니다.

D : Do you have intense ankle pain when you put weight on it?
체중을 실으면 발목이 아프던가요?

P : Yes.
예.

D : Are you unable to walk on the foot?
걸을 수 없나요?

P : Yes. It really hurts when I walk.
예. 걸으면 너무 아픕니다.

D : Do you feel any heating sensation?
열감 같은 것을 느끼시나요?

P : Yes.
예.

D : Did you have any treatment?
어떤 치료를 받았었나요?

P : Acupunture didn't help.
침은 도움이 되질 않더군요.

That's why I gave up and came to you.
그래서 포기하고 이곳으로 온 이유입니다.

I thought maybe orthopaedic surgeon would be better.
저는 정형외과 선생님이 더 잘 할 것이라 생각했습니다.

D : Thank you. Your ankle pain is from damage to the ankle ligament.
고맙군요. 당신의 발목관절 통증은 발목인대 손상으로 오고 있습니다.

It would be better to take an X-ray.
X-ray를 찍어보는 것이 좋겠습니다.

And then I will give you a little something for pain.
그리고 통증을 줄이도록 조치를 해 드리겠습니다.

P : OK.
알겠습니다.

D : Signs of an ankle sprain are swelling, pain, bruising and trouble moving the ankle after the injury.
발목 염좌 증상은 손상 후 붓고 아프며 멍이 들고 움직이기 힘들다는 것입니다.

P : What is a sprain?
염좌가 뭐죠?

D : A sprain is a stretched or torn ligament.
염좌란 인대가 늘어났거나 찢어진 것을 말합니다.

You should take several days off and rest.
당신은 며칠 휴가를 내어 쉬어야 합니다.

P : How can an ankle sprain be treated?
발목 염좌는 어떻게 치료하지요?

Should I use heat to ease pain?
통증을 줄이기 위해 뜨거운 찜질이 좋습니까?

D : No. Use ice and anti-inflammatory medicine.
아닙니다. 얼음이나 소염제를 이용하세요.

You may need to rest your ankle.
당신은 발목을 쓰지 않아야 합니다.

Using ice packs for 2 days can decrease the swelling and pain.
2일 정도의 얼음찜질은 통증과 부종을 줄여 줄 것입니다.

I will wrap your ankle with elastic bandage to avoid swelling.
당신의 발목을 부종을 막기 위해 탄력 붕대를 감아드리겠습니다.

P : OK. Thank you sir. I'll try.
알겠습니다. 감사합니다. 선생님. 노력해 볼게요.

D : Try to keep your ankle elevated for about 2 to 3 hours a day if possible.
가능한 하루에 발목을 2, 3시간 정도 높일 수 있도록 하십시오.

P : How long should I expect it to take before I am fully recovered?
완전히 회복될 때까지 얼마나 치료해야 되죠?

D : It will take 2 to 4 weeks.
2주에서 4주정도 걸릴 것입니다.

P : How soon can I exercise or play sports?
언제 운동이나 스포츠를 할 수 있지요?

D : You will probably be able to return to your sport in a couple of months.
당신은 아마도 2-3개월 내에 운동을 할 수 있을 것입니다.

P : How can I prevent reinjury?
다시 손상당하는 것을 어떻게 막죠?

D : Special brace will help prevent reinjury.
특별한 보조기가 재손상을 막는데 도와줄 것입니다.

But relaxation should be the first consideration.
휴식을 먼저 고려해야만 합니다.

P : I agree with you on that point.
그 말에는 동감입니다.

D : I will prescribe you some medicine such as muscle relaxant.
나는 당신에게 근이완제와 같은 약을 처방해 주겠습니다.

If your pain gets worse, physical therapy will be necessary.
만약 통증이 있으면 물리치료가 필요할 것입니다.

P : OK.
알겠습니다.

D : I will arrange to see you again 2 weeks later.
당신이 2 주 뒤 볼 수 있도록 예약하겠습니다.

Medical Insurance (의료보험)

외국인들에게 의료보험이 있는 지 물어 보려면
"Do you have medical insurance?"또는 "Do you have health insurance?" 라고 하며,
국민건강보험공단은 National Health Insurance Corporation,
정부의 재정에서 주관하는 보험은 Government Funded Insurance,
개인이 사적으로 계약한 보험은 Private Health Insurance라 지칭한다.
미국의 건강보험은 여러 가지가 있지만 주로 보험회사들이 관리하는
HMP (Health Maintenance Organization)과 PPO (Preferred Provider Organization)가 있는데
이 둘의 차이점은 주치의를 지정할 필요가 있느냐 없느냐 이다.
HMO의 경우 주치의를 정해놓고 응급사항을 제외하고는 주치의를 통해야 하고
PPO는 그와 달리 병원이나 의사에 대한 선택권이 있어 더 편하다.
미국 의료보험의 Provider는 병원을 뜻하고, Member, Subscriber는 보험 가입자를 말한다.
부양가족들은 Family members 또는 Dependents이다.
자신이 가지고 있는 보험을 받아주는 병원들을 In Network,
받아주지 않는 병원들은 Out of Network에 있다고 표현한다.
미국 의료보험회사는 계약을 맺을 때 치료비에 대해서 지불 비율에 대한 계약을 한다.
보험사는 약관에 의한 비율의 금액만 지불하고 나머지는 환자의 부담이라는 뜻인데,
환자가 부담해야 할 금액을 Deductible, Co-payment 라 한다.
비싼 검사들이나 처방은 보험사에서 지불하지 않는다고 말할 때는
"Health insurance doesn't cover expensive tests and prescriptions.",
30%는 본인이 내고 나머지는 국가에서 내준다고 할 때는 "You pay 30% of the cost of treatment
and the rest is paid by the national health insurance corporation.",
현재 가입된 보험에서 비용을 지불할 것이다 는 "Your current insurance will cover it.",
최고 얼마 정도 비용이 들 것이라는 "That would cost up to - won."라고 말한다.
자동차 보험(Auto insurance)은 종류가 여러 가지인데,
책임보험은 Liability, 자기차량 보험은 Collision coverage, 자연재해에 의한 손해 보험은
Comprehensive coverage, 무보험차량 손해보험은 Uninsured motorist coverage,
대인배상 보험은 Personal injury protection인데, 종류에 따라 계약 조건이 다르다.

 Attractive phrase
Passionate challenge to succeed

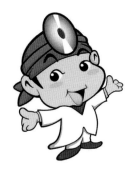

53 Hospitalization is needed.

입원이 필요합니다.

당신의 병을 통원치료로 하기는 힘들다는 표현은
"It's really too complicated to try to treat your disease as an out patient."이고,
입원이 필요하다는 표현은 "Hospitalization(Admission) is needed."
"Hospitalization(Admission) is required." "Hospital admission is needed."
"Hospitalization(Admission) is necessary." "You need hospitalization(Admission)."
"You need to be admitted." 등이다.
검사를 위해 입원이 필요하다는 "We would like to admit you to do an evaluation."
"You need to be admitted to do various tests.", 치료 중에는 입원이 필요하다는
"You need to stay in the hospital while receiving treatment.",
일주일간 입원하여 항생제를 맞을 것이다는
"You're gonna be on intravenous antibiotics for one week.",
일주일 안에 퇴원할 것이다는
"You're gonna be discharged in one week."라고 표현한다.

D : Are you coughing up thick yellow or green phlegm ?
기침할 때 노랗거나 녹색 빛의 가래가 나옵니까?

P : Yes. I have chest pains with a fever and yellowish phlegm.
예. 열도 나면서 가슴도 아프고 노란 가래가 나와요.

D : X-ray shows lobar pneumonia.
엑스레이에서 대엽성 폐렴이 보입니다.

The homogeneous density at the right lower lung field indicates acute bacterial pneumonia.
우측 폐 하부에 있는 균질한 음영이 급성 박테리아성 폐렴을 말해줍니다.

P : What is pneumonia?
폐렴이 뭐죠?

D : Pneumonia is a serious infection of the lungs.
폐렴은 당신 폐의 감염을 의미합니다.

The air sacs in the lungs are filled with pus and other liquid.
폐의 공기 주머니에 고름과 다른 액체가 고입니다.

Oxygen has trouble reaching the blood.
산소가 피에 도달하기 힘들어집니다.

If there is too little oxygen in your blood, your body cells can't work properly.
만약 산소가 당신 피에 부족하면, 당신의 세포들이 일을 적절하게 할 수 없습니다.

P : What causes pneumonia?
폐렴이 왜 생기죠?

D : Acute pulmonary infection maybe caused by various organisms.
급성 폐 감염은 다양한 균들에 의해 생깁니다.

Bacterial pneumonia can attack anyone.
박테리아 폐렴은 누구든지 올 수 있습니다.

P : How is pneumonia treated?
폐렴은 어떻게 치료되죠?

D : It needs to be treated with intravenous antibiotics.
정맥 내 항생제 투여로 치료할 필요가 있습니다.

P : Can antibiotics treat pneumonia?
항생제가 폐렴을 치료해 줍니까?

D : Early treatment with antibiotics can cure pneumonia.
항생제 초기 투여가 폐렴을 치료하게 합니다.

Besides antibiotics, you are given supportive treatment.
항생제 외에도 다른 부수적인 치료가 따릅니다.

P : Shall I be able to keep on working while I'm having the treatment.
치료받는 동안 일은 할 수 있나요?

D : You will need to take about two weeks off.
당신은 2주정도 쉬어야만 합니다.

Hospitalization is needed.
입원이 필요합니다.

I'm pretty sure that we can do the best for you in the hospital.
당신이 병원에 있어야만 저희가 최선을 다할 수 있다고 생각합니다.

P : How long do I have to stay in the hospital?
얼마나 오랫동안 병원에 있어야 되죠?

D : You will be discharged from the hospital in 2 weeks.
  2주 내로 퇴원하게 될 것입니다.

P : How can I admitted?
  어떻게 입원하죠?

D : The nurse and front desk admission staff will assist you.
  간호사와 입원 수속 담당자가 도와줄 것입니다.

  Did you come here with anyone else?
  다른 사람과 같이 오셨나요?

P : Yes. My wife.
  예, 집사람이랑 왔습니다.

D : Can I talk with her?
  그녀와 이야기해도 될까요?

P : OK.
  좋습니다.

Explanation for Medical Treatment (내과적 치료에 대한 설명)

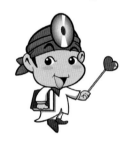

There are several forms of treatment.
치료방법은 여러 가지가 있습니다.

There is a lot we can do to help you.
당신을 위해 할 수 있는 방법은 여러 가지입니다.

This symptom is usually temporary.
이 증상은 대개 일시적인 것입니다.

No need to be admitted.
입원은 필요 없을 것 같습니다.

The first thing we need to do is bring your symptom down.
첫 번째 우리가 해야 할 일은 당신의 증상을 없애는 것입니다.

Medications will cure you.
약물이 치료를 해줄 것입니다.

It can be treated with medication.
약으로 치료할 수 있습니다.

It will take several days to heal over.
나으려면 며칠이 걸릴 것 같습니다.

You should take several day's off and rest.
You have to take a rest for a couple of days.
며칠 휴식을 취해야 합니다.
You'll be fine in a couple of days or so.
당신은 며칠 안에 좋아 질 것입니다.
If you don't improve, contact me.
호전이 없으면 저에게 오세요.
I want you to come back if there is any symptom.
만약 어떤 증상이 있으면 다시 오세요.
Come back tomorrow.
내일 다시 오세요.
Come and see me again the day after tomorrow when we've got the results.
결과가 나오는 모레 다시 오세요
I want to see you next week, preferably on Wednesday.
다음 주 수요일 날 보도록 하죠.
Let's make an follow-up appointment for next Wednesday.
추시 날짜를 다음 주 수요일로 잡도록 하죠.
I'll arrange for you to come in next week.
다음 주에 오도록 날짜를 잡겠습니다.
Not much improvement yet.
아직 호전이 안 되었군요.
I am sorry medication isn't helping much.
약이 크게 도움이 안 되는군요.
I am concern about these symptoms.
이 증상들이 걱정이 되는군요.
It will take time to recover.
회복되려면 시간이 걸릴 것 같군요.
It's really too hard to try to treat your disease as an outpatient.
통원치료로 하는 것이 너무 힘들군요.
I am afraid your illness is more serious than we first thought.
병이 처음에 우리가 생각했던 것보다 더 심각합니다.

I have been trying to treat this symptom but it hasn't responded to treatment.
이 증상을 치료하려 했지만 치료에 잘 반응하지 않는군요.
Without proper treatments, this can lead to complications.
적절한 치료를 하지 않으면 심각해 질 수 있습니다.
We need to admit you to run more tests.
몇 가지 검사를 위해 당신을 입원시켜야 할 것 같습니다.
It would be better for you to be admitted.
입원하는 것이 좋을 것입니다.
Hospitalization is needed.
Hospital admission is needed.
Hospitalization is required.
Hospitalization is necessary.
You need hospitalization.
You need to be admitted.
입원이 필요합니다.
I'm sure that we can do best for you in the hospital.
당신이 병원에 있어야만 저희가 최선을 다할 수 있다고 생각합니다.
You really need to stay here.
이곳에 꼭 머물러야 합니다.
We will have to admit you and treat you with some medicines.
우리는 당신을 입원시켜 약으로 치료해야 합니다.
We will admit the patient into the hospital.
우리는 환자를 병원에 입원시킬 것입니다.
We're gonna put you on antibiotics.
항생제를 사용할 것입니다.
It needs to be treated with intravenous antibiotics.
정맥 내 항생제 투여로 치료할 필요가 있습니다.
If you respond to the medication, you will be fine soon.
만약 약이 잘 들으면 곧 좋아질 것입니다.
Early treatment with antibiotics can cure your disease.
항생제 초기 투여가 폐렴을 치료하게 합니다.

Besides antibiotics, you are given supportive treatment.

항생제 외에도 다른 부수적인 치료가 따릅니다.

I'll give you a prescription for some medicines to relieve the symptom.

증상을 낫게 해 줄 약을 처방해 드리겠습니다.

You responded well to the medication.

약에 잘 반응하는군요.

We try to avoid operation.

수술을 피하려고 노력하고 있습니다.

The antibiotics are working.

항생제가 잘 듣는군요.

You will be discharged from the hospital in a few days.

며칠 내로 퇴원하게 될 것입니다.

It's very contagious.

그것은 감염성이 높습니다.

We'd like to get you into an isolation room for treatment.

치료를 위해 독방에 입원을 해야 합니다.

We have some very serious matters to discuss regarding your disease.

당신의 병에 대해 상의할 중요한 문제가 있습니다.

There is a bad news.

안 좋은 소식이 있군요.

The bad news is that you have a cancer.

나쁜 소식은 당신이 암을 가지고 있다는 것입니다.

I'm afraid your cancer is advanced.

암이 이미 진행되었군요.

This is not easy.

이것은 쉽지 않습니다.

I need to let you know.

당신이 알 필요가 있습니다.

You have a serious condition which needs immediate evaluation.

즉시 검사가 필요할 정도로 심각한 상태입니다.

We have to decide the best way of treating it.

치료할 최선의 방법을 결정해야 합니다.

There are two ways.

2가지 방법이 있습니다.

Medical and surgical.

약물치료와 수술적 치료.

If you don't want to have operation,

I'll give you medicine to make you comfortable.

만약 당신이 수술을 원치 않으면, 증상을 수월하게 하는 약을 드리겠습니다.

We hope that medical treatment will help.

약물치료 방법들이 도움이 되기를 기대합니다.

Statistics show that with treatment the 5 year survival rate is over 80 %.

치료를 받으면 5년 생존율이 80%입니다.

Chemotherapy is needed to destroy cancer cells.

항암제 치료가 암세포를 죽이기 위해 필요합니다.

You may need to stay in the hospital while receiving chemotherapy.

항암제 치료를 받는 동안 입원할 필요가 있습니다.

Radiation can help relieve pain by shrinking the tumor.

방사능 조사는 암을 줄어들게 해 통증을 완화시켜 줍니다.

You should come to the hospital regularly for radiation therapy.

당신은 방사선 치료를 위해 규칙적으로 병원에 와야 합니다.

Anti cancer medication will stop the growth of the cancer cells but the side effects
are difficulty in eating and hair loss.

항암제는 암 세포의 증식을 멈추게 해주지만 식욕감퇴나 탈모의 부작용이 있습니다.

Combination treatment with chemotherapy and radiation therapy is needed
to reduce cancer lesion.

항암제와 방사선 치료 요법이 암 부위를 줄이기 위해 필요합니다.

You should be admitted to ICU.

중환자실에 입원을 해야 합니다.

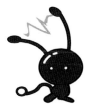

Attractive phrase
Don't wander off in the distractions of the past and future.

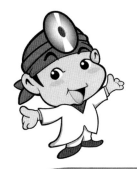

54 It will take several weeks to heal over.
치료가 되려면 수 주일이 걸릴 것 같습니다.

치료에 수 주일이 걸린다는 표현은 "It will take several weeks to heal over."
"You would be healed in several weeks." "It will take a couple of weeks to recover."
"It will take a few weeks to fix it."등으로 할 수 있다.
만약 증상이 나빠지면 다시 오라는 표현은 "If your symptom becomes worse, come to here.",
언제든지 와도 된다는 표현은 "You are always welcome to come and see me.",
약을 추가하겠다는 표현은 "I am going to add another medicine.",
다른 약을 먹어보라는 표현은 "For now I want you to take another medicine.",
곧 좋아질 것입니다 란 표현은 "You'll be fine." "You are gonna okay." "It's gonna be okay."
등이다.
예로써 뼈가 골절되어 치유되는데 얼마나 걸리는지 "How long will the bone take to heal?"로
환자가 물어 볼 경우, 나이와 골절양상에 따라 치료시기가 다른데 5-6주 걸린다는 표현은
"Broken bone heals at different rates, depending on the age of the patient
and the type of fracture. It will take 5 to 6 weeks."이다.

D : Your wrist pain and deformity is from a Colles' fracture.
당신의 손목 통증과 변형은 콜레스씨 골절 때문입니다.

The X-ray shows that your radius is broken.
엑스레이에서 요골이 골절되어 있습니다.

P : Colles' fracture? Radius?
콜레스씨 골절? 요골이라뇨?

D : Your forearm is broken at the wrist.
당신의 전완부가 손목 근처에서 골절되었습니다.

When you fall on the outstretched hand, the sudden impact of your body weight
on the hand causes the end of the lower arm bone to fracture.
당신이 손을 뻗으면서 넘어질 때 체중이 실려 전완부 뼈를 골절시켰습니다.

P : Oh my god. Will I need to wear a cast?
이런. 석고 고정이 필요한가요?

D : Yes. This fracture requires manipulative reduction to prevent deformity.
예, 이 골절은 기형을 방지하기 위해 뼈를 손으로 맞추어주어야 합니다.

After that procedure, the fracture should be immobilized with a splint for several days until the swelling subsides.
그 다음 골절부는 부기가 빠질 때까지 며칠 간 반깁스로 고정시켜주어야 합니다.

A fiberglass cast can be applied several days later.
그 후 며칠 뒤, 합성섬유 석고로 고정할 수 있습니다.

P : OK.
알겠습니다.

D : A fiberglass cast is useful to immobilize most fractures.
합성섬유 캐스트는 대부분의 골절에 도움이 됩니다.

But sometimes complications can be associated with a cast.
하지만 때로는 석고 후 합병증이 발생될 수도 있습니다.

P : What are complications?
합병증이 무엇이죠?

D : Due to the pressure, skin problems and infection can be hidden under a cast.
압박 때문에, 피부 이상이나 감염이 될 수도 있습니다.

If you feel any discomfort, it is best to remove it to check for pressure sores or other problems.
만약 당신이 불편하다면, 석고를 제거하고 압박창상이나 다른 이상이 있는 지 검사해야 됩니다.

P : OK.
알겠습니다.

D : Try to elevate your hand.
손을 올리도록 노력하세요.

Sometimes chronic pain may result from ligament injury.
간혹 인대 손상으로 만성 통증이 올 수도 있습니다.

Other possible complications include post traumatic arthritis and motion limitation.
다른 가능한 합병증은 외상 후 관절염이나 운동 장해입니다.

P : How long should I wear a cast?
얼마나 오랫동안 석고를 해야 하죠?

D : You may need to wear a cast for 6 weeks.
예. 당신은 아마도 6주정도 석고를 해야 될 것 같군요.

It will take several weeks to heal over.
치료가 되려면 수 주일이 걸릴 것 같습니다.

P : How soon can I exercise or play sports?
언제 운동이나 스포츠를 할 수 있지요?

D : You will probably be able to return to your sport in three months.
당신은 아마도 3개월 내에 운동을 할 수 있을 것입니다.

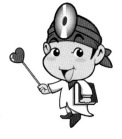

Explanation for Minimally Invasive Surgery
최소 침습 수술 대한 설명

1. You need to undergo a surgical procedure.
수술적 시술이 필요합니다.

2. I'd like to recommend minimally invasive endoscopic surgery.
내시경을 이용한 최소 침습 수술을 권합니다.

3. Endoscopic surgery is becoming more common in hospitals.
내시경적 수술은 병원에서 흔하게 하고 있습니다.

4. This procedure is performed through tiny incisions instead of one large opening.
이 시술은 크게 째는 대신에 작은 절개로 시술합니다.

5. Because the incisions are small, you tend to have quicker recovery times
and less discomfort than with an open surgery.
절개가 작으므로 회복이 빠르고 개방수술보다 덜 불편합니다.

6. In some cases, after getting a view inside the body
we might have to convert the procedure to an open surgery.
때로는 안을 더 들여다보기 위해 개방 수술을 하기도 합니다.

7. This may be because the problem
or the anatomy is different from what we expected.
이 경우는 예상한 것보다 해부학적으로 틀릴 경우 그럴 수 있습니다.

Attractive phrase
Building self confidence is the heart of self development

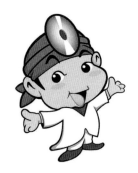

55 I am afraid you'll require surgery.
수술이 필요할 것 같군요.

수술이 필요하다는 표현은
"You'll require surgery." "Surgery is necessary for you."
"You need an operation." "You need surgery." "Surgery is needed."
"The way to treat this is by an operation." "I recommend surgery." 등이고,
수술이 몇 시간 안으로 빨리 필요하다는 표현은
"Surgery is quickly needed, ideally within a couple of hours."
상황이 긴박하다는 표현은 "The situation is very urgent for us.",
수술이 최선이다는 표현은 "Surgery is the best choice for treatment." 이다.
그리고 수술이 간단하다는 "It's a simple surgery."
"It's simple as surgery." "Surgery is easy." "Surgery is no big deal.",
수술이 복잡하다는 "Operation is a tricky one."
"Surgery is a little complicated." "This is a complicated operation.",
수술을 내시경을 통해 한다는 표현은
"We can perform the surgery laparoscopically (arthroscopically).",
수술이 잘 될 것이다는 "The surgery will go well.",
수술이 2-3시간 걸린다는 "Surgery usually takes 2 to 3 hours." 라고 표현한다.
수술이 잘되었다는 표현은 "Operation went well." "Operation was fine."
"Surgery was successful." "Surgery was a success." "Surgery went good."
"The surgery went very well." "Operation has gone well." 등이고,
수술 후 환자의 상태가 좋다는 표현은 "He or She is fine."
안정되었다는 표현은 "He or She is stabilized.",
환자에게 모든 게 잘 되어 회복과정에 있다는 표현은
"Everything has gone smooth for you and you are in recovery." 라고 한다.

D : I am afraid the lump is breast cancer.
　　죄송하게도 그 혹은 유방암입니다.

　　I know this is bad news for you.
　　이것이 당신에게는 나쁜 소식이라는 것을 압니다.

P : Will I lose my breast?
　　유방을 잃어야 하나요?

D : We can't let this go on any longer, because the cancer will spread.
　　더 이상 그냥 두면 안 되겠군요. 왜냐하면 암이 퍼질 것이기 때문입니다.

　　Your life could be at risk.
　　생명이 위험해질 수도 있어요.

P : What do I do now?
　　이제 어떻게 하죠?

D : I'm afraid you'll require surgery.
　　수술이 필요할 것 같군요.

P : I can't afford the breast surgery myself.
　　저 혼자서는 유방 수술을 할 수가 없습니다.

D : I can understand your distress.
　　당신의 고민을 이해합니다.

　　You will need to remind yourself.
　　당신의 마음을 먼저 안정시키세요.

　　Try to talk with your family.
　　당신의 가족에게 말하세요.

　　They will help you and relieve anxiety about the surgery.
　　그들이 당신을 돕고 수술에 대한 걱정을 줄여줄 것입니다.

P : May I choose medication instead of surgery?
　　수술 대신 약으로 대신하면 안 됩니까?

D : The only way to treat this is by an operation.
　　이것을 치료한 유일한 방법은 수술입니다.

P : What is the name of the surgery that I need?
　　제게 필요한 수술이 무엇이죠?

D : The surgery is called radical mastectomy.
　　수술은 광범위 절제술입니다.

　　It is a wide excision of the breast, adjacent muscles and axillary lymph nodes.
　　그것은 유방과 주위 근육, 액와부 임파선들을 모두 제거하는 수술입니다.

But it is common to use several treatment modalities concurrently with the goal of preventing recurrence.

하지만 재발 방지를 위해 몇 가지 치료방법이 함께 필요합니다.

P : Will I need chemotherapy?

항암제 치료가 필요합니까?

D : Yes, these modalities may include radical mastectomy, radiation therapy, and chemotherapy.

이 방법들에는 대개 광범위 유방절제술과 방사선 치료, 항암제 치료가 포함됩니다.

Chemotherapy cuts recurrence of cancer by half.

항암제 치료는 암의 재발률을 50%까지 낮춥니다.

P : What kind of complications will I have after operation?

수술 후 무슨 합병증이 올 수 있죠?

D : Side effects of the treatment cause fatigue, hair loss, nausea and vomiting, lymphedema, anemia, neutropenia.

치료 부작용은 피로감, 탈모, 오심과 구토, 임파 부종, 빈혈, 적혈구 감소증 등입니다.

P : Okay, I have made up my mind to have surgery.

알겠습니다. 수술을 하기로 결정했습니다.

D : I will make a surgery appointment.

제가 수술을 예약해 드리겠습니다.

You will probably be admitted to the hospital on the day before the day of your surgery.

당신은 아마 수술 전날 입원하게 될 것입니다.

The night before, you should have a liquid supper, and then you should have nothing to eat or drink after midnight.

수술 전날 저녁은 죽을 드시고, 자정 이후로는 아무 것도 먹거나 마시지 마십시오.

The morning of the surgery you will probably receive an intravenous catheter usually placed in your arm and antibiotics to prevent wound infections.

수술 당일 당신의 팔에 정맥혈관에 주사를 놓고 감염 예방을 위해 항생제를 투여할 것입니다.

P : Is the surgery painful?

수술은 아프죠?

D : Pain medication will be ordered to control most of the discomfort.

진통제가 처방되어 불편한 점이 조절될 것입니다.

A pain control pump can be used.
진통 조절 펌프가 사용될 수 있습니다.

A pain control pump is a device that you control with the push of a button that is connected to your IV.
이것은 당신의 정맥주사와 연결되어 당신이 버튼을 눌러 통증을 조절할 수 있는 것입니다.

The pain medication is delivered, in a controlled dose, when the button is pushed.
당신이 버튼을 누를 때, 조절된 용량의 진통제가 투여됩니다.

Explanation for Surgical Treatment (외과적 치료에 대한 설명)

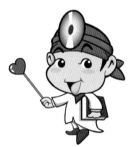

Surgery is necessary for you.
You need an operation.
You need surgery.
Surgery is needed.
You will have to undergo surgery.
Your disease require surgery.
Your condition require surgery.
수술이 필요합니다.
I recommend surgery.
수술을 권유합니다.
This operation gonna help you.
이 수술이 당신을 도와 줄 것입니다.
The only way to treat this is by an operation.
There is no other way but an operation.
이 치료방법은 수술 밖에 없습니다.
We can remove it by surgery.
수술로 제거할 수 있습니다.
Surgery is a better option.
수술이 더 좋습니다.
Surgery is the best choice in my professional judgement.
직업적으로 판단하건 데 수술이 가장 좋은 선택입니다.

Surgery is the best choice for treatment.

치료를 위해서는 수술이 최선의 선택입니다.

Most patients get better after operation.

대부분의 환자들이 수술 후 좋아집니다.

I will make a surgery appointment.

제가 수술을 예약해 드리겠습니다.

I'll put you on a surgical schedule.

수술 스케줄을 잡겠습니다.

Your surgery will be done under a general anesthetic.

수술은 전신 마취로 할 것입니다.

If your condition is good, surgery would be considered elective.

상태가 좋으면 수술은 정기수술로 할 수 있습니다.

You will be probably admitted to the hospital on the day before day as your surgery.

당신은 아마 수술 전날 입원하게 될 것입니다.

The night before, you should have a liquid supper, and then you should have nothing to eat or drink after midnight.

수술 전날 저녁은 죽을 드시고, 자정 이후로는 아무 것도 먹거나 마시지 마십시오.

Several hours may be necessary to give the patient fluids and antibiotics and to prepare the operation.

환자에게 수액과 항생제를 주고 수술을 준비하기 위해 몇 시간이 필요할 수 있습니다.

We need about 2 day's preparation before operation.

수술 전 2일 간이 필요합니다.

The morning of surgery you will probably receive an intravenous catheter usually placed in your arm and antibiotics to help prevent wound infections.

수술 당일 당신의 팔에 정맥혈관에 주사를 놓고 감염 예방을 위해 항생제를 투여할 것 입니다.

You're gonna have an operation tomorrow.

내일 수술을 받을 것입니다.

It's no big deal.

간단한 것입니다.

A lot of patients have had it done.

많은 사람들이 그 수술을 받았습니다.

There is no risk attached to the operation.
수술의 위험은 없습니다.
The mortality rate of operation is estimated 1 % of operation.
수술 중 사망률은 약 1% 정도입니다.
But we can't give a hundred percent guarantee that it would be okay.
하지만 괜찮을 것이라고 100% 보장하지는 못합니다.
The anesthesiologist uses a general anesthetic technique whereby you are put to sleep and made pain free in operation.
마취의사들이 수술 중 통증이 없고 잠을 재우기 위해 전신마취를 합니다.
Occasionally a spinal anesthetic may be used.
때때로 척추 마취를 하기도 합니다.
Certain risks are present when any operation requires a general anesthetic and the abdominal cavity is opened.
전신 마취와 개복수술에는 몇 가지 위험이 따릅니다.
Complications can occur.
합병증이 생길 수 있습니다.
The surgery will leave a scar.
수술은 흉터를 남길 것입니다.
Infection is rare but can occur after operation.
감염이 수술 후 드물게 올 수 있습니다.
Adhesions or hernia is a known complication of any abdominal operation.
복부 수술 후 유착이나 탈장이 올 수도 있습니다.
You feel better immediately after an operation.
수술 후 곧 좋아질 것입니다.
I'm afraid your cancer is advanced.
암이 이미 진행되었군요.
Surgery is a risk.
수술은 위험한 것입니다.
Treatment is radical operation.
치료는 광범위 절제술입니다.

Sometimes radiation therapy or chemotherapy is done.

때로는 방사선 치료나 항암제 치료가 필요합니다.

Combination treatment with chemotherapy and radiation therapy is needed to relieve symptoms and to destroy cancer cells that may remain in the area.

항암제와 방사선 치료 요법이 증상을 완화시키고,
남은 부위의 암세포를 죽이기 위해 필요합니다.

The success rate is small.

성공률이 적습니다.

Odds are about fifty-fifty.

확률은 50대 50입니다.

You'll get an operation tomorrow.

내일 수술을 받으실 겁니다.

Try to get some sleep.

잠을 좀 자 두세요.

Everything will be all right.

모든 게 잘 될 것입니다.

Surgery was a success. Operation was fine.

수술은 성공입니다.

Patient will be in intensive care unit.

환자는 중환자실에 있을 것입니다.

I think the patient will be fine.

환자는 좋아질 것이라고 생각합니다.

Take a deep breath and cough in order to free your lungs of any fluid build up that may occur due to the general anesthesia.

전신마취 때문에 당신의 폐에 액체가 고이지 않도록 숨을 크게 쉬고 기침을 하세요.

Pain medication will be ordered to control most of the discomfort.

진통제가 처방되어 불편한 점이 조절될 것입니다.

Pain control pump can be used.

진통 조절 펌프가 사용될 수 있습니다.

Pain control pump is a device that you control with the push of a button that is connected to your IV.

이것은 당신의 정맥주사와 연결되어 당신이 버튼을 눌러 통증을 조절할 수 있는 것입니다.

The pain medication is delivered, in a controlled dose,

when the button is pushed.

당신이 버튼을 누를 때, 조절된 용량의 진통제가 투여됩니다.

You are allowed to eat when the stomach and intestines begin to function again.

위와 장의 기능이 돌아오면 먹을 수 있습니다.

The first meal is a clear liquid diet.

처음 식사는 깨끗한 죽입니다.

If you tolerate this meal, the next meal usually is a regular diet.

이 음식을 먹고 괜찮으면 정상적인 음식이 나올 것입니다.

Resume your normal physical activities as soon as possible.

가능한 빨리 정상적인 활동을 시작하세요.

Walking is good for you.

걷는 것이 당신에게 좋습니다.

You will be discharged from the hospital within 2 weeks after the operation.

수술 후 2주 이내에 퇴원할 수 있을 것입니다.

You have recovered well and will be discharged tomorrow.

당신은 회복이 잘되어 내일 퇴원하게 될 것입니다.

You are able to be back to your normal activities within three weeks.

3주 이내에 정상 생활로 돌아 갈 수 있을 것입니다.

Immediately after discharge, you are go directly home and limit your activity.

퇴원 후 바로 집으로 가서 활동을 줄이세요.

If given a prescription, have it filled and begin taking medication as labeled.

처방을 받은 약이 있으면, 약을 사서 처방대로 복용하세요.

Don't remove suture and bandage.

봉합사를 제거하거나 붕대를 풀지 마세요.

Watch for redness, swelling, fever, persistent bleeding, and increased pain.

발적, 부종, 열, 지속적인 출혈이나 통증이 심해지는 지 지켜보세요.

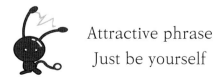

Attractive phrase

Just be yourself

56 For your convenience, our hospital offers some surgical procedure on an outpatient basis.

당신의 편의를 위해 어떤 수술들은 통원치료로써 가능합니다.

내시경을 통한 수술이 발달하면서 많은 수술들이 통원치료로 가능한데
(당일 수술- Day Surgery or Ambulatory Surgery),
당신의 편의를 위해 어떤 수술들은 통원치료로써 가능하다는 표현은 "For your convenience,
our hospital offers some surgical procedure on an outpatient basis."이다.
그리고 수술을 예약한 환자들에게 presurgical Instruction sheet라는 paper로
수술 전 지켜야 할 사항들을 설명해 주는데, 8시간 전까지 아무것도 먹지 말라는
"Please do not eat any solid foods or liquids
for a minimum of 8 hours prior to time of surgery.",
귀중품을 가져오지 말라는 "Please do not bring any valuables, such as jewelry,",
화장을 하지 말라는 "Please do not apply cosmetics.",
수술 후 몇 시간 머물러야 한다는
"After surgery, you have to stay in the hospital for a couple of hours.",
퇴원 후 가족이나 성인이 집까지 바래다줘야 한다는 "A responsible family member or other
adult must accompany you home from the hospital after discharge."로 표현한다.

P : Can this operation be done on an inpatient basis or outpatient basis?
이 수술은 통원치료가 가능한가요? 아니면 입원해야 되나요?

D : For your convenience, our hospital offers some surgical procedure on an
outpatient basis.
당신의 편의를 위해 어떤 수술들은 통원치료로써 가능합니다.

Day surgery is designed for people who are basically fit and healthy.
당일 수술은 수술에 적합하고 건강한 사람을 위해 마련되었습니다.

P : What is day surgery?
당일 수술이 무엇이죠?

D : It means that you arrive at the hospital on the same day as the operation and go home again that day.

당신이 병원에 도착한 날 수술을 받고, 그 날 집으로 가는 것을 말합니다.

It reduces your time and costs and eliminates the need for an overnight stay.

당신의 시간과 비용을 줄여주고, 하룻밤 머무를 필요가 없습니다.

P : How long do I stay in the hospital?

병원에는 얼마 정도 있어야 되죠?

D : The average stay is two to eight hours.

평균 머무는 시간이 2시간에서 8시간입니다.

P : Do I need to fast?

굶어야 하나요?

D : Yes, you should not eat or drink for six hours before your visit.

예, 수술 날 오시기 6시간 전까지는 먹거나 마시면 안 됩니다.

This includes water.

물도 포함해서요.

P : May I smoke?

담배 피워도 되나요?

D : Smoking can be hazardous before an operation.

흡연은 수술 전에 위험합니다.

So, please don't smoke for at least 24 hours beforehand.

수술 24시간 전까지는 담배를 피우지 마십시오.

P : Can I drive?

운전은 해도 되나요?

D : No. Due to the anesthesia you will receive, driving home would be dangerous.

아뇨, 당신이 받는 마취 때문에 집으로 운전하는 것은 위험합니다.

P : What will happen after surgery?

수술 후에는 어떻게 하죠?

D : After surgery, you will return to the room where hospital staff will monitor your progress until you are well enough to leave.

수술 후에는 병원 스텝이 당신이 좋아져 집에 갈 수 있을 때까지 모니터링 할 수 있는 곳으로 옮겨집니다.

Before you leave, you will be given medication, and a follow-up appointment will be organized.

집으로 떠나기 전에 약이 주어지고, 다음 진료날짜가 예약될 것입니다.

P : Okay.
　알겠습니다.

D : I will arrange the date and time of your visit directly with the hospital.
　제가 당신이 바로 병원으로 올 수 있는 시간을 잡아 드리겠습니다.

　The day before your hospital visit, a member of our hospital staff will telephone you to confirm the details.
　당신이 병원 오기 전날 우리 병원 직원이 당신에게 세부사항을 물어보기 위해 전화를 할 것입니다.

　If you will not be at home, please contact the hospital the day before your admission.
　만약 당신이 집에 없을 경우엔, 병원으로 수술 전날 전화를 해주세요.

Outpatient Post-Procedure Instructions
시술을 받은 외래환자에게 지켜야 할 주위 사항에 대한 설명들

1. Immediately after discharge, you are go directly home and limit your activity.
　퇴원 후 바로 집으로 가고 활동을 하지 말아야 합니다.

2. If given a prescription, have it filled and begin taking medication as labeled.
　처방을 받았으면 약국에서 산 다음 용량대로 약을 드세요.

3. Watch for redness, swelling, fever, persistent bleeding, and increased pain.
　빨개지거나, 붓거나, 출혈이 계속되고 통증이 심해지는 지 지켜보세요.
　If any of these symptoms occur, call the doctor immediately.
　그런 증상이 보이면 의사에게 전화해 주세요.

4. Don't remove suture and bandage.
　봉합사나 붕대를 풀지 마세요.

5. Don't change the dosage of medication unless checked with doctor first.
　의사가 체크하기 전에는 약 용량을 바꾸지 마세요.

6. Don't drink alcohol beverages or smoke
　while taking pain or sleeping medication.
　진통제나 수면제를 복용할 때는 술을 먹거나 담배를 피우시면 안 됩니다.

Attractive phrase
Freedom has many different faces

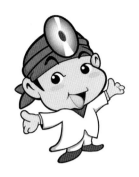

57 I will send you to a specialist.
당신을 전문가에게 보내 드리겠습니다.

증상이 호전되지 않아 환자를 다른 전문의에게 보낼 때는
"I will send you to a specialist." "I am going to refer you to a specialist."
"I am going to send you to a specialist who can run tests on you for your problem."
"I feel that you should see a specialist to check for your problem."
"I'd like to refer you to another specialist." 라는 표현들을 사용할 수 있다.
그 외에, 다른 의사의 견해가 필요하다는 "You need to get a second opinion.",
이 병은 제 전문 분야가 아니어서 저보다 더 전문가가 필요합니다는
"This disease isn't my specialty. This requires someone with more expertise than I had.",
당신의 상태가 심각하여 대학병원에 전원하겠다는
"Your condition is serious, so I'm going to transfer you to a university hospital."
근처의 종합병원이나 대학병원을 찾아보세요.
"Check with a nearby general hospital or university hospital."라고 표현한다.

D : I am afraid that I have some bad news.
미안하게도 나쁜 소식이 있습니다.

I think that you do have a problem with your lung.
제 생각에 당신의 폐에 이상이 있군요.

I think you may have lung cancer.
제 생각에 이것은 폐암일 수도 있습니다.

P : Oh my god!
아 하느님!

D : This is a serious condition.
심각한 상태입니다.

The chest X-ray reveals the presence of a lung mass.
흉부 엑스레이에 폐의 종양이 나타나는군요.

You need CT scanning and bronchoscopic examination.
당신은 CT 스캔과 기관지경 검사가 필요합니다.

P : I don't want an examination.
검사하고 싶지 않습니다.

I just want to consult a doctor.
저는 단지 의사 선생님에게 진찰만 받겠습니다.

D : We need to do a few tests to confirm this diagnosis.
이 질병을 확진하려면 몇 가지 검사가 꼭 필요합니다.

P : Would you tell me why I need the examination?
왜 제가 검사가 필요한 지 설명해 주실래요?

D : Cough and hemoptysis occur owing to bronchial and lung lesion.
기침과 객혈은 기관지와 폐 병변 때문에 발생합니다.

Hoarseness is due to involvement of the recurrent laryngeal nerve owing to extension of a mass from the left lung.
쉰 목소리는 좌측 폐의 종양이 회귀 후두신경을 압박하여 발생되었습니다.

CT scanning is significantly useful for detecting the presence of extrathoracic metastasis.
전산화 촬영 스캔은 흉부 밖으로의 전이유무를 아는데 매우 유용합니다.

Lung cancer may spread extensively within the thorax and metastasize widely through the body.
폐암은 흉부에서 몸 전체로 전이될 수 있습니다.

Brain, chest and abdominal CT scanning are needed for detecting the metastasis.
뇌, 흉부, 복부 CT 스캔이 전이 유무를 알기 위해 필요합니다.

Bronchogenic examination is an important technique in the diagnosis of bronchogenic tumors.
기관지경 검사는 기관지 암 검사에 아주 중요합니다.

Bronchial and lymph node biopsy may be obtained for cytologic evaluation.
기관지와 임파선 조직 검사가 세포 조직 평가를 위해 필요합니다.

I am concerned for your health.
전 당신의 건강에 대해서 책임이 있습니다.

The tests are harmless and will give you more information to make a decision.
그 검사들은 해가 없고, 치료를 결정하는 데 도움을 줍니다.

P : I would like to get a second opinion.
다른 의사의 의견을 듣고 싶군요.

D : OK. I understand. You can.
예, 이해합니다. 그럴 수 있습니다.

I know an experienced surgeon in this field.
나는 이 분야의 전문가를 알고 있습니다.

I will send you to a specialist.
당신을 전문가에게 보내 드리겠습니다.

P : Thank you.
감사합니다.

D : You will meet people who have had the same disease.
당신은 같은 병을 가진 사람들을 만날 것입니다.

결과가 나쁠 때 필요한 표현들

There is a bad news.
Bad thing has happened to you.
The bad news is that you have a severe disease.
I'm afraid your problem is serious.
I'm afraid that the result isn't good.
We have some very serious matters to discuss regarding your disease.
You have a serious condition which needs immediate evaluation and treatment.
I need to let you know.
We have to decide the best way of treating it.
This is not easy.
I can understand your concern and how you feel.
You need to remind yourself and be courageous.
Your family and friends will help you to fight against disease.
I'll give you medicine to make you comfortable.

Attractive phrase
Be in fashion and try to be confident

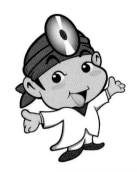

58 I will make an appointment for you.
진료 시간을 예약 해드리겠습니다.

환자가 예약을 하려고 "May I make an appointment with you?"라고 물어 왔을 때,
6월 18일, 오전 11시가 비었는데 괜찮겠습니까? 라는 표현은
"I have June 18, at 11:00 am, open. Will that be a good time?" 라고 할 수 있다.
예약을 하시겠습니까? 는 "Would you like to make an appointment?",
날짜를 정할 수 있는데 어떤 날을 원하세요? 는 "You can pick a date. What date do you want?",
수요일이 비었는데 어느 시간이 좋습니까? 는
"I have openings on Wednesday. What time would be best for you?",
이미 약속이 잡혀져 있어 다른 시간을 권할 때는
"Appointment has already been made at that time. Could you make it at another time?",
아침 11시가 괜찮은 지는 "Is 11:00am convenient for you?",
그날 11시에 예약했으니 그때 뵙겠습니다 는 "I am putting you down for 11:00 am on that day.
I will see you at your appointment time." 라 표현한다.
이번 주는 예약이 다 되어있다는 "I am fully booked up this week.",
2주 후에나 예약이 된다는 "The soonest I can give you 2 weeks from now.",
다른 예약이 취소되면 바로 알려주겠다는 "If there is a cancellation, I can get you in sooner."
"I will notify you as soon as there is a cancellation." 라고 표현한다.
그리고 진료를 받은 환자에게 다음에 올 날짜를 예약해 줄 때는
"I will make an appointment for you." "I will make a reservation for you."
"I will make a follow up appointment."
"I would like to schedule an appointment for you to come again."등으로 말할 수 있다.

P : I am suffering from a toothache.
　　저는 치통을 앓고 있어요.

　I have pain when I chew and drink cold water.
　　씹을 때나 찬물을 마시면 아파요.

D : Let me have a look.
　　잠깐 볼까요.

　　Please tell me if you feel pain.
　　아프면 말해주세요.

P : Yes.
　　알겠습니다.

D : You have dental caries.
　　당신은 충치를 앓고 있군요.

P : What is that?
　　그것이 무엇이죠?

D : Dental caries is a demineralization of the tooth surface caused by bacteria.
　　충치는 박테리아 때문에 치아 표면이 부식된 것을 말합니다.

P : Should I get the decayed tooth pulled?
　　충치를 뽑아야만 하나요?

D : I will try to save that teeth.
　　살리도록 노력해 볼게요.

　　A toothache can be treated with desensitizing treatments.
　　치통은 신경제거술 만으로도 가능합니다.

　　But dental restoration maybe needed if the tooth has lost tooth structure.
　　하지만 치아 구조가 손상 당하면 다시 회복시켜 주어야 합니다.

P : Can you give me a temporary filling?
　　임시로 때워 주실 건가요?

D : Which filling do you want to choose? Gold?
　　필링을 어떤 것으로 하실래요? 금으로 하실래요?

P : Gold. By the way, how can I prevent dental caries?
　　금으로요. 그런데 어떻게 하면 충치를 막을 수 있죠?

D : It can be successfully prevented by brushing your teeth three times daily and
　　reducing number of intakes.
　　매일 하루에 세 번식 양치질하고 음식을 자주 먹는 것을 피하면 성공할 수 있습니다.

　　Brushing your teeth after every meal is the best way to prevent tooth decay.
　　식후 양치질이 충치를 예방하는 최선의 방법입니다.

P : What might be the cause of a dull ache in my upper teeth and cheek?
　　윗니와 볼이 아픈 것은 왜 그렇지요?

D : It could be associated with a tooth or gum problem, temporomandibular disorder or sinusitis.
그것은 치아나 치은에 생긴 문제이거나 협골하악 관절 이상 또는 부비동염과 관계될 수 있습니다.

Do you have sinusitis?
부비동염이 있나요?

P : Yes, I have a sinus infection.
예, 부비동염이 있어요.

D : Sinus pain is sometimes mistaken for tooth pain because of the close proximity of the sinus cavity to the upper jaw.
부비동염은 위턱과 가까워 가끔씩 치통으로 오인될 수 있습니다.

Try to relax. I will give you an injection for local anesthesia.
긴장을 푸세요. 국소마취를 위해 주사를 놓을 것입니다.

P : OK.
알겠습니다.

D : We are done. I'll give you a prescription.
끝났습니다. 처방전을 드리지요.

I will make an appointment for you.
내가 다음 오셔야 할 날짜를 잡아 드리겠습니다.

I have June 18, at 9:00 A.M. open.
6월 18일 오전 9시가 비어있군요.

Will that be a good time?
괜찮습니까?

P : Can you change the time to 3:00 P.M. on the same day?
같은 날 오후 3시로 바꿀 수 있습니까?

D : 3:00 P.M. is filled but I have 4:00 P.M. open.
3시는 예약이 되어 있고, 4시가 비어있습니다.

Will you take it?
그 때로 예약 하시겠습니까?

P : Yes. 4:00 P.M. will be fine.
예, 4시도 좋을 것 같습니다.

D : Your appointment is at 4 o'clock on June 18.
알겠습니다. 당신의 예약 시간은 6월 18일 오후 4시입니다.

P : Thank you, ma'am.
감사합니다. 선생님.

Appointment Cancellation and Reschedule (약속의 취소와 변경)

1. When is your appointment?(=What day did you have appointment scheduled for?)
약속하신 날짜가 언제신가요?

2. What time was it scheduled for?
예약 시간이 언제이죠?

3. What's the reason for the cancellation/reschedule?
최소나 변경을 원하시는 이유가 무엇입니까?

4. I will cancel it for you.
취소를 하였습니다.

5. Do you reschedule your appointment?
약속날짜를 변경해 드릴까요?

6. What day would you like to switch to?
어느 날로 변경하시길 원하세요?

7. The doctor is not available at that time.
그 시간에는 의사 선생님이 안 됩니다.

8. Can you make it at another time?
다른 시간으로 하실래요?

9. What time would you like?
어느 시간이 좋으세요?

10. I will put you down for that time.
그 시간으로 잡아드리겠습니다.

11. Your appointment has been changed to -.
당신의 약속은 -로 변경되었습니다.

12. Thank you for calling to reschedule.
변경을 위해 전화를 주셔서 감사합니다.

13. We will see you then.
그때 뵙겠습니다.

Attractive phrase
There is nothing you can do to change a past moment

243

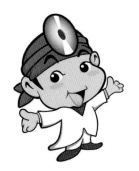

59 It depends on your willpower
그것은 당신의 의지에 달려있습니다.

오랫동안 병마에 힘들어하는 환자가
"How long will this keep me down?"라고 물어 올 경우,
그것은 당신의 의지에 달려있습니다 라는 뜻으로
"It depends on your willpower." "Prognosis relies on your willpower."
"Mental endurance is very important to treat disease."
"The strong willpower can cure any disease." "It's up to you." 등으로 대답하고,
환자의 의지를 북돋아주기 위해, 건강한 사람처럼 행동할 필요가 있다 라고 말할 때는
"You need to act internally like a well person.",
건강을 생각하는 데만 의지를 집중시킬 필요가 있다는 표현은
"You need to use your will power to fix your attention upon thoughts of health."
지금으로서는 현재의 치료에 어떻게 반응하는지 지켜보는 방법 밖에 없다는
"We have no choice but to wait and see how you respond to the present therapy.",
자신을 돌보는데 집중하라는
"You have to focus on taking good care of yourself."라고 표현한다.

D : How do you feel now?
지금은 어떻습니까?

Are you still feeling the pain?
아직도 통증이 있으세요?

P : Doctor, I did what you said.
의사 선생님, 전 당신이 하라는 대로 했습니다.

I took the pills, and I went to the physical therapist.
저는 약을 먹고 물리치료사한테 갔었습니다.

But the pain is still persistent.
하지만 통증이 계속 있습니다.

D : I am sorry you are still hurting.
계속 아프시다니 미안하군요.

P : I lost my appetite after receiving an operation due to stomach cancer,
위암 수술을 받은 후 식욕을 잃었어요.

I've lost weight recently and I feel weak.
최근에 체중도 줄고 약해졌어요.

D : How much do you weigh?
지금 몸무게가 얼마나 나가죠?

P : I weighed 80 kilograms before the operation, but now I weigh only 60 kilograms.
수술 전에는 몸무게가 80 Kg 이었는데, 지금은 60 Kg 밖에 안 나갑니다.

D : Have you had any emotional problems in recent months?
최근 몇 달 사이 감정적인 문제가 있었나요?

P : My husband had a cerebral hemorrhage 2 weeks ago.
제 남편이 2주전에 뇌출혈이 있었어요.

D : I'm sorry to hear that.
그 말을 들으니 유감스럽군요.

I can imagine.
상상이 갑니다.

P : It was really tough.
전 정말 힘듭니다.

At first I was about to die from mental depression.
처음에는 정신적으로 우울해서 죽을 것만 같았어요.

I am slow in recovering. But I can overcome.
회복이 늦더군요. 하지만 극복할 수 있습니다.

D : It depends on your willpower.
그것은 당신의 의지에 달려 있습니다.

P : All right.
맞습니다.

D : Any new symptoms?
다른 새로운 증상은 없으세요?

P : Only a backache.
단지 허리통증만 있어요.

So I sit motionless for several hours every day.
그래서 매일 몇 시간씩 움직이지 않고 앉아만 있어요.

D : The bone mineral loss that occurs with aging is accelerated by inactivity.
나이가 듦에 따라 소실되는 뼈의 무기질이 활동을 안 하면 더 빨리 소실됩니다.

Backache maybe related to osteoporosis.
요통은 골다공증과 관계가 있습니다.

I'll get an X-ray of your back and bone densitometry.
허리 엑스레이 사진과 골다공증 검사를 해보겠습니다.

Bone scan is also needed to rule out the possibility of the cancer metastasis.
암의 전이 가능성을 구별하기 위해 골 스캔도 역시 필요합니다.

P : Now I would like to do what I wanted.
이젠 제가 하고 싶은 데로 하겠습니다.

I am going to my chiropractor.
전 카이로프랙틱 시술자에게 갈 것입니다.

He'll put my back right.
그는 제 허리를 고쳐 줄 것입니다.

D : I see. You think that a chiropractor might be able to manipulate it and fix it.
압니다. 당신은 카이로프랙틱 시술자가 그것을 치료할 수 있을 것이라 생각하는군요.

P : Yes.
예.

D : Well, I can understand your choice.
글쎄요. 전 당신의 선택을 이해합니다.

Perhaps you could try the chiropractor for a couple of visits, then if everything isn't fine, come back here.
만약 당신이 카이로프랙틱 시술자에게 치료를 몇 번 받아보고도 좋아지지 않으면, 다시 이곳으로 오십시오.

P : OK. Thank you for your effort.
알겠습니다. 당신의 노력에 감사 드립니다.

D : You are welcome.
천만에요.

Biopsy (조직검사)

You may have a form of cancer.
암의 일종인 것 같군요.
We need more tests to determine the type of cancer.
암의 형태를 알기 위해 검사가 더 필요합니다.
You need biopsy.
조직 검사가 필요합니다.
It's hard to know before we get the biopsy result.
조직 검사 결과를 보기 전까지는 알 수 없습니다.
I'll give you an local anesthetic.
국소 마취주사를 놓겠습니다.
We're gonna put a fine needle.
작은 바늘을 넣겠습니다.
That will hurt a little.
그것은 약간 아플 것입니다.
Relax.
긴장을 푸세요.
You won't be in severe pain.
많이 아프지는 않을 것입니다.
You'll feel it when it goes in.
들어갈 때 느낄 것입니다.
We will take a piece of the tumor out of your organ.
당신의 조직에서 암의 일부를 떼어낼 것입니다.
It'll take a couple of minutes.
2-3분 걸릴 것입니다.

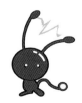

Attractive phrase
Enjoy liberal mind

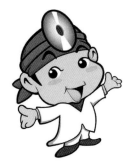

60 You have to avoid any food containing too much cholesterol or fat.

당신은 콜레스테롤이나 지방이 많은 음식은 피하여야 합니다.

환자와 상담할 때 자주 사용하는 표현들이 있는데,
첫 번째는 당신은 스스로 건강에 대해서 책임져야 합니다
"You have to be responsible for maintaining your health.",
두 번째는 나에게 더 물어 볼 것이 있습니까?
"Do you have any questions for me?"
또는 "Ask questions if you don't understand any information from me.",
세 번째는 당신의 문제를 푸는데 도움이 되는 질문을 빼먹었나요? "Do you think I left out any
important questions that would be helpful in learning about your problem?",
네 번째는 혹시 우리에게 말하지 않은 것이 있나요?
"Is there something else you haven't mentioned to us?",
마지막 다섯 번째는 모든 것이 잘 되기를 바란다 "I hope everything will be all right."이다.
비만은 고혈압, 당뇨병, 심장병과 같은 질환들을 야기 시키는데,
다이어트, 체중감소, 운동만으로도 혈압을 조절할 수 있다는 표현은 "Diet, weight loss and
exercise alone are sometimes enough to normalize elevated blood pressures.",
콜레스테롤이나 지방이 많은 음식은 피하여야 한다는 표현은
"You have to avoid any food containing too much cholesterol or fat.",
기름진 음식이나 설탕을 피하라는 표현은 "You need to avoid highly greasy foods and sugar.",
몸에 좋은 음식은 먹고 좋진 않은 음식은 피하라는 표현은
"You need to eat healthy foods and avoid unhealthy foods.",
유산소 운동과 정제된 탄수화물을 줄이는 식습관으로 바꾸어 체지방을 제거해야 한다는 표현은
"You need to get rid of body fat by doing aerobic exercises
and changing your eating habits to reduce refined carbohydrates.",
신선한 과일이나 채소, 가공되지 않은 곡물, 단백질 등 올바른 식생활을 해야 된다는 표현은
"You make sure that you eat the right foods like
fresh fruits, vegetables, whole grains and protein."로 쓸 수 있다.

P : I would like to request a cholesterol and blood sugar screening.
콜레스테롤과 혈당 검사를 하고 싶습니다.

D : Do you have high blood pressure or diabetes?
당신은 고혈압이나 당뇨병이 있나요?

P : No, I get tired easily.
아뇨. 피로를 쉽게 느낍니다.

I am losing weight.
몸무게도 줄어들고 있습니다.

D : Have you been drinking excessive fluids?
물을 많이 마시나요?

P : Yes.
예.

D : Do you have a history of diabetes in the family?
가족 중에 당뇨병이 있었던 적이 있나요?

P : Yes. My father. How can you know?
예. 제 아버지가 당뇨병입니다. 어떻게 알았죠?

D : You may have diabetes, a metabolic condition in which your body lacks insulin and can't use sugar.
당신은 아마도 인슐린이 부족하고 당분을 조절하지 못하는 당뇨병인 것 같습니다.

Early symptoms of diabetes include extreme hunger, thirst, frequent urination, weight loss and unusual tiredness.
당뇨병 초기 증상은 심하게 배고프거나, 목마름, 소변을 자주 보는 것, 체중 감소, 이상한 피로감등입니다.

Diabetes tends to run in families.
당뇨병은 유전되는 경향이 있습니다.

P : Is diabetes hereditary?
당뇨병이 유전되나요?

D : You are genetically vulnerable.
당신은 유전학적으로 그렇게 될 가능성이 있습니다.

P : What is diabetes exactly?
당뇨병이 정확히 무엇이죠?

D : Diabetes is a disease that occurs when your body doesn't make enough of a hormone, called insulin, or if your body doesn't use insulin the right way.
당뇨병은 당신의 몸에서 인슐린을 충분히 만들지 못하거나 인슐린을 정상적으로 사용하지 못해 생기는 병입니다.

If left untreated, it may result in blindness, heart attacks, strokes, kidney failures.
만약 치료를 하지 않으면, 시력을 잃거나 심장병, 뇌졸중, 신장병 등이 올 수 있습니다.

Do you have episodes of pressure in your chest?
가슴에 압박감 같은 것을 느낀 적은 없나요?

P : No.
아닙니다.

Do I have to follow a special diet?
특별한 음식을 먹어야 하나요?

D : You have to design a meal plan.
당신은 음식 계획을 세워야 합니다.

You have to avoid any food containing too much cholesterol or fat.
당신은 콜레스테롤이나 지방이 많은 음식은 피하여야 합니다.

A healthy diabetes meal consists of 55% of calories from carbohydrates, 15% from protein and less than 30% from fat.
건강식은 탄수화물에서 55%, 단백질에서 15%, 지방에서 30% 이하의 칼로리를 섭취하는 것입니다.

P : I think I'd really like to try to change my eating.
저는 정말로 먹는 것을 변화시키고 싶어요.

D : Yes, Avoid butter, oils, fatty meats, fried foods.
예. 버터나 기름, 지방이 많은 고기나 튀긴 음식을 피하세요.

P : How is diabetes treated?
당뇨병은 어떻게 치료되죠?

D : The goal of diabetes treatment is to keep your blood sugar level as close to normal as possible.
당뇨병 치료의 목적은 혈당을 정상치에 가깝게 유지하는 것입니다.

The first step is to have a healthy diet.
첫 번째 할 일이 건강식을 먹는 것입니다.

The second step is to exercise regularly.
두 번째가 규칙적으로 운동을 하는 것입니다.

These are the single most important things you can do.
이것들이 당신이 할 수 있는 가장 중요한 것들입니다.

Advice for Healthy Life (건강한 삶을 위한 조언)

The brain and muscle have to be used regularly to remain strong.
뇌와 근육을 강하게 유지시키기 위해서는 규칙적으로 사용되어야 합니다.
Aim for a balance of proper diet and exercise.
균형적인 식사와 운동을 하도록 하세요.
Exercise is very important to maintaining health.
운동은 건강을 유지하는데 아주 중요합니다.
Adequate exercises help you lead a healthy life.
적절한 운동은 당신을 건강한 생활로 이끕니다.
You should try to do a little bit of exercise every day.
당신은 매일 조금씩 운동을 하도록 노력해야 합니다.
Exercise helps to reduce your blood cholesterol level
and the risk of heart disease or stroke.
운동은 혈액내의 콜레스테롤 수치를 낮추어 주고,
심장병이나 뇌졸중의 위험을 줄여줍니다.
Poorly-fit young adults are 3 to 6 times more likely to develop diabetes,
high blood pressure and other illnesses in middle age
that put them at greater risk of heart disease or stroke.
운동이 부족한 젊은 사람은 중년의 나이에 심장병이나 뇌졸중을 일으킬 위험성이 높은
질환이나 당뇨병 고혈압 등이 3-6배 더 많이 발생됩니다.
Increasing fitness decreases the risk of by as much as 50%.
운동을 더 많이 할 경우 위험성이 50% 감소됩니다.
The solution lies in a willingness to make lifestyle changes.
해결책은 삶을 변화시키고자 하는 의지에 있습니다.
Exercise will put you in better shape.
운동은 당신을 좀 더 몸매가 좋게 만들 것입니다.
Consider a physical activity to help you burn those extra calories.
여분의 칼로리를 소모시키는 육체 운동에 대해서 고려해 보세요.

Working out at a fitness center will build up your heart and lung.
피트니스 센터에서 운동은 당신의 심장과 폐를 튼튼하게 해 줄 것입니다.

Have a positive mind.
긍정적인 생각을 가지세요.

Learn a stress reduction technique.
스트레스를 줄이는 방법을 생각하세요.

Sometimes enjoy slow life and relaxation.
때로는 느린 생활과 여유로움을 즐기세요.

Get a sleep and know how much sleep you need.
당신이 필요한 수면을 알고 취하세요.

Sometimes take a multi-vitamin.
때로는 복합 비타민을 먹으세요.

Start your day with breakfast.
아침 식사로 시작하세요.

Drink at least six to eight glasses of water.
하루에 물을 최소한 6내지 8컵 드세요.

Do at least one activity each week that brings pleasure.
일주일에 한 번은 즐거움을 주는 활동을 하세요.

Sometimes enjoy breathing fresh air and taking sunshine in nature.
가끔씩 자연 속에서 신성한 공기를 마시고 햇볕을 쬐는 것을 즐기세요.

Health in old age is predicted by factors
such as a stable marriage, regular exercise,
adaptive ability and continuous reading.
노년의 건강은 안정된 결혼생활, 규칙적인 운동,
적응 능력, 계속적인 독서와 같은 요소에 의해 예견 되어집니다.

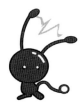

Attractive phrase
Have a global mind

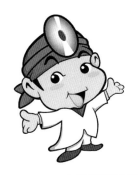

61 Exercise is the key to a healthy life.

운동이 건강한 삶의 해답입니다.

환자에게 스트레스를 어떻게 풀고 있느냐고 물어 볼 때는
"What do you do to prevent stress in your life?" 또는 "How do you cope with stress in your life?" 라고 하며, 운동이 스트레스에 도움이 된다는 "Exercise can reduce stress."
"Exercise is a good way to deal with stress."로 말한다.
운동이 건강한 삶의 해답입니다 란 표현은 "Exercise is the key to a healthy life."이며,
매일 운동을 해야 된다는 "You need to get exercise every day.",
일주일에 3번 30분 동안 운동해야 건강에 효과가 있다란
"You need to exercise three times per week for 30 minutes to have health benefits.",
운동이 당신의 심장과 폐를 튼튼하게 해 줄 것입니다란
"Exercise will build up your heart and lungs."
운동이 근육을 이완시키고, 잠을 잘 자게 하고, 엔돌핀을 분비해 스트레스를 줄여준다는
"Exercise can help you handle stress by relaxing tense muscles,
helping you sleep better and releasing endorphin.",
근력운동이 대사를 증진시키고, 강해진 근육이 매일 하는 활동을 더 쉽게 해준다는
"Weight training helps raise your metabolism and stronger muscles enable you
to perform daily activities more easily."이다.

D : How are you feeling now?
　지금은 어떠세요?

P : Pretty good.
　아주 좋습니다.

D : It's amazing how you get over colds so quickly.
　감기가 그렇게 빨리 낳다니 놀랍군요.

P : The medicine worked like a magic.
　약이 정말 잘 듣더군요.

D : Tell me about your blood control.
혈당 조절에 대해 말해 주세요.

P : It is more or less as usual.
항상 올랐다가 내렸다가 해요.

D : Don't you care about food?
음식에 신경을 쓰지 않나요?

P : I don't pay much attention to my diet.
음식에는 신경을 별로 안 쓰는 편입니다.

I have been eating more than usual lately.
최근에는 더 많이 먹고 있습니다.

D : You have to be responsible for maintaining your health.
당신은 스스로 건강에 대해서 책임져야 합니다.

P : Yes, you are right.
예, 맞습니다.

D : Do you exercise regularly?
규칙적으로 운동을 하나요?

P : Sometimes. But how can exercise help my diabetes?
가끔씩요. 헌데 운동이 어떻게 당뇨병에 도움을 주지요?

D : Exercise can help control your weight and lower your blood sugar level.
운동은 당신의 몸무게를 조절해 주고 혈당도 줄여줍니다.

It also lowers your risk of heart disease and helps you feel better about yourself.
그리고 심장병 위험을 줄여주고 당신의 기분을 좀 더 좋게 만들어 줄 것입니다.

P : What kind of exercise should I do?
어떤 운동을 해야 하지요?

D : I recommend aerobic exercise, which makes you breathe more deeply and makes your heart work harder.
유산소 운동은 호흡을 더 깊게 할 수 있게 해주고, 심장 운동을 더 튼튼하게 해주어 권유합니다.

Examples of aerobic exercise include walking, jogging, bicycling or dance.
유산소 운동은 예로써 걷기, 조깅, 자전거 타기, 춤 등입니다.

P : Are there any risks to exercising for people with diabetes?
운동하는 당뇨병 환자들에게 위험도 있나요?

D : Yes. Exercise changes the way of your body reacts to insulin.
예. 운동은 당신의 몸이 인슐린에 반응하는 것을 변화시켜 줍니다.

Regular exercise makes your body more sensitive to insulin, and your blood sugar level get to low after exercising.
규칙적인 운동은 당신의 몸을 인슐린에 잘 반응하게 만들어주고, 운동 후 혈당이 떨어지게 만듭니다.

You may need to check your blood sugar level before and after exercise.
당신은 운동 전후로 혈당을 체크하는 것이 좋습니다.

P : How will I know if my blood sugar is too low while I'm exercising?
혈당이 떨어지는 것을 어떻게 알죠?

D : You may feel a change in your heartbeat, suddenly sweat more and feel dizzy.
당신은 심장 박동이 변화가 오고 갑자기 땀을 많이 흘리고 어지러울 것입니다.

When you feel this way, you should stop exercising and eat candy or chocolate.
이런 증상이 있으면 즉시 운동을 중단하고 캔디나 초콜릿을 먹으세요.

P : Okay, I will try to exercise regularly.
알겠습니다. 운동을 규칙적으로 하도록 노력하겠습니다.

By the way, scar was formed in my injection sites.
그런데 주사 맞는 자리에 흉터가 났어요.

D : To minimize scar formation, rotate injection sites when taking insulin.
흉터를 줄이려면 인슐린을 놀 때 자리를 돌려가며 놓으세요.

P : How can I trim my toenails?
발톱은 어떻게 손질하죠?

D : Don't trim toenails too short.
너무 짧게 깍지 마세요.

P : I have been gaining weight for one year.
저는 일 년 동안 체중이 불었어요.

I've gained 7 kilograms in the last 6 months.
저는 근래 6개월 동안 7Kg이나 쪘어요.

D : How much do you weigh?
체중이 얼마나 나가죠?

P : I weigh 80 kilograms now.
지금 80Kg입니다.

I am a little bit overweight.
나는 조금 뚱뚱해요.

I am getting fat around the belly and my strength is declining.
복부 주변에 지방이 끼고, 힘도 떨어지는 것 같아요.

D : How tall are you?
키가 얼마죠?

P : I am about 170 centimeters tall.
170 센티미터입니다.

I am overweight for my height.
나는 키에 비해 체중이 많이 나갑니다.

I used to be thin when I was a student.
학생일 때는 바른 편이었습니다.

D : Why don't you go on a diet?
왜 다이어트를 하지 않으시죠?

P : I tried but failed.
노력했지만 실패했어요.

D : You need to work out at a fitness center.
피트니스 센터에서 운동할 필요가 있겠군요.

P : Yes, I will work out everyday at a fitness center by taking an aerobics class.
예. 피트니스 센터에서 매일 에어로빅 수업을 받아야겠습니다.

D : Exercise is the key to a healthy life.
운동이 건강한 삶의 해답입니다.

P : You said it.
맞아요.

Health is the most important thing in our life.
건강이 우리 생활에 가장 중요한 것이에요.

D : Health should be the first consideration in life.
건강이 우리 생활에 첫 번째로 생각될 거예요.

P : By the way, I want to slim down.
아무튼 저는 날씬해지고 싶어요.

D : You should try to do at least a little bit of exercise every day.
당신은 매일 조금씩 운동을 해야 할 것 같군요.

If working out is performed at the proper intensity, duration and frequency, you will achieve significant improvements in physical working activity.
만약 운동을 적당한 강도와 시간, 빈도에 맞추어 한다면, 당신은 육체적인 활동 능력이 의미 있게 증가될 것입니다.

P : I'd be happy if I had a more slender figure.
날씬해진다면 정말 행복할 것 같아요.

D : And exercise will build up your heart and lungs.
그리고 운동은 당신의 심장과 폐를 튼튼하게 해 줄 것입니다.

Post Injection Instructions for Outpatient Surgery
진정제나 혈관주사를 맞은 외래환자에게 주의를 주어야 할 일들

1. On the day of your injection, you can expect some soreness and stiffness.
주사를 맞은 날에는 아프거나 경직될 수 있습니다.

2. You could be unsteady or drowsy for a couple of hours after your injection
because of the sedative you may received.
진정제를 투여 받아 몇 시간 동안 어지러울 수 있습니다.

3. You should keep your back/neck as mobile as possible.
허리나 목을 가능한 움직이십시오.

4. Begin moving as soon as you are able.
가능하면 활동을 하십시오.

5. If you received exercises from your doctor, start them as soon as possible.
의사선생님이 바로 활동이 가능하다면 바로 시작하셔도 됩니다.

6. For the first 24 hours following your injection, it is advisable to use ice
at the injection site for 20 minutes of every hour while you are awake.
처음 24시간 동안에는 시간당 20분 동안 개어있는 동안 얼음찜질을 해 주세요.

7. The medicine which was used to put the patient to sleep
will be acting in the body for the next 24 hours,
so you might get a little sleepy, you should not drive a car.
진정제는 24시간 동안 몸에 작용을 하므로 졸릴 수 있으니 운전을 하면 안 됩니다.

8. We strongly suggest that a responsible adult be with the patient for the rest
of the day and also during the night for the patient's protection and safety.
책임질 수 있는 성인이 환자를 밤까지 돌보고 안심되게 보호를 해주어야 합니다.

Attractive phrase
Feel whole life energy and enjoy your life

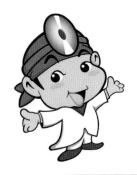

62 We did all we could.
우리는 최선을 다했습니다.

응급실이나 중환자실에서는 생명이 위독하여 심폐소생술을 하는 경우가 자주 있는데,
보호자들에게 뒤로 물러나 밖에서 기다리라고 말할 때는
"Please, stand back. You need to wait outside."라 하고,
삽관술이 필요하다는 표현은 "He(She) need to be intubated.",
숨을 쉬게 하기 위해 기관지절개술이 필요하다는 표현은
"We need to cut a hole in his(her) neck to help him(her) breathe."라고 한다.
보호자들이 "Is he(she) gonna be all right?" 괜찮을까요? 라고 물어볼 때,
최선을 다하고 있다는 "We're doing our best.",
최선을 다하겠다는 "We'll do everything we can.",
환자의 상태에 대해서 간간히 알려주겠다는 "We'll keep you updated on his(her) condition."
"We'll let you know about change of condition."
"I'll update you on patient's condition." 등으로 말한다.
환자의 상태가 나빠지고 있을 때는
"He(She) seems to be getting worse." 또는 "Patient is getting worse.",
환자의 상태가 심각할 때는 "He(she) is in serious condition."
또는 "He(she) is in critical condition.", 아주 심각할 때는
"He(she) is in extremely serious condition." 라고 설명할 수 있으며,
환자가 회복하기 어렵다는 표현은 "He(She) has no chance for a meaningful recovery.",
환자가 의식이 돌아오지 않을 수도 있다는 표현은 "Patient may never regain consciousness.", 생
명을 유지하기 위해 기계를 사용한다는 표현은
"We should use a machine to keep his(her) body alive.",
호흡을 돕거나, 산소공급을 위해 호흡기 사용이 필요하다는 표현은
"He(she) needs respirator to get enough oxygen and to facilitate his(her) breathing."
라고 한다.
환자와 생명을 연장시키기 위해 기계사용에 대해 이야기 해 본 적이 있느냐는

"Did you ever talk with him(her) about whether he(she) wanted to use machines to keep him(her) alive."라고 질문을 하며, 환자가 죽을 수 있는가? "Is he gonna die?"라는 물음에 그럴 가능성이 있다고 대답할 때에는
"There is a chance patient might die." "It is a possibility."
"There is a possibility." 라고 말한다.
환자의 생명이 며칠 안 남았다는 표현은
"He(She) may only have a couple of days left.",
죽음을 기다리는 환자의 보호자에게 자연스럽게 지켜보자는 표현은
"We will just have to wait and see."또는 "Let nature take it's course.",
심폐소생술 후 최선을 다 했으나 살리지 못했다는 표현은
"We did all we could. We are unable to revive him(her)"
또는 "Despite our best effort to save his(her) life, he(she) has passed away."라 한다.

N : I can't feel a pulse.
맥박이 없네요.

I don't get a blood pressure.
혈압측정이 안됩니다.

Heart monitor shows no rhythm.
심장 모니터에 리듬이 없군요.

Cardiac arrest.
심장마비입니다.

D : Call the time. 3 o'clock. P.M.
시간이 오후 3시이군요.

Start the cardiac massage.
심장마사지를 시작합시다.

We need to intubate.
기관내 삽관을 하죠.

Get a laryngoscope and an endotracheal tube.
후두경과 기관내 튜브를 가져오세요.

Can you hold the head position?
머리 자세 좀 잡아 줄래요?

Give me endotracheal tube 7.

7번 기관내 튜브를 주세요.

Push on his larynx.

후두를 눌러주세요.

OK. It's in.

됐습니다. 안으로 들어갔군요.

Inflate the cuff. The Ambu bag.

공기를 넣으세요. 암부백.

Give him an ampule of epinephrine.

에피네프린 한 앰플 주세요.

Let's shock him.

충격을 줍시다.

Defibrillator. Set it on 200J.

제세기. 200J로 맞추어 주세요.

Clear.

클리어.

N : No response.

반응이 없습니다.

D : Give him another ampule of epinephrine.

에피네프린 한 앰플 더 주세요.

Bicarbonate 40.

바이카보네이트 40 주세요.

N : OK.

알겠습니다.

D : Change to 250 J. Stand back(=Clear).

250J로 바꾸세요. 물러나세요.

Pulse is not bounding.

맥박이 뛰질 않는군요.

Defibrillator. Charging to 300 J.

제세기 300 주울로 맞추세요.

Everybody off. Clear.

모두 비키세요. 클리어.

N : He is not responding.

반응이 전혀 없군요.

D : Keep doing CPR.
  심폐소생술을 계속하도록 하죠.

N : OK.
  알겠습니다.

D : Pupils are dilated and fixed.
  동공이 열려있고 고정되었군요.

  Let's call it.
  이만 끝냅시다.

  Time of death. P.M. 3 :20
  사망 시간 오후 3시20분.

  Where is the family?
  가족들은 어디에 있죠?

N : They are out there.
  그들은 저곳에서 기다리고 있습니다.

D : OK.
  알겠습니다.

  Hi. I am Dr. Lim.
  안녕하세요. 저는 닥터임입니다.

P : I am his daughter.
  제가 딸입니다.

  Can you tell me what happened?
  무슨 일인 지 말씀해줄래요?

  Will he be all right?
  그는 괜찮을까요?

D : We used all of our capabilities.
  우리는 가능한 모든 것들을 다했습니다.

  We tried to revive him for 20 minutes, but with no success.
  우리는 그를 살리려고 20분 동안 노력했지만, 성공하지 못했습니다.

  We did all we could.
  우리는 최선을 다했습니다.

  We're unable to revive him.
  우리는 그를 살리지 못했습니다.

  I am sorry to inform you that your father has passed away.
  당신의 아버지가 돌아가셨다고 말해서 미안하군요.

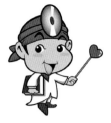

Conversation with patients (환자들과의 상담)

I can understand your distress.
당신의 고민을 이해합니다.
I know how you feel.
어떻게 느끼는 지 이해합니다.
I want you to talk to me about anything.
저에게 어떤 것이든 말하세요.
You will need to remind yourself
당신의 마음을 먼저 안정시키세요.
Don't let it get you down.
속상해 하지 마세요.
You've had a difficult time with this problem.
이 문제로 당신은 아주 어려운 시기입니다.
Try to talk with your family
당신의 가족에게 말하세요.
They will help you and relieve anxiety about the treatment.
그들이 당신을 돕고 치료에 대한 걱정을 줄여줄 것입니다.
We need to notify the family.
가족들에게 알릴 필요가 있습니다.
Could you bring a family with you when I see you in the next clinic.
다음 진료 때 가족을 데려 오실 수 있습니까?
Don't jump to any premature conclusions.
미리 속단하지 마세요.
Don't take it seriously. It's not serious, it's minor.
심각하게 받아들이지 마세요. 심각한 것이 아닙니다, 단순한 것입니다.
Don't be depressed.
실망하지 마세요.
Bad thing has happened to you.
당신에게 안 좋은 일입니다.

You must be a pretty strong person to have endured this problem.

이 문제를 극복할 수 있는 강한 사람이 되십시오.

How do you think we should handle this problem?

이 문제를 어떻게 다루면 좋겠습니까?

I wish there is something I could do to help.

도움이 될 만한 게 있으면 좋겠군요.

I am not saying that.

그렇게 말하지 않았습니다.

Let me explain that a little more.

좀 더 설명해 드리겠습니다.

Your symptom would be an unusual thing.

당신의 증상은 조금 특이한 것일 수 있습니다.

We don't know anything for sure.

확실한 것은 아직 모릅니다.

Try to look on the bright side.

좋은 쪽으로 생각하세요.

I think you'll be fine.

당신은 좋아질 것이라고 생각합니다.

There is nothing to worry about.

걱정하실 필요 없습니다.

Settle down. You need to calm down.

흥분을 가라앉히세요. 진정할 필요가 있습니다.

I understand your concern.

당신의 걱정을 이해합니다.

That's not the point.

그것이 지금 중요한 것이 아닙니다.

You have to stay for observation.

관찰을 위해 이곳에 있어야 합니다.

We'll take very good care of you.

우리가 당신을 잘 돌봐드릴 것입니다.

I understand what you're going through.

당신이 당하는 고통을 이해합니다.

Are you afraid to tell me the truth?

진실을 말하기가 두렵나요?

I will keep this confidential.

이것을 비밀로 하겠습니다.

Have you been thinking a lot?

많이 생각해 보셨나요?

Why don't you tell me something about what's bothering you?

당신을 괴롭히는 것에 대해 말해줄래요?

You have nothing to worry about.

걱정할 것이 없습니다.

I am sure you don't need to worry about cancer.

암에 대해서 걱정하실 필요가 없습니다.

There is no need for further evaluation.

더 검사할 필요가 없습니다.

I think you'll be fine.

You're gonna okay.

It's gonna be okay.

You'll be fine.

곧 좋아질 것입니다.

You'd like to make a rest and relaxation plan for several days.

휴식을 취하고 며칠 쉴 계획을 세우세요.

You are always welcome to come and see me.

언제든지 저에게 오셔도 됩니다.

Keep this in mind.

이 말을 명심하세요.

You should keep trying to rest your body.

무리하지 않도록 노력하세요.

I suggest you cooperate.

당신이 협조해 주세요.

Do you have any questions for me?

Is there anything you'd like to ask?

저에게 더 물어 볼 것이 있습니까?

Ask questions if you don't understand any information from me?

이해가 가지 않는 것이 있습니까?

Is there anything else we haven't covered or that you'd like to tell me?

우리가 빼 먹은 것이나 저에게 하고 싶은 이야기가 있습니까?

Have you got any counseling?

상담을 한 적이 있나요?

Have you told your family any of these problems?

가족들에게 이 문제들에 대해 말했습니까?

Does your family know you're here?

당신의 가족이 당신이 이곳에 있는 지 압니까?

We need to know where your family are.

당신의 가족들이 어디에 있는지 알아야 합니다.

We need to get your family in here as soon as possible.

가능한 빨리 당신들의 가족이 이곳으로 와야 합니다.

We can't have to do this without the family's consent.

가족들의 동의 없이는 할 수 없습니다.

You know you'd hurt yourself.

당신 스스로 당신을 아프게 할 수 있습니다.

I want to be sure that you know that.

나는 당신이 그것을 꼭 알기를 바랍니다.

Is there anyone I should call?

전화를 해드려야 할 사람이 있나요?

If you give me your phone number, I can call your family so they come.

만약 당신이 전화번호를 가르쳐 주면 가족이 오게끔 전화하겠습니다.

I'm calling to inform you of your father's admission to the hospital.

당신 아버지께서 입원하신 것을 알려주려고 전화했습니다.

We don't encourage this test.

이 검사를 꼭 종용하지는 않습니다.

You have to accept the way things are.
자연적인 일들을 받아들여야 합니다.
We will do everything we can.
우리가 할 수 있는 것은 다 할 것입니다.
Patient is extremely ill.
환자는 매우 아픈 상황입니다.
We can't be sure that the patient will pull through.
환자가 이겨낼지 확실하지 않습니다.
The patient has to have surgery.
환자는 수술을 받아야만 합니다.
We need you to sign some consent papers.
동의서에 당신의 사인이 필요합니다.
Patient is in grave condition.
Patient's condition is grave.
환자는 심각한 상황입니다.
Patient's condition is most likely terminal.
환자의 상태는 마지막 상태에 가깝습니다.
There is nothing more we can do to stop the disease from progressing.
병이 진행되는 것을 멈출 수 있는 방법이 더 이상 없습니다.
With or without treatment, the patient couldn't live long.
치료를 하든 안 하든 환자는 오래 살지 못합니다.
The patient is dying.
환자는 죽어가고 있습니다.
He won't make it to the midnight.
밤까지 살지 못할 것입니다.
No one can tell what will result.
어떤 결과가 올지 말하기 힘듭니다.

Attractive phrase
Be a citizen of the world

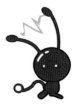

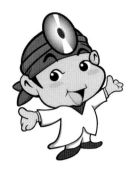

63. 외래 실용 영어
Practical English in Outpatient Department

N : Hello, How may I help you?
여보세요. 무엇을 도와 드릴까요?

P : I'd like to make an appointment with Dr. Lim.
임 선생님께 예약을 하고 싶습니다.

N : What's your name and address, please?
이름과 주소가 어떻게 되시지요?

P : Kim -. address is -.
김- 이고 주소는 -입니다.

N : What's your social security number?
주민등록번호가 어떻게 되지요?

P : **** - ****.
**** - ****입니다.

N : Hold one moment. Thanks for waiting.
잠깐만 기다려 주실래요? 기다려 주셔서 고맙습니다.

Doctor Lim is off today. Do you think it can wait until tomorrow?
임 선생님은 오늘 오프이므로 내일까지 기다릴 수 있으세요?

P : I was really hoping to get in today.
오늘 가려고 생각했는데요?

N : What would you like to see him for?
무슨 증상으로 그를 만나려고 하시죠?

P: I have a knee problem. It's aching.
무릎에 문제가 있습니다. 그곳이 아파요.

N : How about seeing another doctor?
다른 의사 선생님을 보시는 것은 어떻습니까?

P: OK. No problem.
알겠습니다. 그렇게 하죠.

N : Your appointment is at 11:00 A.M.
당신의 예약 시간은 오전 11시입니다.

We'll see you at that time.
그때 뵙도록 하겠습니다.

외래에서 실용적인 영어 표현들
Practical English in Outpatient Clinic

Can I help you? (May I help you?)
무엇을 도와드릴까요?

What's your name? What's your last name?
이름이 어떻게 되지요? 성이 무엇이지요?

Could you spell it out for me?

How do you spell it?
철자를 말해 줄래요?

Do you have medical insurance?
의료보험은 가지고 계십니까?

What kind of insurance do you have?
어떤 의료보험을 가지고 있으시죠?

What's your insurance number?
보험 번호가 어떻게 되시지요?

May I see your insurance card?
보험카드를 볼 수 있을까요?

I would like to verify your identity.
당신의 신원을 확인하고 싶군요.

Do you have any identification card?
어떤 신분증이 있나요?

What department do you want to make an appointment?
어느 과 예약을 원하십니까?

Is there a doctor you want to see?
보시길 원하는 선생님이 계십니까?

What's your symptom?

증상이 무엇이지요?

You'd better make an appointment in orthopaedic department.

정형외과로 예약하시는 것이 좋을 것 같습니다.

We need to you to write this form.

이 양식에 적어주세요.

What's your current address?

주소가 어떻게 되죠?

What's your telephone number?

전화번호가 어떻게 되지요?

What's your date of birth?

생일이 언제이지요?

Your appointment is 11 O'clock.

당신의 예약은 11시입니다.

Please go there 5 minutes before your appointment time.

예약 시간 5분전까지 그곳으로 가세요.

Do you want to make an appointment?

예약을 원하십니까?

Who is your doctor?

담당 선생님이 누구시죠?

Do you want to make an appointment with Dr. Kim?

김 선생님에게 예약하시기를 원하나요?

What date do you want?

어느 날짜를 원하시죠?

Let me see.

잠깐 살펴볼게요.

We have June 18, at 3 P.M. open.

오후 3시가 비어있군요.

Will that be a good time?

괜찮습니까?

2 P.M. is filled.

2시는 예약이 다 예약되었습니다.

2 : 20 P.M. open.

2시 20분이 비어있습니다.

Will you take it?

이것으로 예약하시겠습니까?

I'll make an appointment for you.

예약을 해드리겠습니다.

Your appointment is ---.

당신의 예약은 ---입니다.

What's your phone number?

전화번호가 몇 번이죠?

Please come here 5 minutes before your appointment time.

예약 시간 5분전까지 이곳으로 오세요.

When is your appointment?

예약이 언제입니까?

What's the reason for the cancellation?

취소 이유가 무엇이지요?

I will cancel it for you.

취소하겠습니다.

Do you reschedule your appointment?

예약을 변경하시겠습니까?

The doctor is not available at that time.

그 시간은 안 됩니다.

Can you make it at another time?

다른 시간을 말해 주실래요?

Your appointment has been changes to -.

당신의 예약이 -로 변경되었습니다.

If you arrive more than 30 minutes late you may have to rebook
to avoid delaying other patients.

30분 이상 늦게 오시면 다른 환자가 늦어지지 않도록 다시 예약하셔야 힙니다.

Please register at the reception desk in the main entrance lobby.
정문 로비에 있는 접수처에 가서 접수해 주세요.
Please register at the front desk.
앞에서 접수해 주세요.
Please come in and have a seat.
안으로 들어오셔서 자리에 앉으세요.
Take a seat over there and I'll let you know.
저기에 앉아 계시면 알려드리겠습니다.
Please take a seat until you are called.
부르실 때까지 앉아 계세요.
We will get a doctor to see you right away.
지금 바로 의사 선생님이 보시도록 하겠습니다.
Doctor will call you soon.
의사 선생님이 곧 부르실 겁니다.
You need to go to the toilet before examination.
검사 전에 화장실을 다녀오세요.
The staff are familiar with this examination.
직원들은 이 검사를 잘합니다.
Please ask the doctor any question about the procedure that you may have.
당신이 받아야 할 시술에 대해서는 의사선생님에게 물어보세요.
Since you arrived late, you have to wait to avoid delaying other patients.
늦게 오셨기 때문에 다른 환자가 늦어지지 않도록 기다리셔야 합니다.
You can leave when you are done.
다 끝나시면 가셔도 됩니다.
Please go to the admission desk and check in.
입원계로 가서 수속해 주세요.
Staff will assist in making your admission easy and comfortable.
직원이 입원을 쉽고 편하도록 도와 줄 것입니다.
Come this way, Please.
이쪽으로 오세요.

I'll show you.

제가 가르쳐 드리지요.

I'll show you to emergency room.

응급실로 안내해 드리겠습니다.

Follow the red line to emergency room.

빨간색을 따라 응급실로 가세요.

There is a rest room in the west wing.

화장실은 서쪽 건물에 있습니다.

Down this hallway.

이 복도를 따라 가세요.

Rest room is around the corner.

화장실은 모퉁이에 있습니다.

The pharmacy is in the main hospital building.

약국은 병원 본부 건물 안에 있습니다.

Go through this door and turn right.

이 문을 지나 오른쪽으로 가세요.

After paying at the reception desk, go to the X-ray and blood lab.

접수처에서 계산을 한 다음에 X-ray실과 혈액 검사실로 가세요.

Follow the yellow line to the X-ray department.

방사선과로는 노란색을 따라 가세요.

X-ray is around the corner.

X-ray실은 모퉁이에 있습니다.

Follow the arrows on the wall.

벽에 있는 화살표를 따라 가세요.

Smoking is not permitted in the hospital.

흡연은 병원에서 금지되어 있습니다.

You can't smoke here.

여기서는 담배를 못 피우십니다.

Do not leave your cell phone on in hospital.

병원에서는 핸드폰을 켜 놓지 마세요.

Are you looking for someone?

누구를 찾으세요?

You have to wait outside.

밖에서 기다리셔야 합니다.

Please wait in the wait room.

대기실에서 기다려 주세요.

Sorry to have kept you waiting.

기다리게 해서 죄송합니다.

If you come with me, we'll get you admitted.

저를 따라 오시면 입원을 시켜 드리겠습니다.

Please, follow me.

저를 따라 오세요.

Come right this way.

이쪽으로 오세요.

The patient was discharged 2 hours ago.

환자는 2시간 전에 퇴원하셨습니다.

We need you to sign this paper.

이 서류에 사인이 필요합니다.

Charge is 15,000 won.

비용이 15000원입니다.

How would you like to pay for it?

How do you want to pay?

어떻게 지불을 하실 건가요?

By cash or credit card?

현금인가요? 신용카드인가요?

Attractive phrase
Follow your heart and humanity

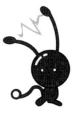

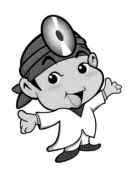

64. 병동 실용 영어
Practical English in Ward

N : I am going to take your blood pressure.
혈압을 측정하겠습니다.

Can I have your arm?
팔 좀 주실래요?

Your blood pressure is 130 over 85.
혈압이 130에 85입니다.

I'd like to review your history.
당신의 과거력을 알고 싶군요.

How has your health been in the past?
당신의 과거 건강 상태는 어떠했습니까?

Have you ever had any serious illnesses or operations in the past?
과거에 크게 아픈 적이나 수술을 받은 적이 있습니까?

P : I had an appendectomy 10 years ago.
10년 전에 충수돌기 절제술을 받았습니다.

N : Do you have any history of high blood pressure, diabetes, allergy or any other disease?
당신은 고혈압이나 당뇨병, 알러지 같은 어떤 질환을 가진 적이 있습니까?

P : No.
없습니다.

N : Are you married?
결혼은 했나요?

P : Yes.
예.

N : Could you tell me a little bit about your family?
당신의 가족에 대해서 말씀 좀 해주실래요?

P : What would you like to know?
무엇을 알고 싶으시죠?

N : How long have you been together?
결혼한 지 얼마나 오래 되었지요?

P : 8 years.
8년 되었습니다.

N : How many people are there in your family?
가족이 모두 몇 명이지요?

P : Three.
3 명입니다.

N : Do you have only one child?
애가 한 명밖에 없나요?

P : Yes. one boy.
예. 아들 하나입니다.

N : How old is he?
아이가 몇 살이지요?

P : 7 years old. He goes elementary school.
7살입니다. 초등학교에 다녀요

N : Is your wife in good health?
당신의 부인은 건강하십니까?

P : Yes. We've all been fine.
예. 모두가 지금까지 건강했습니다.

N : Are your parents still alive?
당신의 부모님은 모두 살아계신가요?

P : My mother is living.
어머니는 살아계십니다.

But my father passed away when he was 60.
하지만 아버지는 60세에 돌아가셨습니다.

N : What did he pass away from?
왜 돌아가셨지요?

P : Liver cancer.
간암으로 돌아가셨습니다.

N : How about your mother?
어머니는 어떠신가요?

P : She is in good health and looks young for her age.
그녀는 건강하시고, 나이에 비해 젊어 보이십니다.

N : What is your work?
　무슨 일을 하시죠?

P : I am out of work at present.
　지금은 실직상태입니다.

N : How long have you been out of work?
　직업이 없는 지 얼마나 되셨죠?

P : 2 years.
　2 년 되었습니다.

N : Have you ever had any medical attention to your problem?
　당신의 증상에 대해 의학적인 주의를 받은 적이 있나요?

P : No.
　없습니다.

N : Please describe your symptoms.
　증상을 말해 주실래요?

P : Maybe a little bit trouble with my wind.
　아무래도 숨을 쉬는데 문제가 있는 것 같습니다.

　I don't breath as well as I used to.
　평상시처럼 숨을 쉴 수가 없습니다.

　It's probably just the cigarettes.
　아마도 담배 때문이겠지요.

N : How much do you smoke?
　담배를 얼마나 많이 피우시죠?

P : Not too much.
　많이 안 피웁니다.

　I smoke a pack a day.
　하루 한 갑 피웁니다.

N : Is that as much as you have always smoked?
　그 양이 당신이 항상 피우는 양입니까?

P : Sometimes more, sometimes less.
　때론 많이 피기도 하고 때론 적게 핍니다.

N : Have you any pets at home?
　집에 애완동물을 기르고 있나요?

P : No.
　아닙니다.

N : Do you exercise regularly?
규칙적으로 운동을 하십니까?

P : No.
아닙니다.

N : What about your bowel movements?
배변 습관은 어떻지요?

P : I go once a day, in the morning.
아침에 한 번씩 갑니다.

N : Have you lost or gained weight recently?
최근에 체중에 어떤 변화가 있었습니까?

P : I have lost weight recently.
최근에 몸무게가 줄었어요.

N : What did you weigh 6 months ago?
6달 전에는 몸무게가 얼마였죠?

P : Sixty-nine kilogram.
69kg이었습니다.

N : And now?
지금은 얼마죠?

P : Sixty kilogram.
60kg입니다.

N : I'm going to check your weight and temperature.
몸무게와 체온을 재어 보겠습니다.

OK. I will give you an injection in your buttocks.
됐습니다. 엉덩이에 주사를 좋겠습니다.

Would you please lie down on the bed?
침대에 올라가 누우실래요?

Could you drop your underwear and pants?
바지와 속옷을 내려 주실래요?

Could you turn on you left side?
왼쪽으로 돌아누우실래요?

I'll sting a bit. Take a relax.
약간 아플 수 있습니다. 진정하세요.

OK. We are done. If you feel any pain, let me know.
예. 됐습니다. 통증이 있으면 제게 말해 주세요.

You can expect some soreness after shot.

주사를 맞고 나서 시릴 수 있습니다.

Using ice pack at the injection site for 20 minutes will reduce your pain.

20분 정도 주사 맞은 곳에 얼음찜질을 하면 통증이 줄어 들 것입니다.

I'll give you IV injection.

정맥주사를 놓겠습니다.

Grip your hand. You'll feel a needle.

주먹을 꼭 쥐어 주세요. 바늘을 느끼실 것입니다.

P : Ot hurts.

아프군요.

N : Oh! We missed the vein. We have to try this one more time.

이런 정맥으로 안 들어갔군요. 다시 한 번 해야 될 것 같습니다.

God! I am afraid we missed again.

이런. 또 놓쳤군요.

We will try one more time. I am sorry.

다시 한 번 해야 되겠습니다. 죄송합니다.

You have very tough veins.

정맥이 좋지 않군요.

It'll hurt a bit. OK. I got it. Open a hand.

약간 아플 수 있습니다. 오케이. 됐습니다. 손을 펴세요.

Just relax. Press on this cotton.

긴장을 푸세요. 이 솜을 누르세요.

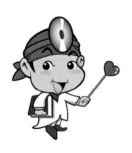

병동에서 실용적인 영어 표현들

Where are you come from?
어느 나라에서 오셨죠?
Race : White, Colored, Oriental
인종 : 백인, 흑인, 아시아인
How old are you?
몇 살이시죠?
What's your main problem?
주 증상이 무엇이지요?

How tall are you?

키가 얼마죠?

Are you married?

결혼은 했나요?

Married, Divorced, Widow, Bachelor.

기혼, 이혼, 과부, 독신.

How many people are there in your family?

가족이 모두 몇 명이지요?

Do you have any children?

아이들이 있나요?

How old are they?

몇 살이지요?

What's your occupation?

직업이 무엇이지요?

What religion do you have?

종교가 무엇이지요?

Catholic, Protestant, Buddhist.

카톨릭, 신교도. 불교

Do you have any medical conditions?

어떤 질환이 있나요?

Have you ever had any serious illnesses or operations?

과거에 아프거나 수술했던 적이 있나요?

Have you ever been in hospital for any reason?

어떤 이유로 입원한 적이 있나요?

Do you remember what the diagnosis was?

진단이 무엇이었는지 기억하십니까?

When were you hospitalized?

언제 입원하셨죠?

What kind of operations have you had?

어떤 종류의 수술을 받으셨죠?

When was the date of operation?

수술 날짜가 언제죠?

Have you ever been told that you have high blood pressure, diabetes, allergy or any other disease?

고혈압이나 당뇨병, 알러지 같은 어떤 질환이 있다고 진단을 받은 적이 있습니까?

Have you ever had an allergic reaction to any drug?

어떤 약에 부작용이 있었던 적이 있나요?

Are you taking any medication?

어떤 약을 먹고 있나요?

What medications are you currently taking?

지금 어떤 약을 먹고 계시죠?

How much alcohol do you consume?

얼마큼 술을 드시죠?

Do you smoke?

담배도 피우나요?

Are you on any special diet?

특별히 먹는 음식이 있나요?

Fill out this paper and return it.

이 설문지를 채우시고 돌려주세요.

Could you put your signature here?

이곳에 사인해 주실래요?

The doctor will be here soon.

의사 선생님이 곧 오실 것입니다.

How do you feel this morning?

오늘 아침은 어떠세요?

How are you feeling? (How is it going?)

조금 어떠세요?

You are looking much better.

You look great. You look better today.

더 좋아진 것 같군요.

You seem to be in a good mood.

기분이 좋으신 것 같군요.

Don't you feel well? You look so down.

어디 안 좋으세요? 어디 안 좋으신 것 같군요.

Do you have any pain? Are you all right?

어디가 아프세요? 괜찮으신가요?

You don't look so good.

좋아 보이지 않군요.

Did you eat your meal?

아침식사는 드셨나요?

You don't have much appetite.

식용이 없으신가 보군요.

Did you sleep well last night?

어젯밤에는 잘 주무셨어요?

Is there some reason why you can't get enough sleep?

잠을 충분히 못 잔 이유가 있나요?

Didn't you get comfortable enough to stay asleep?

잠을 자지 못할 정도로 불편했나요?

How is your back (pain site) feeling today?

오늘 등(통증 부위)은 어떠신가요?

Do you have any pain?

통증이 있으세요?

Is there any change in your symptoms?

증상의 변화가 있으신가요?

Has everything been OK with you?

다 괜찮으신가요?

Are you having trouble breathing?

숨을 쉬기 힘드시나요?

Are you having difficulty standing up?

일어나시기 힘드세요?

Do you have any abdominal discomfort?

복부 불편감이 있으신가요?

Did you take your medicines?

약은 드셨나요?

Pain pills didn't help?

진통제가 효과가 없던가요?

Is it a piercing sort of pain?

찌르는 것 같은 통증인가요?

We'll get you something as soon as we can.

가능한 빨리 조치해 주겠습니다.

Doctor is with other patient right now.

의사선생님은 지금 다른 환자와 함께 있습니다.

Doctor is gonna be here.

의사선생님이 곧 이곳에 올 것입니다.

Doctor will come here and you can converse any further concerns with doctor.

의사 선생님이 이곳으로 오면 당신이 걱정하는 것에 대해 이야기할 수 있을 것입니다.

Did you eat your meal?

식사를 하셨나요?

You don't seem to have much of an appetite yet.

아직 식욕이 없으신가 보군요.

How many times did you have a bowel movements and urination?

대변과 소변을 몇 번 보셨죠?

We need to put a catheter in to get urine.

소변을 받으려 도뇨관을 넣을 것입니다.

Take this medication after meal.

식사 후 이 약을 드세요.

You'll feel better in a couple of hours.

몇 시간 뒤면 좋아질 것입니다.

If you feel any discomfort, just let me know.

만약 불편한 느낌이 들면 저에게 알려 주세요.

Call me when the family arrives.

가족들이 오면 알려주세요.

If you want to call me, please press this button.
저를 부르시려면 이 버튼을 눌러 주세요.
Will you let me know if anything changes?
변화가 있으면 알려 줄래요?
If you need anything, just press the button.
필요한 것이 있으면 이 버튼을 눌러 주세요.
I am on my way. I am coming. I'll be right there.
곧 갈게요.
I'll be over to see you in a few minutes.
당신을 보러 몇 분 안에 가겠습니다.
What happened?
무슨 일이죠?
Do you need anything?
무엇이 필요합니까?
We're gonna have to draw some blood.
약간의 혈액을 빼겠습니다.
I'll do a blood sampling.
혈액 체취를 하겠습니다.
I'll start the intravenous(IV) injection.
정맥 주사를 놓겠습니다.
Will you roll up your sleeve?
소매를 올려 줄래요?
It'll hurt a bit.
약간 아플 것입니다.
Grip your hand.
손을 쥐어주세요.
You haven't get a vein anywhere.
어느 곳에도 정맥이 없군요.
I got it.
됐습니다.
Let's take the IV out.
혈관 주사를 뺄게요.

I'll give you the intramuscular(IM) injection.

근육 주사를 놓겠습니다.

I am going to give you a shot in the rear.

엉덩이에 주사를 좋겠습니다.

Please lower your pants.

바지와 속옷을 내려 주실래요.

Could you turn on your side?

옆으로 누워 줄래요?

We are done.

다 됐습니다.

I'll give you IV injection.

정맥주사를 놓겠습니다.

Clench your fist.

주먹을 꼭 쥐어 주세요.

You have been sustained intravenously for so long
that your arm veins are useless for IV.

너무 오랫동안 주사를 맞아 와서 당신 팔의 정맥에 주사를 못 놓겠군요.

I'd like to use your leg veins.

당신의 다리에 있는 정맥을 이용하겠습니다.

You haven't get a vein anywhere.

정맥이 어디에도 없군요.

You are gonna need a central line.

중심 정맥이 필요할 것 같군요.

Something is wrong with the three-way stopcock on the intravenous line.

정맥주사 라인의 3방향 마개가 잘못되었군요.

We have to change the three-way stopcock.

3방향 마개를 바꾸어야 합니다.

If you feel any discomfort, just let me know.

If any of abnormal symptoms occur, call me.

만약 이상한 느낌이 들면 알려주세요.

You could be unsteady or drowsy for a couple of hours after your injection because of the sedative you may received.
당신이 투여 받은 진정제 때문에 몇 시간 동안 불안하거나 어지러울 수 있습니다.

I'll measure your urine output.
소변 양을 측정하겠습니다.

Your bed sheet is wet.
당신의 시트가 젖었군요.

We will change your bed sheet.
시트를 교환해드리겠습니다.

How many times did you have bowel movements today?
오늘 대변을 몇 번 보셨나요?

What color was your stool?
대변 색이 어떻던가요?

May I see you for a minutes?
잠깐 볼까요?

Would you come with me?
저를 따라 오실래요?

Can I ask you something?
무엇 좀 물어봐도 되나요?

Did you notify family of your operation schedule?
당신 가족들에게 수술 스케줄에 대해 설명했습니까?

Excuse me for a second.
잠깐 실례합니다.

I'll be right back.
곧 돌아오겠습니다.

Sorry to keep you waiting.
기다리게 해서 죄송합니다.

Did you sleep well?
잘 주무셨어요?

Did you get any sleep?
잠 좀 주무셨어요?

Get some sleep.
잠 좀 주무세요.
I'll give you extra blanket.
여분의 담요를 드리겠습니다.
I will change your sheet.
시트를 바꾸어 주겠습니다.
Dr. Kim. The family has arrived.
김 선생님 가족들이 왔습니다.
Please come to nurse station.
간호사 스테이션으로 와 주세요.
Dr. Kim. There is a call from a Dr. Choi.
김 선생님. 최 선생님에게서 전화 왔습니다.
Dr. Phone is for you.
선생님 전화 왔습니다.
Dr. Kim. Call on nurse station phone.
김선생님. 간호사 스테이션에 전화입니다.
Can I give Mr. Kim more prn injection?
김씨에게 prn 주사를 더 주어도 될까요?
You need to get an X-ray.
X-ray를 찍어야 합니다.
You'll be going to X-ray in a few minutes.
곧 X실로 갈 것입니다.
Would you excuse us for a moment?
잠시 자리를 좀 비워줄래요?
Let's get a Foley in.
도뇨관을 하도록 하죠.
We'll insert catheter into your bladder.
도뇨관을 방광에 삽입하겠습니다.
It doesn't hurt.
아프지 않습니다.
You're going to operation room.
수술실로 갈 것입니다.

Everything is going to be fine.

모든 것이 잘 될 것입니다.

Orderly. Take this patient to OR.

오더리. 이 환자를 수술실로 데려가세요.

Be careful of her legs.

다리를 조심하세요.

Watch the line.

선을 조심하세요.

Let's move on my count. One. Two. Three.

제가 셋 쉴 때 옮기세요.

Coming through. Clear the way.

길 좀 비켜주세요.

Orderly took the patient to the operation room 30 minutes ago.

오더리가 환자를 30분전에 수술실로 데려갔습니다.

Orderly. Please bring a wheelchair to admitting.

오더리. 휠체어를 병실로 가져오세요.

I will show you how to use a wheelchair.

휠체어를 어떻게 타는 지 가르쳐 드리겠습니다.

You can move around as much as you like.

당신이 하고 싶은 만큼 돌아다녀도 됩니다.

Movement is good for you.

움직이는 것이 당신에게 좋습니다.

It's good to see you you're healing.

당신이 나은 것을 보니 좋군요.

You will be discharged tomorrow.

내일 퇴원하게 될 것입니다.

Does ICU have any bed?

중환자실에 남은 베드가 있나요?

We have 2 discharges and 1 admit.

우리는 2명 퇴원하고 1명 입원했습니다.

We have 1 open bed.

베드 한 개가 있습니다.

Suture removal's 7 days.

실밥 뽑는 것은 7일째입니다.

1500 cc's input, 700 cc's output.

1500cc 들어가고 700cc 나왔습니다.

Vitals are stable.

활력징후는 괜찮습니다.

Try and stay calm. Relax.

진정하세요.

You just have a major surgery.

방금 당신은 큰 수술을 받으셨습니다.

Lie still.

계속 누워 계세요.

You need to calm down.

진정하세요.

Take a deep breath and cough in order to free your lungs of any fluid build up
that may occur due to the general anesthesia.

전신마취 때문에 당신의 폐에 액체가 고이지 않도록 숨을 크게 쉬고 기침을 하세요.

Doctor. Would you come immediately?

선생님 빨리 좀 와 주실래요?

Patient is having trouble breathing.

환자가 숨을 잘 쉬지 못합니다.

Patient is not in good shape.

환자 상태가 좋지 못합니다.

The breathing difficulty has been going on for 20 minutes.

호흡곤란이 20분간 지속되었습니다.

Doctor. Arrest.

선생님. 심장마비입니다.

Come quickly.

빨리 와주세요.

Residents are on call.
레지던트 선생님들을 불렀습니다.
Can I talk to you outside?
밖에서 이야기 좀 할까요?
Family has to stay outside.
가족들은 저기 밖에서 기다려야 합니다.
I need you to go with the kid to the wait room.
어린이와 함께 대기실로 가 주시길 원합니다.
We will take care of patient.
우리가 환자를 돌볼 것입니다.
Doctor is gonna explain it all to you when he gets here.
의사선생님이 이곳에 오면 당신에게 모든 것을 설명해 줄 것입니다.
Take this medicine with a glass of water.
이 약을 물과 함께 드세요.
I'm sorry to cut you off.
말을 끊어서 미안해요.
Stop pestering me.
저를 너무 귀찮게 하지 마세요.
I'm sorry. I'm busy at the moment.
지금 바쁩니다.
I've got another patient. Excuse me.
다른 환자를 보아야 합니다. 미안합니다.
Please give us room to work.
일할 공간을 좀 주세요.
We need you to sign this paper.
이 서류에 사인을 부탁 드립니다.
I'll get you some medicines.
약을 좀 드리겠습니다.
You will feel better soon.
곧 좋아지실 겁니다.

I hope you feel better soon.
곧 좋아지시길 바랍니다.
Movement is good for you.
운동이 당신에게 좋습니다.
You can move around as much as you like.
하고 싶을 때까지 움직이세요.
You will be discharged soon if symptoms are improved.
증상이 호전되면 곧 퇴원을 하실 것입니다.

Attractive phrase
Getting ready is the secret of success

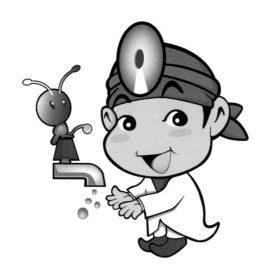

Part II : Practical English in Medical Departments
제 2부 : 질환별 진료영어

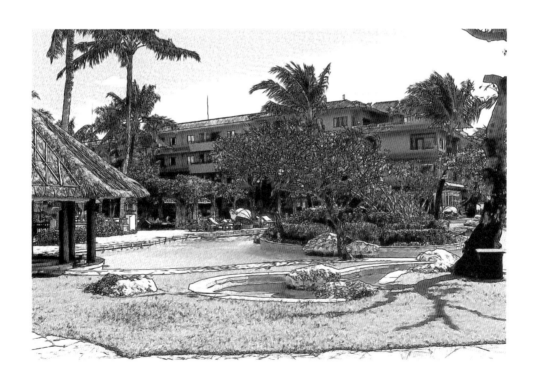

65 Family Medicine (가정의학과)

(1) Common Cold, Flu (감기, 독감)

1. 기본적인 질문

Do you have a fever or chill?
　열이나 오한은 없으세요?

Do you have a headache or general aches?
　두통이나 몸이 아프지는 않나요?

Do you have a sore throat?
　목이 아프세요?

Do you have a cough, sneezing or runny nose?
　기침이나 콧물이 나오지는 않으세요?

How long have you had cough?
　기침이 얼마나 되었지요?

When did your cough begin?
　언제 기침이 시작되었죠?

When do you get cough?
　언제 기침을 하지요?

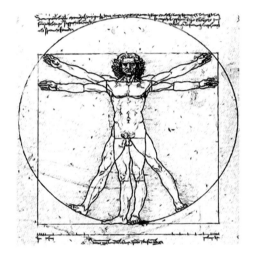

Do you cough up phlegm?
Have you been coughing anything up?
　가래가 나오나요?

Does your cough produce yellow or red mucus?
　기침에서 노랗거나 붉은 가래가 나오지는 않던가요?

Are you coughing up blood?
　기침에 피가 나오지는 않던가요?

Have you ever coughed up blood or bloody sputum?
　피가 섞인 가래를 뱉은 적이 있나요?

Do you have any difficulty with your breathing?
　숨을 쉬는데 불편하지는 않나요?

Could you have been exposed to tuberculosis?
　결핵에 노출된 적은 없나요?

Does anyone else in your family have this cough?
　당신 가족 중에 이런 기침을 하는 사람이 있습니까?

가정
의학과

순환기
내과

호흡기
내과

소화기
내과

일반
외과

흉부
외과

산부
인과

소아과

정형
외과

신경
외과

안과

이비인
후과

치과

피부과

비뇨
기과

신경
정신과

응급
의학과

응급
상담

보완
의학

2. 기본적인 설명

You may have got the flu.

You have probably got the flu.
　독감에 걸리신 것 같군요.

The first signs of the flu may appear about one to four days after the virus has entered the body.
　독감의 첫 증상은 바이러스가 몸에 들어온 지 하루 내지 4일째 나타납니다.

The flu usually lasts about one week.
　독감은 보통 일주일 정도 지속됩니다.

Most people start to feel better after a few days.
　대부분의 사람들은 며칠 지나면 좋아지기 시작합니다.

Get adequate rest and plenty of sleep.
　충분한 휴식을 취하고 잠을 많이 자세요.

Drink plenty of fluids.
　물을 많이 마시세요.

Get plenty of vitamin C and healthy food.
　비타민 C와 몸에 좋은 음식을 드세요.

Take a hot shower and use a humidifier.
　따뜻한 목욕을 하고 가습기를 사용하세요.

Humidifier will make it easier for you to breathe and relieve cough.
　가습기는 숨쉬기 편하게 해주고, 기침을 줄여 줄 것입니다.

Gargling may help relieve your sore throat.
　가글링은 편도선이 아픈 것을 줄여 줄 것입니다.

You can try some immune boosting herbal such as Ginseng, Ginger tea, Royal jelly.
　당신은 면역력을 높여주는 인삼이나, 생강 차, 로열젤리와 같은 식품 등을 먹어도 좋습니다.

I will prescribe the medicine that may shorten the symptoms of the flu.
　독감 증상들을 줄여 줄 약을 처방해 드리겠습니다.

Antibiotics are no help against the flu.
　항생제는 독감에 별 도움이 안 됩니다.

I will prescribe some medicine to help you stop coughing and sneezing.
　기침과 콧물이 멈추도록 약을 처방해 드리겠습니다.

Prevent the flu with a flu shot in November each year.
　매년 11월에 독감 예방 주사를 맞아 독감을 예방하세요.

People over 65 and others suffering from illnesses such as respiratory diseases and diabetes are urged to take vaccine shots.

65세가 넘은 노인, 또는 호흡기 질환이나 당뇨병을 앓고 있는 사람들은 백신 주사를 맞는 것이 좋습니다.

A yearly flu shot is recommended for you.

당신은 매 년 독감 예방 주사를 맞아야 합니다.

It will take up to four weeks for the vaccine to become effective.

백신이 효과가 있으려면 길게는 4주정도 걸립니다.

Some of the complications caused by flu include bacterial pneumonia, dehydration, and worsening of chronic medical conditions.

독감의 합병증으로 세균성 폐렴이나 탈수증, 또는 만성적인 질환이 악화될 수 있습니다.

(2) Hypertension (고혈압)

1. 기본적인 질문

Do you feel dizzy?

Do you ever become dizzy?

어지러움을 느낀 적이 있습니까?

Do you ever have palpitations?

Do you have episodes of palpitations?

가슴이 두근거린 적은 없나요?

Do you have any chest discomfort or chest pain?

가슴이 아프거나 답답하지는 않나요?

Do you have shortness of breath?

숨이 차지는 않습니까?

Do you suffer from headache?

두통이 있나요?

Have you ever fainted?

Do you ever feel fainting?

졸도한 적은 있나요?

Do you know the fact that you have hypertension?

당신이 고혈압을 가지고 있다는 사실을 알고 있나요?

When did you know that?

언제 그것을 알았죠?

Do you have a history of hypertension in your family?

가족 중에 고혈압이 있었던 적이 있나요?

가정
의학과

순환기
내과

호흡기
내과

소화기
내과

일반
외과

흉부
외과

산부
인과

소아과

정형
외과

신경
외과

안과

이비인
후과

치과

피부과

비뇨
기과

신경
정신과

응급
의학과

응급
상담

보완
의학

Do you check your blood pressure regularly?
당신의 혈압을 규칙적으로 측정하고 있습니까?

2. 기본적인 설명

Your blood pressure is 150 over 90.
당신의 혈압은 150에 90이군요.

A normal blood pressure is less than 130 over 85.
정상혈압은 130에 85이하입니다.

That is a high blood pressure.
고혈압입니다.

High blood pressure is when your blood pressure is 140 over 90 or higher.
고혈압은 혈압이 140에 90 이상일 때를 말합니다.

It could be a hypertension, but it's not typical.
고혈압일 수 있지만 전형적인 증상은 아닙니다.

High blood pressure damages blood vessels.
고혈압은 혈관을 손상시킵니다.

This raises your risk of stroke and heart attack.
고혈압은 뇌졸중과 심장질환의 위험을 높여줍니다.

Treatment for hypertension ranges from conservative lifestyle changes to aggressive medication.
혈압의 치료는 생활습관을 변화하는 것부터 적극적인 약물치료까지 있습니다.

Exercise regularly.
규칙적으로 운동을 하세요.

Lose weight if you're overweight.
과체중이면 체중을 줄이세요.

Quit smoking and avoid alcohol.
담배를 끊고 술을 마시지 마세요.

Reduce personal stress and anger.
개인적인 스트레스와 화를 줄이세요.

Stress causes blood pressure to rise.
스트레스는 혈압을 올려줍니다.

Eat a diet low in salt and high in fiber.
저염식과 고섬유질 음식을 드세요.

Excess cholesterol causes the formation of fatty deposits along artery walls.
과도한 콜레스테롤은 동맥에 지방을 침착 시킵니다.

Exercise controls cholesterol levels and obesity and also helps lower blood pressure.
운동은 콜레스테롤 수치와 비만을 조절해 주고, 혈압을 낮추어 줍니다.

Diet low in total and saturated fat and rich in fruits, vegetables, and low-fat dairy foods can significantly lower blood pressure.
지방이 적은 과일이나 야채, 우유 제품들은 의미 있게 혈압을 낮추어줍니다.

If these changes don't work, you may also need to take medicine.
만약 이렇게 습관을 변해도 효과가 없으면 약을 드셔야 합니다.

If lifestyle modifications have no effect, antihypertensive drugs may be added to the treatment plan.
만약 생활습관을 변화시켜도 효과가 없으면, 고혈압 약을 드셔야 합니다.

High blood pressure makes the heart work and pump harder.
고혈압은 심장의 일과 펌핑을 어렵게 만듭니다.

Keep a log and have your pressure checked on a regular basis.
혈압을 정기적으로 체크하고 기록하세요.

You should try to have more control over your blood pressure.
혈압을 조절하려고 더 노력해야 합니다.

(3) Diabetes (당뇨병)

1. 기본적인 질문

Do you have diabetes?
당뇨병이 있나요?

Are you checking your blood sugar?
혈당을 체크하고 있습니까?

Do you have regular check-up for blood sugar?
혈당을 규칙적으로 측정하고 있나요?

What are your sugars in the morning?
아침에 혈당이 얼마였죠?

When did you get it?
언제 당뇨병에 걸렸죠?

Are you taking any tablet or insulin?
약을 먹거나 인슐린을 맞고 있나요?

Do you take insulin?
인슐린을 맞고 있나요?

Have you been adjusting your insulin?
인슐린을 조절하고 있나요?

가정
의학과

순환기
내과

호흡기
내과

소화기
내과

일반
외과

흉부
외과

산부
인과

소아과

정형
외과

신경
외과

안과

이비인
후과

치과

피부과

비뇨
기과

신경
정신과

응급
의학과

응급
상담

보완
의학

Have you been adjusting insulin when it goes high?
혈당이 높으면 인슐린을 조절하나요?

Are you taking your pills for your sugar?
혈당 조절을 위해 약을 복용하고 있나요?

Do you do anything when you have low sugars?
혈당이 낮을 때 어떻게 조치하시죠?

Do you have any tingling of the hands or feet?
손이나 발이 저리시지는 않습니까?

Do you have a history of diabetes in the family?
가족 중에 당뇨병이 있었던 적이 있나요?

Have you been drinking excessive fluids?
물을 많이 마시나요?

Are you trying to lose some weight?
체중을 줄이려고 노력하고 있나요?

2. 기본적인 설명

I'm going to get some blood tests done to see what is causing the symptom.
증상의 원인이 무엇인지 알기 위해 혈액 검사를 하겠습니다.

Your sugars were high.
혈당이 높군요.

You may have diabetes, a metabolic condition in which your body lacks insulin and can't use sugar.
당신은 아마도 인슐린이 부족하고 당분을 조절하지 못하는 당뇨병인 것 같습니다.

Early symptoms of diabetes include extreme hunger, thirst, frequent urination, weight loss and un-usual tiredness.
당뇨병 초기 증상은 심한 배고프거나, 목마름, 소변을 자주 보는 것, 체중 감소, 이상한 피로감등입니다.

Diabetes tends to run in families.
당뇨병은 유전되는 경향이 있습니다.

Diabetes is a disease that occurs when your body doesn't make enough of a hormone, called insulin, or if your body doesn't use insulin the right way.
당뇨병은 당신의 몸이 인슐린을 충분히 만들지 못하거나 인슐린을 정상적으로 사용하지 못해 생기는 병입니다.

Diabetes is a chronic disease characterized by having too much glucose in the blood because the body is not producing insulin or not using insulin properly.
당뇨병은 인슐린이 만들어지지 않거나 인슐린을 적절히 이용하지 못해 혈액내 포도당이 너무 많아지게 되는 만성질환입니다.

All over the world, people's lifestyles are changing and populations are aging.
전 세계적으로 사람들의 생활습관이 바뀌고 있으며 고령화되고 있습니다.

The number of diabetes cases could double in the next 30 years because of increasingly unhealthy diets and less exercise.
좋지 않은 음식과 운동부족으로 30년 안에 당뇨병이 2배 증가할 수 있습니다.

Some 90% of the world's estimated 170 million people with the disease have type 2 diabetes, which is associated with obesity and lack of exercise.
전 세계 1억 7천 만 명으로 추정되는 당뇨병환자의 90%가 비만이나 운동 부족으로 인하여 생기는 2형 타입이다.

At least one death in every 20 worldwide is due to diabetes.
최소한 세계적으로 20명중 1명이 당뇨병으로 죽고 있습니다.

If left untreated, it may result in blindness, heart attacks, strokes, kidney failures.
만약 치료를 하지 않으면, 시력을 잃거나 심장병, 뇌졸중, 신장병 등이 올 수 있습니다.

High blood sugar levels can damage the nerves and blood vessels in your body.
고혈당이 당신의 신경과 혈관에 손상을 줄 수 있습니다.

The goal of diabetes treatment is to keep your blood sugar level as close to normal as possible.
당뇨병 치료의 목적은 혈당을 정상치에 가깝게 유지하는 것입니다.

Control of blood sugar is the mainstay of diabetic therapy.
혈당 조절이 당뇨병치료의 기본이죠.

Controlling blood sugar will help reduce the risk of complications.
혈당 조절은 합병증을 줄여줍니다.

Keep your blood sugar level as close to normal as possible.
가능한 정상에 가깝게 혈당을 유지하세요.

Insulin is used to reduce the amount of sugar in your blood.
인슐린이 당신의 혈당을 줄여줄 것입니다.

I have seen the results of tests.
검사 결과를 보았습니다.

Look at your sugar today.
오늘의 혈당을 보세요.

We are going to have to increase your insulin to cover these high sugars.
높은 혈당을 치료하기 위해 인슐린 양을 늘려야겠습니다.

You need to take a hypoglycemic medication.
혈당 강하제를 복용할 필요가 있습니다.

You need to monitor your blood glucose regularly.
규칙적으로 혈당을 측정해야 합니다.

가정
의학과

순환기
내과

호흡기
내과

소화기
내과

일반
외과

흉부
외과

산부
인과

소아과

정형
외과

신경
외과

안과

이비인
후과

치과

피부과

비뇨
기과

신경
정신과

응급
의학과

응급
상담

보완
의학

Use a home glucose testing kit.
집에서 쓰는 혈당 측정기 세트를 이용하세요.

You prick your finger with a lancet and place a drop of blood on a glucose meter.
손가락을 란셋으로 찔러 피 한 방울을 혈당 측정기에 올리세요.

The first step is to have a healthy diet and to exercise.
첫 번째 할 일이 건강식과 운동을 하는 것입니다.

These are the single most important things you can do.
이것들이 당신이 할 수 있는 가장 중요한 것들입니다.

You have to design a meal plan.
당신은 음식 계획을 세워야 합니다.

Eat a variety healthy food and avoid foods that are high in fat and sugar.
건강에 좋은 음식을 먹고 지방이나 당분이 많은 음식은 피하세요.

You have to avoid any food containing too much cholesterol or fat
당신은 콜레스테롤이나 지방이 많은 음식은 피하여야 합니다.

Healthy diabetes meal consists of 55% of calories from carbohydrates, 15% from protein and less than 30% from fat.
건강식은 탄수화물에서 55%, 단백질에서 15%, 지방에서 30% 이하의 칼로리를 섭취하는 것입니다.

You have to try to change your eating.
당신은 먹는 것을 변화시켜야 합니다.

Avoid butter, oils, fatty meats, fried foods.
버터나 기름, 지방이 많은 고기나 튀긴 음식을 피하세요.

Diet and exercise are of paramount importance.
다이어트와 운동이 아주 중요합니다.

Exercise regularly and quit smoking.
운동을 규칙적으로 하고 담배를 끊으세요.

Keep your feet healthy.
발을 건강하게 관리하세요.

Don't smoke and never drink alcohol.
담배를 피우지 말고 술을 마시지 마세요.

Have your eyes tested every year.
눈 검사를 매년 받으세요.

It smells like fruit.
과일향처럼 나는군요.

We have to run some tests.
몇 가지 검사를 해야 합니다.

The patient has ketoacidosis.
환자는 케톤산 혈증을 가지고 있습니다.

It looks like diabetic coma.
당뇨병성 혼수인 것 같습니다.

Diabetic ketoacidosis is a state of insulin deficiency characterized by hyperglycemia with acidosis.
당뇨병성 케톤산 혈증은 산성과 함께 고혈당이 오는 상태입니다.

Treatment of ketoacidosis should aim at correcting dehydration, reversing the acidosis, reducing plasma glucose concentration to normal and replenishing electrolytes.
케톤산 혈증의 치료의 목표는 탈수를 교정하고 산증을 회복시키고 혈당을 정상으로 만들고 전해질을 보충하는데 있습니다.

We'll give the patient saline and insulin first.
우리는 먼저 환자에게 식염수와 인슐린을 먼저 줄 것입니다.

We'll give him saline solution rapidly depending on the patient's vital signs.
환자의 활력 징후에 따라 식염수를 빠르게 줄 것입니다.

We'll check glucose and electrolytes every 2 hours.
우리는 혈당과 전해질들을 2시간 간격으로 체크할 것입니다.

Intubation should be considered for coma.
혼수상태인 경우 기관내 삽관이 고려되어야 합니다.

We'll insert nasogastric tube into stomach to prevent aspiration.
질식을 예방하기 위해 위에 튜브를 넣을 것입니다.

Attractive phrase
Constancy of purpose achieves the impossible

66. Cardiovascular Medicine (순환기 내과)

(1) 기본적인 질문

Do you get pain in your chest?
가슴이 아픕니까?

Do you ever get chest pain?
Do you ever feel chest discomfort?
가슴 통증이 있었던 적이 있습니까?

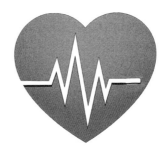

가정
의학과

순환기
내과

호흡기
내과

소화기
내과

일반
외과

흉부
외과

산부
인과

소아과

정형
외과

신경
외과

안과

이비인
후과

치과

피부과

비뇨
기과

신경
정신과

응급
의학과

응급
상담

보완
의학

Do you have a history of cardiac trouble?

Have you ever had heart problems?

Have you ever had a heart attack?
심장에 문제가 있었던 적이 있었나요?

Do you have chest pain or any chest discomfort?

Do you have pressure in your chest?

Do you ever feel tightness in chest?

Do you feel any discomfort in chest?
가슴이 아프거나 답답하지는 않나요?

Have you ever felt your heart fluttering very quickly?
심장이 빨리 두근거린 적이 없나요?

Does the pain move around?

Does the pain spread anywhere?

Does the pain go anywhere else?
통증이 주위로 퍼져가나요?

Do you feel any discomfort in other area?
다른 곳에 불편감은 없나요?

Do you have any episode of pressure under the chest by cold air, activity?
찬 공기나 운동 후 가슴 아래에 통증이 있었던 적이 있나요?

Tell me about your chest pain and how it began?
저에게 가슴 통증과 그것이 어떻게 시작되었는지 말씀해 주실래요?

Does the chest pain appear to be brought on by anything in particular?
가슴 통증이 일어난 특별한 이유가 있나요?

Does the pain occur more commonly when you are exercising?
운동할 때 통증이 더 잘 일어나던가요?

How do you feel your pain?
통증의 느낌이 어떻던가요?

Could you describe your pain?

Can I get you to describe the character of the pain?
통증이 어떤지 설명해 주실래요?

Could you remind me what else you notice when you get pain?
통증이 있을 때 주의할 만한 일이 있었나요?

What about your breathing when you have the pain?
통증이 있을 때 숨쉬는 것은 어떠했나요?

Do you ever have palpitations?

Do you have episodes of palpitations.
가슴이 두근거린 적은 없나요?

Do you have shortness of breath?

Are you troubled by shortness of breath?
숨이 차지는 않습니까?

Have you ever fainted?

Do you ever feel fainting?
졸도한 적은 있나요?

Have you ever had rheumatic fever?
류마티스열을 앓은 적은 없습니까?

Did you ever have an electrocardiogram?
심전도 검사를 받은 적이 있습니까?

Have you recently had an echocardiogram?
최근에 심장 초음파 검사를 하셨나요?

(2) Angina Pectoris (협심증)

I suspect this may be a heart problem.
심장에서 오는 문제인 것 같이 의심되는군요.

Your symptoms present like heart disease.
당신의 증상은 심장 질환 인 것 같습니다.

Your pain may be from a heart disease called angina.
당신의 통증은 협심증이라는 심장질환 같습니다.

Electrocardiograms seems to be normal in the first few hours after onset.
증상이 발생한 후 몇 시간은 심전도가 비교적 정상인 것 같습니다.

I think your problem is due to angina pectoris.
당신의 증상이 협심증으로 생각되는군요.

Your chest pain is coming from poor blood supply to the heart.
당신의 가슴 통증은 심장으로 혈액공급이 잘 안되어 생긴 것입니다.

It occurs when part of the heart does not receive enough oxygen due to disease in the coronary arteries that supply blood to the heart.
그것은 심장으로 혈액을 보내주는 관상동맥에 병이 생겨 심장이 충분한 산소를 받지 못 할 때 생깁니다.

Typical angina pectoris is induced by exercise and emotional stress.
전형적인 협심증은 운동이나 스트레스와 같은 감정 때문에 옵니다.

가정
의학과

순환기
내과

호흡기
내과

소화기
내과

일반
외과

흉부
외과

산부
인과

소아과

정형
외과

신경
외과

안과

이비인
후과

치과

피부과

비뇨
기과

신경
정신과

응급
의학과

응급
상담

보완
의학

303

Any adult who suddenly experiences discomfort in the chest must assume that it has something to do with the heart.
가슴에 갑자기 불편함을 느낄 경우 심장과 관계 된다고 생각 합니다.

Change in your EKG suggest that you may have had a heart attack.
심전도 변화가 심장 발작이 있음을 말해줍니다.

Heart attack is not always painful.
심장 발작이 항상 아픈 것은 아닙니다.

It is more often perceives as a heaviness, a pressure or a shortness of breath.
그것은 묵직함, 압박감, 호흡 불편함 같은 것으로 인지됩니다.

We'll check a blood test to make sure there was no heart muscle damage.
심장 근육 이상이 없는 지 혈액검사를 체크할 것입니다.

I'll give you nitroglycerin sublingually.
당신에게 니트로 글리세린을 혀 밑에 주겠습니다.

A nitroglycerin tablet under the tongue may give relief for a few minutes, but then the pain recurs.
혀 아래로 넣은 니트로 글리세린 약이 몇 분 정도 편안하게 해 주나 통증이 바로 재발 하게 됩니다.

I want you have a 12-lead EKG, Chest X-ray, CBC, Chemistry, Cardiac enzymes.
심전도, 흉부 사진과 혈액 검사들을 하겠습니다.

I want to rule out myocardial infarction.
심근 경색증 여부를 검사해야겠습니다.

But I need to do some further testing.
조금 더 검사가 필요합니다.

Some tests are necessary to you for detecting any problem.
이상 유무를 알기 위해 몇 가지 검사가 필요 할 것 같군요.

Diagnosis can be established through a stress test, that is EKG monitoring in combination with exercise.
진단은 운동을 하며 심전도를 보는 스트레스 검사로 할 수 있습니다.

Angina must be treated under doctor's care.
협심증은 반드시 의사들에게 치료를 받아야 합니다.

Don't smoke and drink moderately.
담배를 피우지 마시고 술은 적당히 드세요.

Eat a balanced, very low sodium diet.
균형식과 저염식을 드세요.

Lose weight if necessary.
필요하면 체중을 줄이세요.

Control your blood pressure and cholesterol.
혈압과 콜레스테롤을 조절하세요.

Exercise and relax yourself.
운동을 하시고 항상 자신을 편안하게 하세요.

Manage your anger.
화를 조절하세요.

Have your blood pressure monitored regularly.
혈압을 규칙적으로 체크하세요.

A healthy lifestyle will improve your heart's condition.
건강한 생활이 심장의 상태를 좋게 만들 것입니다.

You may need medication, especially if you have chest pain or if you have blood pressure or high blood cholesterol that was not lowered enough with lifestyle changes.
만약 생활 습관을 바꾸더라도 가슴에 통증이 있거나, 혈압이 떨어지지 않거나, 콜레스테롤이 높으면, 약을 드셔야 합니다.

Aspirin helps prevent heart attacks when taken regularly in a low dose.
적은 용량의 아스피린은 심장 발작의 위험을 예방해 줍니다.

Angina decreases with rest or removing emotional stress and also relieved by coronary vasodilator drugs such as nitroglycerin.
협심증은 쉬거나 스트레스를 없애면 증상이 줄어들고, 니트로 글리세린과 같은 혈관 확 장제로 좋아질 수 있습니다.

I will prescribe you.
처방을 해 드리겠습니다.

(3) Myocardial Infarction (심근 경색증)

We need to get an echo of your heart.
We need to do echocardiogram.
You need to have echocardiogram.
심장초음파 검사가 필요합니다.

Most heart attacks start slowly, with mild pain or discomfort.
대부분의 심장 발작은 천천히 가벼운 통증으로 시작됩니다.

We have some serious matters to discuss regarding your heart.
당신의 심장에 대해 상의할 중요한 문제가 있습니다.

I am afraid heart problem is more serious than we first thought.
심장병이 처음에 우리가 생각했던 것보다 더 심각합니다.

Cardiac arrest strikes immediately and without warning.
심장마비는 갑자기 발생됩니다.

가정
의학과

순환기
내과

호흡기
내과

소화기
내과

일반
외과

흉부
외과

산부
인과

소아과

정형
외과

신경
외과

안과

이비인
후과

치과

피부과

비뇨
기과

신경
정신과

응급
의학과

응급
상담

보완
의학

Now the electrocardiogram demonstrates severe condition.
  지금 심전도는 나쁜 상태를 보이고 있습니다.

You suffer from acute myocardial infarction.
  당신은 급성 심근 경색증을 앓고 있습니다.

Acute myocardial infarction is more dangerous than angina pectoris.
  급성 심근 경색증은 협심증보다 더 심각합니다.

It is usually caused by coronary artery atherosclerosis.
  그것은 관상동맥의 동맥경화증 때문에 옵니다.

I can't let this go on any longer.
  더 놔두면 안될 것 같아요.

Without proper treatments, this can lead to complications.
  적절한 치료를 하지 않으면 심각해 질 수 있습니다.

Pain of myocardial infarction is not alleviated by rest or by nitroglycerin.
  심근 경색증은 쉬거나 니트로 글리세린을 투여해도 통증이 줄어들지 않습니다.

Chest pain will be treated with opiates, such as intravenous morphine.
  흉통은 몰핀과 같은 마약을 정맥 내로 투여하여 치료할 것입니다.

Also oxygen will be administered by face mask.
  산소 역시 안면 마스크를 통해 투여될 것입니다.

Control of pain will reduce oxygen consumption.
  통증을 줄이면 산소 소모량이 줄어들 것입니다.

You should be admitted to a coronary care unit.
  당신은 심장질환 중환자실에 입원해야만 합니다.

Complete bed rest is recommended.
  절대적인 침상안정이 필요합니다.

You may need a coronary angioplasty to improve blood flow.
  혈액흐름을 증가시키기 위해 혈관성형술이 필요합니다.

A fine tube is threaded through an artery to the narrowed heart vessel, where a tiny balloon at
its tip is inflated to improve blood flow.
  작은 튜브가 좁아진 혈관을 통해 들어가 혈액 흐름을 좋게 하기 위해 끝을 부풀릴 것입니다.

Coronary artery bypass graft surgery is needed.
  관상동맥 우회 이식술이 필요합니다.

Bypass graft surgery is done when the blockages in an artery can't be reached by angioplasty or are
too long or hard for angioplasty.
  혈관 이식술은 혈관성형술로 닿지 않는 곳이나, 너무 긴 곳, 하기 어려운 곳일 때 행해집니다.

Attractive phrase
Power is in your thoughts

67. Pulmonary Medicine (호흡기 내과)

(1) 기본적인 질문

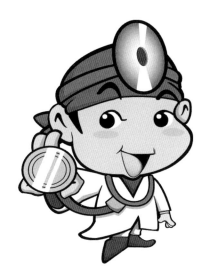

Do you have a cough?
기침이 있나요?

How long have you had a cough?
When did your cough begin?
언제 기침이 시작되었죠?

Did anything special bring it on?
원인이 되는 특별한 이유가 있나요?

What kind of cough is it?
기침이 어떤 종류이지요?

When does the cough occur?
언제 기침이 나오지요?

Do you cough quite often?
자주 기침을 하시나요?

Do you get any pain on breathing.
숨을 쉴 때 아프지는 않나요?

Do you get a pain in your chest when you cough?
기침을 할 때 가슴이 아프나요?

Do you get pain in your chest?
가슴이 아픕니까?

Have you had a recent cold?
최근에 감기에 걸린 적이 있나요?

Do you cough up phlegm?
Do you bring up any phlegm?
가래가 나오나요?

How much do you bring up phlegm?
얼마나 많이 나오지요?

가정
의학과

순환기
내과

호흡기
내과

소화기
내과

일반
외과

흉부
외과

산부
인과

소아과

정형
외과

신경
외과

안과

이비인
후과

치과

피부과

비뇨
기과

신경
정신과

응급
의학과

응급
상담

보완
의학

When do you bring up phlegm?
언제 가래가 나오지요?

What color is it?
색깔은 어떻지요?

Are you coughing up thick yellow or red phlegm ?
기침에서 노랗거나 붉은 가래가 나오지는 않던가요?

Are you coughing up blood?
기침에 피가 나오지는 않던가요?

Have you ever coughed up blood or bloody sputum?
피가 섞인 가래를 뱉은 적이 있나요?

Do you have a fever with the shortness of breath?
숨쉬기 힘들면서 열은 없나요?

Does any position make it worse?
어떤 자세가 기침을 악화시키나요?

Do you have any difficulty with your breathing?
숨을 쉬는데 불편하지는 않나요?

Do you get short of breath?
Are you troubled by short of breath?
Have you had any shortness of breath?
숨쉬기 곤란하나요?.

Is it more difficult to breathe in or breathe out?
숨을 들이키거나 내쉴 때 언제가 더 힘들죠?

Does it hurt when you breathe in?
숨을 들이킬 때 아픈가요?

Have you ever had asthma or allergy?
천식이나 알러지를 앓은 적이 있나요?

Are you using a puffer for your asthma?
Do you use an inhaler for your asthma?
천식으로 분무기를 사용하나요?

How many puffs do you use per day?
하루에 몇 번 불죠?

Have you ever suffered from tuberculosis?
결핵에 걸린 적은 없습니까?

- PART II 질환별 진료영어 -

가정
의학과

순환기
내과

호흡기
내과

소화기
내과

일반
외과

흉부
외과

산부
인과

소아과

정형
외과

신경
외과

안과

이비인
후과

치과

피부과

비뇨
기과

신경
정신과

응급
의학과

응급
상담

보완
의학

When was the last time you had a tuberculosis test?
결핵 검사를 마지막으로 한 때가 어디죠?

(2) Asthma (천식)

Your asthma seems to be getting better.
천식이 점점 좋아지는군요.

This could be worse at night and during cold or dry weather.
이것은 밤이나 차거나, 건조한 공기를 마시면 더 악화될 수 있습니다.

Asthma is triggered by allergies.
천식은 알러지에 의해서 생기는 것입니다.

Many people with asthma are allergic to something in their environment.
천식이 있는 대부분의 사람들은 자신들의 환경에 있는 어떤 것에 알러지가 있습니다.

The most common causes of allergens are certain foods, pollens, dust and molds.
알러지의 가장 흔한 원인은 음식이나 꽃가루, 먼지와 곰팡이입니다.

Asthma results when a stimulus, such as an allergen, causes swelling of the tissues in the air passages of the lungs, making it difficult to breathe.
천식은 알러지의 원인물질이 폐로 가는 공기 통로의 조직에 부종을 일으켜 숨을 잘 쉴 수 없게 만듭니다.

Asthma is usually characterized by attacks of wheezing, coughing, and difficulty exhaling.
천식은 숨을 쉴 때 쌕쌕거리고 기침하고 내쉬기 힘든 것이 특징입니다.

The main objective of asthma care and treatment is to keep you symptom free and healthy.
천식의 가장 중요한 치료 목적은 증상을 없애 건강하게 만드는 것입니다.

Getting rid of the things you are allergic to can help your asthma medicine work better.
알러지를 일으키는 원인을 제거하면 약이 더 잘 들고 천식에 도움이 될 것입니다.

Asthma is rarely fatal if you take your medicine and follow my orders.
천식은 당신이 약을 먹고 제 말대로만 하면 위험하진 않습니다.

Drink plenty of water to keep your body hydrated and to thin mucous secretions.
몸에 수분이 충분하고 가래를 묽게 하기 위해 물을 많이 드세요.

If certain materials trigger a reaction, avoid those materials.
어떤 물질들이 자극을 일으키면 그 물질들을 피하세요.

And when you have an attack, use your inhaler.
그리고 만약 발작이 일어나면, 약 분무기를 사용하세요.

You'd be better to take a flu vaccine shot.
독감 예방주사를 맞는 것이 좋을 것 같군요.

(3) Pneumonia (폐렴)

The chest X-ray suggests that you may have pneumonia.
흉부사진에서 폐렴이 의심되는군요.

X-ray shows lobar pneumonia.
엑스레이에서 대엽성 폐렴이 보입니다.

The homogeneous density at the right lower lung field indicates acute bacterial pneumonia.
우측 폐 하부에 있는 균질한 음영이 급성 박테리아성 폐렴을 말해줍니다.

Pneumonia is a serious infection of your lungs.
폐렴은 당신 폐의 감염을 의미합니다.

Acute pulmonary infection may be caused by various organisms.
급성 폐렴은 다양한 균들에 의해 생깁니다.

Bacterial pneumonia can attack anyone.
박테리아 폐렴은 누구든지 올 수 있습니다.

The air sacs in the lungs filled with pus and other liquid.
폐의 공기 주머니에 고름과 다른 액체가 고입니다.

Oxygen has trouble reaching the blood.
산소가 피에 도달하기 힘들어집니다.

If there is too little oxygen in your blood, your body cells can't work properly.
만약 산소가 당신 피에 부족하면, 당신의 세포들이 일을 적절하게 할 수 없습니다.

Hospitalization is needed.
입원이 필요합니다.

It needs to be treated with intravenous antibiotics.
정맥 내 항생제 투여로 치료할 필요가 있습니다.

Early treatment with antibiotics can cure pneumonia.
항생제 초기 투여가 폐렴을 치료하게 합니다.

Besides antibiotics, you are given supportive treatment.
항생제 외에도 다른 부수적인 치료가 따릅니다.

You will need to take about two weeks off.
당신은 2주정도 쉬어야만 합니다.

I'm pretty sure that we can do best for you in the hospital.
당신이 병원에 있어야만 저희가 최선을 다할 수 있다고 생각합니다.

You are on powerful antibiotics.
당신은 지금 강한 항생제를 맞고 계십니다.

You will be discharged from the hospital in 2 weeks.
> 2주 내로 퇴원하게 될 것입니다.

(4) Lung Cancer (폐암)

I am afraid that I have some bad news.
> 미안하게도 나쁜 소식이 있습니다.

I think that you do have a problem with your lung.
> 제 생각에 당신의 폐에 이상이 있군요.

I think you maybe lung cancer.
> 제 생각에 이것은 폐암일 수도 있습니다.

This is a serious condition.
> 심각한 상태입니다.

Chest X-ray reveals the presence of the lung mass.
> 흉부 엑스레이에 폐의 종양이 나타나는군요.

You need CT scanning and bronchoscopic examination.
> 당신은 CT 스캔과 기관지경 검사가 필요합니다.

We need to do a few tests to confirm this diagnosis.
> 이 질병을 확진하려면 몇 가지 검사가 꼭 필요합니다.

Cough and hemoptysis occur owing to bronchial and lung lesion.
> 기침과 객혈은 기관지와 폐 병변 때문에 발생합니다.

Hoarseness is due to involvement of the recurrent laryngeal nerve owing to extension of a mass from the left lung.
> 쉰 목소리는 좌측 폐의 종양이 회귀 후두신경을 압박하여 발생되었습니다.

I'd like to take a few test.
> 몇 가지 검사를 하겠습니다.

CT scanning is significantly useful for detecting the presence of extrathoracic metastasis.
> 전산화 촬영 스캔은 흉부 밖으로의 전이유무를 아는데 매우 유용합니다.

Lung cancer may spread extensively within the thorax and metastasis widely through the body.
> 폐암은 흉부에서 몸 전체로 전이될 수 있습니다.

Brain, chest and abdominal CT scanning are needed for detecting the metastasis.
> 뇌, 흉부, 복부 CT 스캔이 전이 유무를 알기 위해 필요합니다.

Bronchogenic examination is an important technique in the diagnosis of bronchogenic tumor.
> 기관지경 검사는 기관지 암 검사에 아주 중요합니다.

가정
의학과

순환기
내과

호흡기
내과

소화기
내과

일반
외과

흉부
외과

산부
인과

소아과

정형
외과

신경
외과

안과

이비인
후과

치과

피부과

비뇨
기과

신경
정신과

응급
의학과

응급
상담

보완
의학

Bronchial and lymph node biopsy may be obtained for cytologic evaluation.
기관지와 임파선 조직 검사가 세포 조직 평가를 위해 필요합니다.

I am concerned for your health.
전 당신의 건강에 대해서 책임이 있습니다.

The test are harmless and will give you more information to make a decision.
그 검사들은 해가 없고, 치료를 결정하는 데 도움을 줍니다.

Smoking is directly responsible for 87% of lung cancer cases and causes most cases of chronic bronchitis.
흡연은 폐암의 87%와 관계되고, 만성 기관지염의 일으키는 가장 흔한 원인입니다.

The smoking is bad for your health.
담배는 당신의 건강에 해롭습니다.

Cigarette smoking is the toughest addiction to break.
흡연은 끊기 참 어렵습니다.

But you have your fate in your own hands.
하지만 당신은 당신의 운명을 책임지고 있습니다.

Treatment depends on the location of tumor and whether the cancer has spread outside the lung.
치료는 종양의 위치, 폐 외부로의 전이 여부에 의해 정해집니다.

Chemotherapy is needed to destroy cancer cells.
항암제 치료가 암세포를 죽이기 위해 필요합니다.

Anti cancer medication will stop the growth of the cancer cells but the side effects are difficulty in eating and hair loss.
항암제는 암 세포의 증식을 멈추게 해주지만 식욕감퇴나 탈모의 부작용이 있습니다.

Combination treatment with chemotherapy and radiation therapy is needed to reduce cancer lesion.
항암제와 방사선 치료 요법이 암 부위를 줄이기 위해 필요합니다.

I know experienced surgeon in this field.
나는 이 분야의 수술 전문가를 알고 있습니다.

I will send you to a specialist.
당신을 전문가에게 보내드리겠습니다.

We need to put you on a respirator.
호흡기를 달아야 할 것 같습니다.

Attractive phrase
Become the best or the first

68. Gastrointestinal and Hepatic Medicine (소화기 내과)

(1) 기본적인 질문

Do you get pain in your abdomen?
배가 아픕니까?

Have you had any belly pain?
배가 아프나요?

Do you have gastric or abdominal pain?
위나 배가 아픈가요?

Where does your belly hurt you?
배 어느 부위가 아프죠?

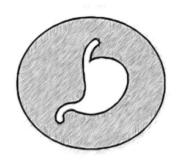

Do you feel nausea or vomiting?
오심이나 구토를 느끼나요?

Are you gonna throw up?
토할 것 같나요?

How much do you omit?
얼마나 많이 토했죠?

How often do you vomit?
얼마나 자주 토했죠?

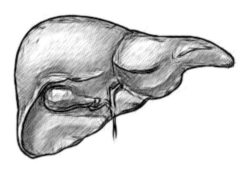

When do you vomit?
언제 토했죠?

Have you noticed any blood in your vomit?
토할 때 피 같은 것은 못 보셨나요?

What color is the vomit?
토한 것들의 색깔이 어떠했습니까?

Do you bring up acid?
신물이 넘어 오나요?

How about your digestion?
소화는 어떻습니까?

What kind of pain?
어떤 종류의 통증이죠?

What do you feel like?
어떻게 느끼시는데요?

How often do you get pain?
통증이 얼마나 자주 발생하죠.

Do you feel pain after meal?
식사 후 통증이 오나요?

Do certain foods bring on pain?
어떤 음식이 통증을 일으키나요?

Do you feel pain before meal?
식사 전에 통증이 오나요?

If you eat, do you feel better?
만약 먹으면 좋아지던가요?

How soon after?
얼마 후 그렇던가요?

Did you have any other symptoms with your stomach pain?
위통과 함께 다른 증상은 없었나요?

Have you ever diagnosed with stomach ulcer?
위궤양이라고 진단 받은 적이 있나요?

Does any particular food upset you?
배탈을 나게 한 어떤 특별한 음식이 있었나요?

Have you eaten a food that might be spoiled?
상한 음식을 먹지는 않았나요?

Do you have pain in the abdomen, especially after you eat foods that are difficult to digest?
특별히 잘 소화가 되지 않는 음식을 먹고 배가 아프지는 않았나요?

How are the bowel movements?
What about your bowel movements?
Bowel troubles?
화장실 가는 것은 어떻습니까?

Are the bowels all right?
Do you have any problem moving your bowels?
대변보는 것은 괜찮나요?

Difficult bowel movement?
Painful bowel movement?
Absent bowel movement?
Infrequent bowel movement?
어렵나요? 아프나요? 없나요? 불규칙한가요?

Do you have pain with your bowel movements?
Do you have pain while moving your bowel?
대변 눌 때 배가 아프나요?

Do you have pain without bowel movements?
대변을 보지 않아도 배가 아픈가요?

How many times did you have bowel movements today?
오늘 대변을 몇 번 보셨지요?

How often do you have bowel movements?
얼마나 자주 대변을 보시죠?

Do you often have fewer than three bowel movements each week?
일주일에 3번 미만으로 대변을 보십니까?

Do you often have a hard time passing stools?
대변을 보기 힘들 때가 있습니까?

Have you had chronic constipation?
만성적인 변비를 가지고 있나요?

Do you have any form of loose or watery stool?
Do you have diarrhea?
설사는 하지 않나요?

Since when have you had diarrhea?
언제부터 설사가 있었죠?

How often did you have diarrhea?
설사를 몇 번이나 했죠?

Do you have dry feces or hard feces?
대변이 마르고 딱딱하지는 않나요?

Do you have constipation?
변비가 있나요?

Have you noticed any changes in your urine or stool?
소변이나 대변에 어떤 이상은 없나요?

Do you ever have bloody stool?
Have you ever passed any bloody stool?
혈변을 눈 적은 없나요?

Do you ever have black stool?
Have you ever passed any black stool?
검은 변을 눈 적은 없나요?

가정
의학과

순환기
내과

호흡기
내과

소화기
내과

일반
외과

흉부
외과

산부
인과

소아과

정형
외과

신경
외과

안과

이비인
후과

치과

피부과

비뇨
기과

신경
정신과

응급
의학과

응급
상담

보완
의학

What about color of stool?
대변이 무슨 색이죠?

Have you noticed an abnormal smell?
이상한 냄새는 나지 않던가요?

Are you bowel movements gray, white or greasy in appearance?
대변이 회색이거나 하얗거나 기름지지는 않나요?

Do you have pain with your bowel movements?
Do you get pain during passing your motions?
대변볼 때 통증이 있나요?

Do you take laxative?
변비약을 먹었나요?

Do you suffer from loss of appetite?
식욕이 없나요?

Do you feel muscle aches or headaches?
근육통이나 두통은 없나요?

Do you feel thirst or fatigue?
갈증이나 피곤함을 느끼십니까?

Do you feel abdominal swelling or bloating?
복부 팽만감이나 가스 찬 것을 느낍니까?

Do you have fever?
열이 나나요?

Have you lost any weight?
몸무게가 줄었나요?

Have you traveled recently to another country?
최근에 다른 나라로 여행을 갔다 오지 않았나요?

Are you presently taking an antibiotics or other medicine?
최근에 항생제나 다른 약을 계속 복용하지는 않았나요?

Do you have itching around your anus?
항문 주변으로 가렵지는 않나요?

Have you recently had an ultrasound scan of your abdomen?
최근에 복부 초음파 검사를 하셨나요?

Do you feel fatigue?
피곤함을 느낍니까?

Do you feel nausea or vomiting?
오심이나 구토를 느끼나요?

Do you have right upper quadrant abdominal discomfort or pain?
배 오른쪽 위가 아프거나 불편한가요?

What kind of discomfort?
어떤 종류의 불편함이죠?

Do you feel abdominal tenderness?
배를 누르면 아픈가요?

Did you ever have jaundice?
황달이 있었던 적이 있나요?

Did you have any other symptoms with your jaundice?
황달 외 다른 증상은 없었나요?

Do you feel itching sensation?
가렵지는 않나요?

Do you have aches, fever or chills?
통증이나 열, 오한을 느끼나요?

Do you experience unexplained weight loss?
이유 없이 체중이 감소하나요?

Have you lost any weight?
몸무게가 줄었나요?

Do you experience loss of appetite?
식욕이 없나요?

Do you have diarrhea?
설사를 하지는 않나요?

Do you have dark and foamy urine or pale feces?
검고 거품이 나는 소변이나, 색이 연한 대변을 보지는 않나요?

Are you presently taking an antibiotics or other medicine?
최근에 항생제나 다른 약을 계속 복용하지는 않았나요?

Did you have vaccine against hepatitis B?
B형 간염 예방 주사를 맞았나요?

(2) Diarrhea (설사)

가정
의학과

순환기
내과

호흡기
내과

소화기
내과

일반
외과

흉부
외과

산부
인과

소아과

정형
외과

신경
외과

안과

이비인
후과

치과

피부과

비뇨
기과

신경
정신과

응급
의학과

응급
상담

보완
의학

Diarrhea is a common problem that usually lasts a day or two and goes away on its own without any special treatment.

설사는 특별한 치료 없이 하루 이틀 정도 지속되는 일반적인 증상입니다.

As long as diarrhea goes away on its own, laboratory test for the cause is not usually necessary.

설사가 저절로 멈추면 검사는 필요치 않습니다.

However, prolonged diarrhea can be a sign of other problems.

하지만 지속되는 설사는 다른 문제가 있다는 것입니다.

Acute diarrhea with a sudden onset is often caused by something eaten, such as food poisoning, viruses or bacteria as in infectious diarrhea or traveler's diarrhea.

갑자기 발생된 급성 설사는 식중독이나 바이러스나 박테리아 감염, 여행자 설사 같은 것들이 원인입니다.

Chronic diarrhea could be any of numerous problems such as inflammatory bowel disease, irritable bowel syndrome, diabetic diarrhea, certain medications, or various underlying intestinal diseases.

만성 설사는 염증성 장질환, 과민성 대장염, 당뇨병, 약물이나 여러 가지 장내 질환이 원인일 수 있습니다.

Some people are unable to digest lactose in milk.

어떤 사람들은 우유에 있는 락토스를 분해하지 못해 생기기도 합니다.

Medicines such as antibiotics, blood pressure medications, and antacids containing magnesium are reason for diarrhea.

항생제나 혈압약, 마그네슘이 있는 제산제가 설사의 원인이 될 수 있습니다.

Some people develop diarrhea after stomach surgery or removal of the gall bladder.

위 수술이나 담낭 제거술을 받은 환자에게서 설사가 있을 수도 있습니다.

The reason may be a change in how quickly food moves through the digestive system after stomach surgery or an increase in bile in the colon that can occur after gallbladder surgery.

그 이유는 위 수술 후 음식이 소화기관을 빨리 통과하거나, 담낭 수술 후 대장내 담즙이 많아져 생깁니다.

You may have food poisoning.

당신은 식중독일 가능성이 있군요.

Food poisoning usually causes flu-like symptoms with diarrhea.

식중독이 설사를 동반하는 독감 같은 증상들을 일으킵니다.

Signs of food poisoning usually occurs within 6 hours after eating and last one or two days.

식중독 증상은 음식을 먹은 후 6시간 내에 나타났다가 하루나 이틀 지속됩니다.

Just try to be a little bit patient.

좀 더 인내심을 가져야 합니다.

Bacteria are destroyed by normal cooking but toxin is heat stable.

박테리아는 요리할 때 파괴되지만 독소는 열에 파괴되지 않습니다.

Bacteria can grow in foods if they are not stored properly.
박테리아는 음식이 적절하게 저장되지 않으면 증식을 합니다.

People who visit foreign countries are at risk for traveler's diarrhea, which is caused by eating food or drinking water contaminated with bacteria, viruses, or, sometimes, parasites.
외국을 여행한 사람들의 설사는 주로 박테리아나 바이러스, 기생충이 감염된 물이나 음식을 먹어서 생깁니다.

Stool test and culture are needed to check for bacteria, parasites, or other signs of disease.
대변 검사나 배양이 박테리아나 기생충, 다른 질환의 여부를 알기 위해 필요합니다.

Blood tests can be helpful in ruling out certain diseases.
혈액검사가 다른 질환을 감별키 위해 필요합니다.

To find out if a food intolerance or allergy is causing the diarrhea, I'd like to ask you to avoid milk products and other foods to see whether the diarrhea responds to a change in diet.
음식에 대한 알러지나 반응을 보기 위해 우유 제품이나 다른 음식들을 먹지 말아 주세요.

I will uses a colonoscopy to look at the inside of the colon.
대장 안을 보기 위해 대장 내시경을 사용할 것입니다.

Diarrhea is not serious enough to need significant treatment.
설사는 치료가 필요 없을 정도로 경미하군요.

Replacing lost fluid to prevent dehydration is the only treatment necessary.
탈수를 방지하기 위해 손실된 물만 보충해 주면 됩니다.

Diarrhea can cause dehydration.
설사는 탈수를 일으킬 수 있습니다.

Dehydration occurs when the body has lost too much fluid and electrolytes.
설사는 우리 몸이 너무 많은 전해질과 수분을 잃을 때 나타납니다.

Dehydration is particularly dangerous in children and the elderly, and it must be treated.
탈수는 어린이나 노인에게는 위험하므로 치료되어야 합니다.

The fluid and electrolytes lost during diarrhea need to be replaced promptly.
설사로 잃은 수분이나 전해질은 즉시 보충되어야 합니다.

Although water is extremely important in preventing dehydration, it does not contain electrolytes.
비록 물도 아주 중요하지만, 물은 전해질이 없습니다.

To maintain electrolyte levels, you could have soups, which contain sodium, and fruit juices, which contain potassium.
전해질을 유지하려면 소금이 든 수프나 칼륨이 많은 과일 주스를 드세요.

I recommend a special rehydration solution that contains the nutrients children need.
어린이에게 필요한 영양소가 들어있는 보충액을 권유합니다.

가정
의학과

순환기
내과

호흡기
내과

소화기
내과

일반
외과

흉부
외과

산부
인과

소아과

정형
외과

신경
외과

안과

이비인
후과

치과

피부과

비뇨
기과

신경
정신과

응급
의학과

응급
상담

보완
의학

319

You can buy this solution in the grocery store.
보충액은 가게에서 살 수 있습니다.

Anti-diarrheal medications that stop diarrhea may be helpful in some cases, but they are not recommended for people whose diarrhea is from a bacterial or parasite infection.
지사제가 도움을 주기는 하지만, 박테리아나 기생충 감염이 원인인 경우는 쓰면 안 됩니다.

Until diarrhea subsides, try to avoid milk products and foods that are greasy, high-fiber, or very sweet. These foods tend to aggravate diarrhea.
설사가 멈추기 전까지 기름진 음식, 고 섬유질, 단 것을 먹지 마세요. 이와 같은 음식들은 설사를 악화시킵니다.

(3) Constipation (변비)

Your abdominal pain may merely be results of overeating, gas, or constipation.
당신의 복부 통증 원인이 단순히 과식이나, 가스, 변비 때문일 수도 있습니다.

The most common cause of constipation is a low fiber and high fat diet.
변비의 원인은 섬유질이 적고 지방이 많은 음식이 원인입니다.

People who eat plenty of high-fiber foods are less likely to become constipated.
섬유질이 많은 음식을 먹는 사람들에게는 변비가 적습니다.

Liquids like water and juice add fluid to the colon and bulk to stools, making bowel movements softer and easier to pass.
물이나 주스는 장에 수분을 공급하고 변의 양을 늘려 대변을 보기 쉽고 잘나오게 합니다.

You try to drink enough of liquids and high fiber foods every day.
매일 충분한 양의 물과 고섬유질 음식을 드세요.

Liquids like coffee that contain caffeine seem to have a dehydrating effect.
카페인이 든 커피와 같은 음식은 탈수효과가 있습니다.

Lack of exercise can lead to constipation.
운동 부족도 변비를 만듭니다.

Some medications can slow passage of bowel movements.
어떤 약물들은 장운동을 느리게 합니다.

Irritable Bowel Syndrome (IBS) have spasms in the colon that affect bowel movements. Constipation and diarrhea often alternate, and abdominal cramping and bloating are common symptoms.
It often worsens with stress, but there is no specific cause or anything unusual
과민성 대장 증후군은 대장을 수축시켜 장운동에 영향을 줍니다. 변비와 설사가 반복되고, 복통이나 가스 찬 느낌이 주 증상입니다. 스트레스에 의해 나빠지기도 하지만, 특별한 이유는 없습니다.

During pregnancy, women may be constipated because of hormonal changes or because the heavy

uterus compresses the intestine.
　　임신 중, 여자들은 호르몬 변화나 자궁의 장 압박으로 변비가 올 수 있습니다.

Aging may also affect bowel regularity because a slower metabolism results in less intestinal activity and muscle tone.
　　나이가 들면 대사가 느려지며, 장의 운동과 힘이 떨어져 변비가 올 수 있습니다.

People often become constipated when traveling because their normal diet and daily routines are disrupted.
　　사람들은 종종 여행으로 규칙적인 식사가 안될 때, 변비가 생길 수 있습니다.

People who ignore the urge to have a bowel movement may eventually stop feeling the urge, which can lead to constipation.
　　화장실을 억지로 잘 안가는 사람에게도 변비가 생길 수 있습니다.

Some neurological, metabolic and endocrine disorders can slow the movement of stool through the colon.
　　어떤 신경학적, 대사적, 내분비적인 질환도 변비를 일으킬 수 있습니다.

A diet with enough fiber helps form soft, bulky stool.
　　충분한 섬유질 섭취가 대변을 부드럽게 해 줄 것입니다.

Life style changes can help treat and prevent constipation
　　생활을 변화시키면 변비치료와 예방이 될 것입니다.

Drink enough water and other liquids such as fruit and vegetable juices.
　　물이나 과일, 야채 주스 같은 것들을 마시세요.

Exercise regularly and reserve enough time to have a bowel movement.
　　규칙적으로 운동하고 화장실 보는 충분한 시간을 가지세요.

Most people who are mildly constipated do not need laxatives.
　　가벼운 변비는 약이 필요하지 않습니다.

I will prescribe some laxatives for a limited time.
　　잠깐 동안 쓸 수 있게 하제를 처방해 드리겠습니다.

I'll give you some medicine to loosen bowels.
　　변비약을 드리겠습니다.

(4) Gastroenteritis (위장염)

It could be a gas.
　　가스가 찼을 수도 있습니다.

It could be acute gastroenteritis.
　　급성 위장염 일 수 있습니다.

가정
의학과

순환기
내과

호흡기
내과

소화기
내과

일반
외과

흉부
외과

산부
인과

소아과

정형
외과

신경
외과

안과

이비인
후과

치과

피부과

비뇨
기과

신경
정신과

응급
의학과

응급
상담

보완
의학

Many different viruses and bacteria can cause gastroenteritis,
많은 다른 종류의 바이러스와 박테리아가 위장염을 일으킵니다.

The possible causes of gastroenteritis are food poisoning, viral or bacterial digestive infection, traveler's diarrhea, parasites infection, food intolerance, other causes of diarrhea.
위장염의 가능한 원인은 식중독, 바이러스나 박테리아 감염, 여행자 설사, 기생충, 맞지 않는 음식이나 설사를 일으키는 원인 등입니다.

Don't eat by mouth for six hours.
6시간 동안은 아무 것도 먹지 마세요.

After that, sips of clear liquids.
그 이후로 깨끗한 물을 조금씩 먹으세요.

If your symptom is relieved, you can try a little food.
증상이 좋아지면 약간의 음식을 먹어보세요.

Bed rest and drink clear water to avoid dehydration.
휴식을 취하고 탈수 예방을 위해 깨끗한 물을 드세요.

You need to drink solutions which contain sodium, potassium.
나트륨이나 칼륨이 든 물을 마실 필요가 있습니다.

Avoid fried, spicy foods, fruits and vegetables.
튀긴 것이나, 맵거나, 과일 야채를 피하세요.

Don't eat solid foods on the first day of the attack.
증상이 생긴 첫 날은 고형음식을 먹지 마세요.

Progress to gradual addition of solid foods and gradual return to usual diet.
증상의 진행에 따라 천천히 고형음식이나 일상 음식을 먹도록 하세요.

I will prescribe some medications.
약을 처방해 드리겠습니다.

I'm going to give you an anti-spasmodic drug to take.
진경제를 먹도록 해 드리겠습니다.

If you don't improve, come back to me.
호전이 없으면 저에게 다시 오세요.

(5) Peptic ulcer (소화성 궤양)

It could be an ulcer.
궤양일 수 있습니다.

The most common peptic ulcer symptom is burning pain in the abdomen between the breastbone

- PART II 질환별 진료영어 -

가정
의학과

순환기
내과

호흡기
내과

소화기
내과

일반
외과

흉부
외과

산부
인과

소아과

정형
외과

신경
외과

안과

이비인
후과

치과

피부과

비뇨
기과

신경
정신과

응급
의학과

응급
상담

보완
의학

and the belly button.
위궤양의 가장 흔한 증상이 가슴과 배꼽 사이의 배가 타는 듯이 아픈 것입니다.

The pain often occurs when the stomach is empty, between meals and in the early morning hours, but it can occur at any other time.
통증은 위가 비었거나, 식간, 이른 아침에 자주 발생되나, 언제든 올 수 있습니다.

Pain may last from minutes to hours and may be relieved by eating food or taking antacids.
통증은 몇 분에서 몇 시간 올 수 있고, 음식이나 제산제에 의해 완화될 수 있습니다.

Sometimes ulcers bleed.
때로 궤양은 출혈을 일으킵니다.

Ulcers sometimes can lead to other problems.
궤양들은 가끔씩 다른 문제들을 일으킵니다.

These problems include bleeding, perforation or obstruction.
이 문제들이란 출혈이나 천공, 또는 폐쇄를 일으킵니다.

Ulcers can block food from going through the stomach.
궤양들은 음식이 위를 통과하는 것을 막을 수 있습니다.

This causes nausea, vomiting.
이때 오심과 구토 증상이 일어납니다.

The majority of peptic ulcers are caused by the H. pylori bacterium.
궤양의 대부분의 원인은 헬리코박터 파일로리 박테리아 때문입니다.

Some ulcers are caused by long-term use of non-steroidal anti-inflammatory agents.
일부 궤양은 비스테로이 소염제의 장기간 사용에 의해서도 옵니다.

Drug-induced ulcers usually heal once the person stops taking the medication.
약에 의한 궤양은 약을 중단하면 곧 좋아집니다.

I'll perform an endoscopy for a correct diagnosis.
정확한 진단을 위해 내시경을 하겠습니다.

I'll get a biopsy through the endoscopy.
내시경을 통해 조직검사를 할 것입니다.

To help the healing process and relieve symptoms, I will prescribe some antacids to neutralize the acid and medicines.
증상을 줄이고 치유를 위해 제산제와 약을 들이겠습니다.

In a few cases, cancerous tumors in the stomach or pancreas can cause ulcers.
때론 위나 췌장의 악성 암들이 궤양을 일으키기도 합니다.

Peptic ulcers are not caused by spicy food or stress.
소화성 궤양은 매운 음식이나 스트레스에 의해 생기지는 않습니다.

I will test you for H. pylori.
헬리코박터 파일로리에 대한 검사를 하겠습니다.

This test is important because treatment for an ulcer caused by H. pylori is different from that for an ulcer caused by other problem.
헬리코박터 파일로리에 의한 궤양의 치료는 다른 궤양과 다르므로 이 검사는 중요합니다.

H. pylori is diagnosed through blood, breath, stool, and tissue tests.
헬리코박터 파일로리는 혈액, 호흡, 대변, 조직에 의해서 검사될 수 있습니다.

We can detect antibodies to H. pylori bacteria in blood test.
혈액에서는 헬리코박터 파일로리 항체를 발견할 수 있습니다.

Urea breath tests are mainly used after treatment to see whether it worked, but they can be used in diagnosis too.
요소 호흡 검사는 진단뿐만 아니라, 치료 결과를 보는데도 사용할 수 있습니다.

You should drink a urea solution.
당신은 요소가 든 약물을 마셔야 합니다.

If H. pylori is present, it breaks down the urea, releasing the special carbon.
만약 헬리코박터 파일로리가 있으면 요소를 분해하여 특별한 탄소를 배출합니다.

The blood carries the carbon to the lungs, where you exhale it.
혈액이 탄소를 폐로 운반하면 당신은 그것을 호흡으로 내뱉게 됩니다.

The breath test is 96 percent to 98 percent accurate.
호흡 검사는 96%에서 98% 정확합니다.

Treatment usually involves a combination of antibiotics, acid suppressors, and stomach protectors.
치료는 대개 항생제와 위산 억제제, 위 보호제가 함께 사용됩니다.

The most proven effective treatment is a 2-week course of treatment called triple therapy.
가장 효과가 있는 치료는 삼중치료로 불리는 2주 코스 치료입니다.

2-week triple therapy reduces ulcer symptoms, kills the bacteria, and prevents ulcer recurrence in more than 90 percent of patients.
2주간의 삼중치료는 궤양의 증상을 줄여주고, 박테리아를 죽이며, 90% 이상에서 재발을 막아줍니다.

Antibiotics used in triple therapy may cause mild side effects such as nausea, vomiting, diarrhea, dark stools, metallic taste in the mouth, dizziness, headache.
삼중 치료에서의 항생제는 때로 오심, 구토, 설사, 흑변, 금속 맛, 어지러움, 두통 등을 일으킵니다.

It is very important to take all of this medicine until it is gone, even when you begin to feel better.
비록 당신의 증상이 좋아지더라도, 이 모든 약들을 먹는 것이 아주 중요합니다.

I want to see you 2 weeks later.
2주 뒤에 보도록 하죠.

(6) Hepatitis (간염)

I'm going to get some blood tests done to see what is causing the symptom.
증상의 원인이 무엇인지 알기 위해 혈액 검사를 하겠습니다.

Lab tests show that the liver is not working well.
검사에서 간의 기능이 좋지 않습니다.

Many people infected with viral hepatitis have no symptoms.
대부분의 간염 환자들은 증상이 없습니다.

Five different viruses cause five different hepatitis, A-E.
5종류의 바이러스가 서로 다른 5 종류의 간염을 일으킵니다.

A person who has had hepatitis A once is immune from further infections.
A형 간염을 걸렸던 사람은 추가 감염에서 면역이 됩니다.

Hepatitis B becomes a chronic infection in up to 10 percent of patients and can result in cirrhosis or liver cancer.
B형 간염은 환자 최대 10%에서 만성이 되고, 간경화나 간암이 될 수 있습니다.

Hepatitis C is usually a mild disease, but is highly likely to result in chronic hepatitis and may cause cirrhosis or liver cancer.
C형 간염은 경미하지만, 만성간염이나 간경화, 간암이 될 수 있습니다.

Hepatitis D occurs as a co-infection with hepatitis B.
D형 간염은 B형 간염과 함께 감염이 됩니다.

Hepatitis E can cause severe acute symptoms, but doesn't result in chronic hepatitis.
E형 간염은 심한 급성 간염을 보이나, 만성으로 가지는 않습니다.

It may be necessary to examine symptoms that may be caused by complications of hepatitis and underlying causes of hepatitis.
간염의 합병증이나 간염의 원인을 알기 위한 검사가 필요합니다.

Your bilirubin is high, but it doesn't affect you.
빌리루빈이 높지만 해는 없을 것입니다.

The itching is due to retained bile salts in tissue.
가려움은 조직에 담즙산이 축적되어 생깁니다.

Like most viral diseases, no drug treatment is available.
대부분의 바이러스 질환처럼 특별한 치료가 필요 없습니다.

The symptoms can last a few weeks.
증상은 몇 주까지 갈 수 있습니다.

가정
의학과

순환기
내과

호흡기
내과

소화기
내과

일반
외과

흉부
외과

산부
인과

소아과

정형
외과

신경
외과

안과

이비인
후과

치과

피부과

비뇨
기과

신경
정신과

응급
의학과

응급
상담

보완
의학

The only good news is that you recover without complications.
가장 좋은 것은 합병증 없이 회복되는 것입니다.

Immune globulin shots consist of antibodies against the hepatitis A virus kill the hepatitis A virus and can help prevent hepatitis A in people who have been exposed to the virus.
But it is only effective within 14 days of exposure.
A 형 간염에 대한 항체로 만든 면역 글로불린은 A형 바이러스를 죽이고 A 형 간염에 노출된 사람에게 예방을 해줍니다.
하지만 노출 14일 이내에만 효과가 있습니다.

The vaccine against hepatitis B is administered as three shots over a period of months.
B형 간염 백신은 몇 달에 걸쳐 3번 맞습니다.

(7) Hepatoma (간암)

You may have liver cancer.
간암인 것 같군요.

Underlying possible causes of hepatoma are cirrhosis of the liver, alcoholic liver disease, chronic hepatitis B.
간암의 잠재적인 원인들은 간경화나, 알코올성 간염, 만성 B형 간염입니다.

The choice of treatment depends on the condition of the liver, the number, size, and location of tumors and whether the cancer has spread outside the liver.
치료의 선택은 간의 상태나 종양의 수, 크기, 위치, 간 외부로의 전이 여부에 의해 정해집니다.

Pain is a common problem for people with liver cancer.
통증이 간암의 일반적인 문제입니다.

The tumor can cause pain by pressing against nerves and other organs.
암은 신경이나 다른 기관을 눌러 통증을 일으킬 수 있습니다.

We will try to reduce your pain in several ways.
우리는 당신의 통증을 줄이기 위해 여러 방법을 사용할 것입니다.

Chemotherapy is needed to destroy cancer cells.
항암제 치료가 암세포를 죽이기 위해 필요합니다.

Anti cancer medication will stop the growth of the cancer cells but the side effects are difficulty in eating and hair loss.
항암제는 암 세포의 증식을 멈추게 해주지만 식욕감퇴나 탈모의 부작용이 있습니다.

Chemotherapy may cause discomfort and make a complications..
항암치료는 불편함을 야기하고 합병증을 만들 것입니다.

- PART II 질환별 진료영어 -

가정
의학과

순환기
내과

호흡기
내과

소화기
내과

일반
외과

흉부
외과

산부
인과

소아과

정형
외과

신경
외과

안과

이비인
후과

치과

피부과

비뇨
기과

신경
정신과

응급
의학과

응급
상담

보완
의학

We will use chemoembolization or hepatic arterial infusion.
우리는 항암제를 이용해 혈전을 유도하거나 간동맥으로 주입할 것입니다.

We will insert a tube into the hepatic artery and inject an anticancer drug into the catheter.
우리는 튜브를 간동맥으로 넣어 항암제를 투여할 것입니다.

Microwave or LASER therapy can kill the cancer cells with heat.
마이크로파나 레이저 치료는 열로 암세포를 죽일 수 있습니다.

We will use ultrasound to help guide the probe.
우리는 프로브를 안내하기 위해 초음파를 이용 할 것입니다.

We will inject alcohol directly into the liver tumor to kill cancer cells.
우리는 암 세포를 죽이기 위해 알코올을 간암내로 직접 주입할 것입니다.

We will make an incision into the abdomen and insert a metal probe to freeze and kill cancer cells for cryotherapy.
우리는 냉동치료법을 위해 배에 절개를 가한 후, 금속 프로브를 넣을 것입니다.

Radiation can help relieve pain by shrinking the tumor.
방사능 조사는 암을 줄어들게 해 통증을 완화시켜 줍니다.

Relaxation techniques such as listening to slow music or breathing slowly and comfortably can relieve your pain.
느린 음악을 듣거나, 숨을 천천히 쉬는 것들이 통증을 줄여줄 것입니다.

(8) Gallstone (담석)

Silent gallstones are usually left alone and occasionally disappear on their own.
증상이 없는 담석은 그냥 놔두고 스스로 없어지기도 합니다.

Silent stones do not necessarily require immediate treatment.
증상이 없는 담석은 치료가 바로 필요 없습니다.

Usually only patients with symptomatic gallstones are treated.
증상이 있는 담석증만 치료가 필요합니다.

Cholesterol stones form when bile contains too much cholesterol, too much bilirubin, or not enough bile salts.
콜레스테롤 담석은 콜레스테롤, 빌리루빈이 너무 많거나 담즙산이 부족할 때 생깁니다.

Obesity is a major risk factor for gallstones, especially in women.
비만은 특히 여성에서 담석증의 위험인자 입니다.

I will prescribe certain medications to dissolve stones and to reduce pain.
담석을 녹여주는 약과 통증을 줄여주는 약들을 처방해 주겠습니다.

Extracorporeal shockwave lithotripsy can break up stones into tiny pieces that can pass through the bile ducts without causing blockages.

체외파 충격술이 담석을 작은 조각들로 부수어 담즙관을 통해 나올 수 있습니다.

Surgical gall bladder removal procedure is needed.

외과적 담낭 절제술이 필요합니다.

Laparoscopic cholecystectomy is the most common treatment of gallstone with symptom.

내시경을 이용한 담낭절제술이 가장 일반적인 증상이 있는 담석증의 치료방법입니다.

Attractive phrase
Proceed to next goal

69. General Surgery (일반외과)

(1) 외과적인 질문
(내과 분야별 질문 참조)

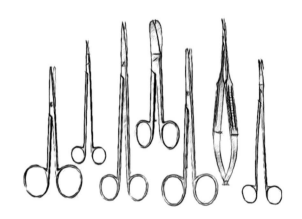

Have you ever had any injuries?
다친 적은 없나요?

Have you had any masses in your breasts?
유방에 혹이 있나요?

When did you first notice this lump?
언제 이 혹을 처음 발견하셨죠?

Did you experience any pain in your breast?
유방이 아픈 적이 있나요?

Do your breasts get sore before your period?
생리 전에 유방이 아픈가요?

Have you ever tried examining your breasts?
유방을 검사 해 본 적이 있나요?

Did you feel swelling in your neck?
목이 부은 것을 느끼나요?

Have you had any thyroid trouble?
갑상선에 문제가 있었던 적이 있나요?

Have you ever noticed any enlargement of lymph nodes.
임파선이 부은 적은 없었나요?

Have you noticed any lumps anywhere in your body?
몸에 혹 같은 것은 없나요?

Have you ever had a hernia?
탈장 같은 것은 없었나요?

Do you get pain in your abdomen?
배가 아픕니까?

Where does your belly hurt you?
배 어느 부위가 아프죠?

Do you feel nausea or vomiting?
오심이나 구토를 느끼나요?

How often do you get pain?
통증이 얼마나 자주 발생하죠.

Have you ever passed any bloody stool?
혈변을 눈 적은 없나요?

Have you ever passed any black stool?
검은 변을 눈 적은 없나요?

Did you ever have jaundice?
황달이 있었던 적이 있나요?

Do you have fever?
열이 나나요?

Have you lost any weight?
몸무게가 줄었나요?

Have you ever notices any edema in your legs?
다리가 부은 적이 없나요?

Do you have ---? or Do you feel ---?

> Bleeding tendency
> Any allergic history
> Any surgery history
> Any medical problem
> Nausea and Vomiting
> Abdominal discomfort or pain
> Indigestion or burning sensation
> Stomach bloating after meals
> Gas or Feeling of fullness
> Bloating or Feeling of abdominal fullness after meals

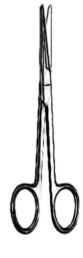

가정
의학과

순환기
내과

호흡기
내과

소화기
내과

일반
외과

흉부
외과

산부
인과

소아과

정형
외과

신경
외과

안과

이비인
후과

치과

피부과

비뇨
기과

신경
정신과

응급
의학과

응급
상담

보완
의학

Diarrhea or Constipation

Fever

Loss of appetite

Weight loss

Anemia

Jaundice

Weakness or Fatigue

Abdominal hard mass

Abdominal fluid retention

Vomiting blood

Blood in stool or Black stool

Neck lump in the front of the neck near the Adam's apple

Neck nodule or Neck swelling

Hoarseness or Difficulty speaking

Difficulty swallowing or Difficulty breathing

Throat pain or Neck pain

Breast lump or thickening

Underarm lump

Breast changes or swelling

Nipple changes or discharge

Breast or Nipple tenderness

Lump near the anus or rectum

Sudden shortness of breath

Painful breathing

Sharp chest pain

Chest tightness

Rapid heartbeat

(2) 수술 전후에 필요한 설명

Surgery is necessary for you to treat this problem.
Surgery should be considered to treat your problem.
　　문제를 치료하기 위해서는 수술이 필요합니다.

It's no big deal. It's a simple surgery.
　　별것 아닙니다. 간단한 수술입니다.

A lot of patients have had that surgery done.
　　많은 사람들이 그 수술을 받았습니다.

But we can't give a hundred percent guarantee that it would be okay.
하지만 괜찮을 것이라고 100% 보장하지는 못합니다.

Surgery is the best choice for treatment.
치료를 위해서는 수술이 최선의 선택입니다.

Most patients get better after operation.
대부분의 환자들이 수술 후 좋아집니다.

Several hours may be necessary to give you fluids and antibiotics and to prepare the operation.
수액과 항생제를 주고 수술을 준비하기 위해 몇 시간이 필요할 수 있습니다.

The anesthesiologist uses a general anesthetic technique whereby patients are put to sleep and made pain free in operation.
마취의사들이 수술 중 통증이 없고 잠을 재우기 위해 전신마취를 합니다.

Occasionally a spinal anesthetic may be used.
때때로 척추 마취를 하기도 합니다.

You feel better immediately after an operation.
수술 후 곧 좋아질 것입니다.

You'll get an operation tomorrow.
내일 수술을 받으실 겁니다.

The surgery was fine.
Surgery was a success.
Operation was fine.
수술이 잘 되었습니다.

We're going to take the tube out of your throat.
당신의 목에서 튜브를 뺄 것입니다.

Take a deep breath in, and out.
숨을 크게 들이쉬고 내 쉬세요.

Take a deep breath and cough in order to free your lungs of any fluid build up that may occur due to the general anesthesia.
전신마취 때문에 당신의 폐에 액체가 고이지 않도록 숨을 크게 쉬고 기침을 하세요.

Pain medicines can relieve pain but it make you drowsy.
진통제가 통증을 주지만, 멍하게 만들 수 있습니다.

You are allowed to eat when the stomach and intestines begin to function again.
위와 장의 기능이 돌아오면 먹을 수 있습니다.

The first meal is a clear liquid diet.
처음 식사는 깨끗한 죽입니다.

가정
의학과
순환기
내과
호흡기
내과
소화기
내과
일반
외과
흉부
외과
산부
인과
소아과
정형
외과
신경
외과
안과
이비인
후과
치과
피부과
비뇨
기과
신경
정신과
응급
의학과
응급
상담
보완
의학

If you tolerate this meal, the next meal usually is a regular diet.
이 음식을 먹고 괜찮으면 정상적인 음식이 나올 것입니다.

You can walk and resume your normal physical activities as soon as possible.
가능한 빨리 걷고 정상적인 활동을 시작하세요.

You can move around as much as you like.
당신이 하고 싶은 만큼 돌아다녀도 됩니다.

Movement is good for you.
움직이는 것이 당신에게 좋습니다.

You will be discharged from the hospital within 1 week after the operation.
수술 후 1주 이내에 퇴원할 수 있을 것입니다.

You are able to be back to your normal activities within 2 weeks.
2주 이내에 정상 생활로 돌아 갈 수 있을 것입니다.

You are able to return to work within three to four weeks after the operation.
당신은 수술 후 3-4주 이내에 정상적인 일을 할 수 있을 것입니다.

(3) 수술 합병증에 대한 설명

Certain risks are present when any operation requires a general anesthetic and the abdominal cavity is opened.
전신 마취와 개복수술에는 몇 가지 위험이 따릅니다.

Severe bleeding can occur and coagulopathy rarely occur.
심한 출혈이 있을 수 있고, 혈액응고 이상이 올 수 있습니다.

Pneumonia and dyspnea often occurs.
폐렴이나 호흡이상이 올 수 있습니다.

Patients who smoke are at a greater risk for developing lung problems.
담배를 피우시던 분에게 폐에 문제가 생길 위험이 더 높습니다.

Thrombophlebitis, or inflammation of the veins, is rare but can occur if the patient requires prolonged bed rest.
장기간 침상에 있을 경우, 혈전이나 정맥염이 올 수 있습니다.

Adhesions is a known complication of any abdominal operation and adhesions can lead to intestinal obstruction.
어느 복부 수술 후 합병증으로 유착이 올 수도 있고, 장폐색이 될 수도 있습니다.

Hernia is a complication of any incision of abdomen.
복부 수술 후 탈장이 올 수도 있습니다.

Peritonitis or infection in the abdomen often occurs.
복막염이나 복부 내 감염이 올 수 있습니다.

Sepsis complication rarely occurs.
폐혈증과 같은 합병증이 드물게 일어납니다.

The mortality rate of operation is estimated 5 % of operation.
수술 중 사망률은 약 5% 정도입니다.

Sometimes people continue to have problem even after surgery.
때때로 수술 후에도 계속적인 문제가 발생되기도 합니다.

We can't give a hundred percent guarantee that it would relieve all your symptoms.
수술 후 당신의 모든 증상이 좋아질 것이라고 100% 보장하지는 못합니다.

It's tough, but it's true.
답답하지만 사실입니다.

I want to tell you that we can't promise definitely.
확실히 약속할 수 없군요.

You have just had a surgical procedure that will hopefully correct your problem.
당신은 바로 지금 치료를 위한 수술을 받았습니다.

If you see blood coming through the bandage, don't be surprised.
붕대를 통해 피가 나와도 놀라지 마세요.

If bleeding occurs, wrap some toweling around the bandage and notify the doctor.
출혈이 있으면 상처부위를 붕대 주위로 감고, 의사에게 알려 주세요.

For pain take the prescribed medication which the doctor has given to you.
통증을 위해 의사가 처방해 준 약을 복용하세요.

If you have any question, call the following telephone number ***-****.
만약 의문이 나는 사항이 있으시면, 이 전화번호로 연락하세요.

(4) 수술환자 보호자에 대한 설명

The surgery was a success.
수술은 성공입니다.

I am happy to tell you that patient is out of surgery and everything went fine.
환자의 수술 모든 게 잘되어 끝났다고 말하니 기쁘군요.

The surgery lasted about two hours and that tumor was removed.
수술이 3시간 정도 걸려 종양이 제거가 되었습니다.

Patient had a localized cancer.
환자는 국한된 암을 가지고 있었습니다.

가정
의학과

순환기
내과

호흡기
내과

소화기
내과

일반
외과

흉부
외과

산부
인과

소아과

정형
외과

신경
외과

안과

이비인
후과

치과

피부과

비뇨
기과

신경
정신과

응급
의학과

응급
상담

보완
의학

333

We had performed total resection, taking out most of cancer region.
우리는 암의 대부분을 도려냈습니다.

There are no complications and full recovery is expected.
합병증은 없고 완전한 회복이 기대됩니다.

Patient will be in intensive care unit.
환자는 중환자실에 있을 것입니다.

I think the patient will be fine.
환자는 좋아질 것이라고 생각합니다.

Patient is expected to be hospitalized for 2 weeks, then go home to recuperate.
환자는 2주정도 입원 후 집에 돌아가 회복하시면 될 것으로 생각됩니다.

We have some serious matters to discuss regarding patient's condition.
환자의 상태에 대해 상의할 중요한 문제가 있습니다.

Patient's condition is very serious.
환자 상태가 아주 심각합니다.

Multiple organs are severe damaged.
많은 기관이 심하게 손상되어 있습니다.

They function not well.
그들의 기능이 좋질 않습니다.

Surgery is a risk.
수술은 위험한 것입니다.

The success rate is small.
성공률이 적습니다.

His chance of survival is small.
살 가능성이 적습니다.

Odds are about fifty-fifty.
확률은 50대 50입니다.

We will do everything we can.
우리가 할 수 있는 것은 다 하겠습니다.

5) Appendicitis (충수염)

Blood test, X-ray and abdominal ultrasound is necessary for you to determine if there is an abnormal finding in your abdomen.
당신의 배에 어떤 이상이 있는지, 혈액 검사와 X-ray 검사, 초음파 검사가 필요합니다.

Laboratory results and ultrasonogram show inflamed and infected appendix.
  혈액검사와 초음파에서 염증이 있고 감염된 충수돌기가 보이는군요.

The appendix is hollow pouch attached to the cecum, the beginning of the large intestine.
  충수돌기는 대장의 시작부분 맹장에 있는 작은 길쭉한 주머니입니다.

There is need to perform appendectomy.
  충수돌기 절제술이 필요합니다.

We will remove the appendix by using the traditional open procedure.
  우리는 전통적인 방법으로 충수돌기를 제거할 것입니다.

Most incisions are less than 10 cm in length.
  대부분 절개는 10cm 미만입니다.

We will perform appendectomy via laparoscopy.
  우리는 충수돌기 절제술을 복부내시경을 통해 할 것입니다.

Laparoscopic appendectomy needs only 1 inch incision in the abdomen.
  복부 내시경을 이용한 충수돌기 절제술은 복부의 1cm 절개만 필요합니다.

One incision is near the umbilicus, or navel, and one is between the umbilicus and the pubis.
  배꼽이나 주변에 1개의 절개를 하고, 다른 1개는 배꼽과 치골 사이에 합니다.

Two other incisions are smaller and are in the right side of the lower abdomen.
  2 개의 다른 절개는 작게 우측 하복부에 합니다.

We passes a camera and special instruments through these incisions.
With the aid of this equipment, we can perform appendectomy.
  우리는 카메라와 특수 기구를 이 곳에 넣은 후, 이것들을 이용해 충수돌기 절제술을 합니다.

The appendix had ruptured.
  충수돌기가 파열되었더군요.

We inserted the drain.
  우리는 드레인을 넣었습니다.

Rubber tubes promote the flow of infection inside the abdomen to outside of the body.
  고무튜브가 복부 내 감염을 밖으로 나오도록 도와줍니다.

Wound infections can do occur and an abscess may form in the abdomen as a complication of appendicitis.
  충수돌기 절제술 후 합병증으로 상처 감염이나 복부내 농양이 생길 수도 있습니다.

You may require admission for 5 days.
  당신은 5일 간의 입원이 필요합니다.

The appendix was located in the posterior area of the abdomen.
  충수돌기가 복부 후반부에 있었습니다.

가정
의학과

순환기
내과

호흡기
내과

소화기
내과

일반
외과

흉부
외과

산부
인과

소아과

정형
외과

신경
외과

안과

이비인
후과

치과

피부과

비뇨
기과

신경
정신과

응급
의학과

응급
상담

보완
의학

(6) Hemoperitoneum (혈복증)

Probably a lacerated blood vessel within the abdomen or internal organ trauma may lead to rapid bleeding.
아마도 복부나 내부 장기의 찢어진 혈관이 빠른 출혈을 일으키고 있는 것 같습니다.

The spleen and liver are common internal organs that may be traumatized, and cause a hemoperitoneum.
비장이나 간이 손상 후 복강내 출혈을 일으키는 가장 흔한 장기입니다.

Diagnostic peritoneal lavage is needed to determine if patient should have immediate operation.
환자가 응급 수술을 받아야 하는지 아닌지, 진단적 복강내 세정이 필요합니다.

We will make a nick in your belly so I can fill your abdomen with fluid.
당신의 배에 작은 절개를 내어 용액을 넣겠습니다.

Once it's full, we'll watch as the fluid drains out.
일단 다 차면 용액이 흘러나온 것을 관찰 할 것입니다.

If blood comes out, you have abdominal injuries.
만약 피가 나온다면 당신은 복부에 손상을 입은 것입니다.

After patient stabilizes, a CT of the abdomen should be obtained for detect bloody fluid.
환자가 안정되면 출혈을 알기 위해 복부 CT를 꼭 찍어야 합니다.

Abdominal CT is a good test to see if blood is present in the abdominal cavity.
복부 CT 촬영이 복부내 피가 있는 지 볼 수 있는 좋은 검사입니다.

If there is significant blood loss, we will consider angiography.
만약 심각한 출혈이 보이면, 혈관조영술을 고려할 수도 있습니다.

A hemoperitoneum is a potentially life threatening situation.
복강내 출혈은 생명을 위협하는 위험한 상황입니다.

Bleeding may lead to shock.
출혈은 쇼크를 일으킬 수 있습니다.

The rapid abdominal distension may also cause pressure on the diaphragm, and decrease ability to breathe comfortably.
빠른 복부 팽창은 횡격막에 압박을 가해 숨을 편하게 쉬지 못하게 합니다.

Intravenous fluids and blood transfusion should be given to maintain blood pressure and improve tissue perfusion.
혈압을 유지하고 조직으로 피가 잘 가게 하기 위해 수액과 수혈이 필요합니다.

Hemoperitoneum occured when a car hit patient.
차가 칠 때 복강내 출혈이 생겼습니다.

Exploratory surgery is the only way to obtain a diagnosis and treat the condition.
실험적 수술이 진단과 치료를 위한 유일한 방법입니다.

The spleen was ruptured by blunt trauma.
비장이 손상을 당해 파열되었습니다.

The surgical removal of the spleen should be done to stop bleeding.
비장제거술이 출혈을 멈추기 위해 행해져야 합니다.

The spleen has a role in the immune system and filtering foreign substances and worn-out blood cells from the blood.
비장은 면역과 혈액내 이물질이나 다 된 혈액 내 세포들을 거르는 역할을 합니다.

The patient should have emergency operation.
환자는 응급수술을 받아야 합니다.

We can't give a hundred percent guarantee that the patient would be okay.
환자가 괜찮을 것이라고 100% 보장하지는 못합니다.

(7) Stomach Cancer (위암)

Fecal occult blood test is needed because stomach ulcer and cancer sometimes causes bleeding that cannot be seen.
위궤양이나 위암이 때때로 출혈을 야기 시키므로 대변잠혈검사가 필요합니다.

Upper GI series and endoscopy help us find tumors or other abnormal findings.
상부 위장관 X-ray 검사나 내시경 검사가 암이나 다른 이상이 있는지 발견하도록 도와줍니다.

I'd like to perform an endoscopy for diagnosis.
진단을 위해 내시경을 해야겠습니다.

We can remove some tissue through the endoscopy.
우리는 내시경을 통해 일부 조직을 제거할 것입니다.

It could be an ulcer, but it's not typical.
궤양일 수 있지만 전형적인 것은 아닙니다.

A biopsy is the only sure way to know whether cancer cells are present.
조직검사가 암세포가 있는 지 해 볼 수 있는 유일한 검사입니다.

Pathologist will examine the tissue under a microscope to check for cancer cells.
병리학자가 현미경으로 암세포가 있는 지 검사할 것입니다.

We have some very serious matters to discuss regarding your disease.
당신의 병에 대해 상의할 중요한 문제가 있습니다.

가정
의학과

순환기
내과

호흡기
내과

소화기
내과

일반
외과

흉부
외과

산부
인과

소아과

정형
외과

신경
외과

안과

이비인
후과

치과

피부과

비뇨
기과

신경
정신과

응급
의학과

응급
상담

보완
의학

I am afraid you have stomach cancer.
당신은 위암을 가지고 있습니다.

Treatments for your stomach cancer include surgery, chemotherapy, and/or radiation therapy.
위암에 대한 치료로는 수술이나 항암제, 또는 방사선 치료입니다.

Surgery is the most common treatment for stomach cancer.
수술이 위암 치료의 가장 일반화된 치료입니다.

The operation is called gastrectomy.
그 수술은 위절제술이라 불립니다.

We will remove part or all of the stomach, as well as some of the tissue around the stomach.
우리는 위의 일부나 전체와 위 주위 조직들을 제거할 것입니다.

Because cancer can spread through the lymphatic system, lymph nodes near the tumor are often removed during surgery so that the pathologist can check them for cancer cells.
위암은 임파선 조직을 통해 퍼지므로, 암 주위 조직의 임파선을 수술 중 제거하여 병리학자가 암세포를 검사할 것입니다.

If cancer cells are in the lymph nodes, tumor may have spread to other parts of the body.
만약 암세포가 임파선에서 발견이 되었다면, 종양은 몸의 다른 곳으로 전이되었을 수 있습니다.

We will connect the remaining part of the stomach to the esophagus or the small intestine after partial gastrectomy.
우리는 부분 위절제술 후 남은 위 부분을 식도나 소장과 연결시킬 것입니다.

After a total gastrectomy, we will connect the esophagus directly to the small intestine.
완전 위절제술 후 우리는 식도와 소장을 직접 연결할 것입니다.

Chemotherapy is needed to destroy remaining cancer cells.
항암제 치료가 남은 암세포를 죽이기 위해 필요합니다.

Combination treatment with chemotherapy and radiation therapy is needed to relieve symptoms and to destroy cancer cells that may remain in the area.
항암제와 방사선 치료 요법이 증상을 완화시키고, 남은 부위의 암세포를 죽이기 위해 필요합니다.

You may need to stay in the hospital while receiving chemotherapy.
항암제 치료를 받는 동안 입원할 필요가 있습니다.

You should come to the hospital regularly for radiation therapy.
당신은 방사선 치료를 위해 규칙적으로 병원에 와야 합니다.

Biological therapy (Immunotherapy) is a form of treatment that helps the body's immune system attack and destroy cancer cells.
생물학적(면역치료) 치료는 몸의 면역 시스템을 공격하여 암세포를 파괴하는 치료의 일종입니다.

(8) Hepatoma (간암)

I'm afraid you have a liver cancer.
간암이군요.

We should consider your general health and age before operation.
우리는 수술 전에 당신의 전신 건강과 나이를 고려해야 합니다.

There is no evidence that the cancer has spread to the nearby lymph nodes or to other parts.
암이 주위 임파선이나 다른 곳으로 퍼졌다는 근거는 없습니다.

It is a localized resectable liver cancer that can be removed during surgery.
수술 중 제거할 수 있는 국한된 간암입니다.

You need partial hepatectomy.
부분 간절제술이 필요합니다.

We will remove part of the liver and leave a part of normal liver tissue.
우리는 간의 일부를 제거하고 정상 간 조직의 부분을 남길 것입니다.

Remaining healthy tissue takes over the functions of the liver.
남은 건강한 조직이 간기능을 대체합니다.

Operation depends on how well the liver is working.
수술은 간 기능이 얼마나 좋은지에 따라 달려있습니다.

Surgical removal is not possible because of poor liver function or the location of the tumor.
암 제거 수술은 간기능이 안 좋고 암의 위치 때문에 불가능합니다.

It is a localized unresectable cancer.
이것은 국한된 절제 불가능한 암입니다.

We will inject alcohol into the area around certain nerves in the abdomen to block the pain.
우리는 통증을 없애기 위해 복부의 신경 주위로 알코올을 집어넣을 것입니다.

Combination treatment with chemotherapy and radiation therapy is needed to reduce cancer lesion.
항암제와 방사선 치료 요법이 암 부위를 줄이기 위해 필요합니다.

Advanced liver cancer cannot be cured, so we can try to slow the progress of the disease with chemotherapy or radiation therapy.
이미 진행된 간암은 치료가 불가능하므로, 병의 진행을 늦추기 위해 항암제와 방사선 치료를 하도록 노력할 것입니다.

Cancer can recur after operation because undetected cancer cells remained somewhere in the body.
암은 어떤 곳에 발견되지 않는 암세포가 있을 수 있으므로 수술 후 재발할 수 있습니다.

Most recurrences occur within the first 2 years of treatment.
대부분 재발은 2년 안에 나타납니다.

가정
의학과

순환기
내과

호흡기
내과

소화기
내과

일반
외과

흉부
외과

산부
인과

소아과

정형
외과

신경
외과

안과

이비인
후과

치과

피부과

비뇨
기과

신경
정신과

응급
의학과

응급
상담

보완
의학

Liver transplant may be required or the patient will die.
간이식이 필요할 것 같군요, 그렇지 않으면 환자는 죽을 것입니다.

Total hepatectomy with liver transplantation is an option only if the disease has not spread outside the liver and only if a suitable donated liver can be found.
간제거 후 이식술은 간 밖으로 전이가 되지 않고, 간 공여자가 있을 경우에만 할 수 있는 수술옵션입니다.

Unfortunately, the supply of transplant livers is extremely limited, and patient may face a long wait before a liver becomes available, and many do not survive long enough to reach this point.
불행하게도 간의 공여는 극히 제한적이기에, 간을 얻으려면 오랜 시간 기다려야 하는데, 환자가 그때까지 살아있기가 힘들 것입니다.

(9) Gall Stone (담석)

Surgery to remove the gall bladder is the most common way to treat symptomatic gallstones.
담낭제거술이 증상이 있는 담석의 일반적인 치료입니다.

The standard surgery is laparoscopic cholecystectomy.
일반화된 수술은 내시경을 통한 담낭절제술입니다.

We make several tiny incisions in the abdomen and inserts surgical instruments and a video camera into the abdomen.
우리는 복부에 몇 개의 작은 절개를 가한 후, 수술기구를 넣고 비디오 카메라로 복부를 볼 것입니다.

We can carefully separate the gall bladder from the liver through monitor.
모니터를 보면서 우리는 조심스럽게 간에서 담낭을 제거할 수 있습니다.

Because the abdominal muscles are not cut during laparoscopic surgery, you have less pain and fewer complications.
내시경 수술은 복부 근육에 절개를 가하지 않으므로 통증이나 합병증이 거의 없습니다.

Recovery usually involves only one night in the hospital, followed by several days of restricted activity at home.
병원에서 하루면 회복하고 집에서 며칠만 조심하면 됩니다.

If we discover any obstacles to the laparoscopic procedure, such as infection or scarring from other operations, the operating team may have to switch to open surgery.
만약 내시경 수술 도중 감염이나 다른 수술로 인한 상처가 발견되어 방해가 되면, 개복술로 바꿀 수 있습니다.

The most common complication in gall bladder surgery is injury to the bile ducts.
담낭 수술의 가장 흔한 합병증은 담관의 손상입니다.

An injured common bile duct can leak bile and cause a painful and potentially dangerous infection.
손상된 담관은 담즙이 새어 나와 위험한 감염을 일으킬 수 있습니다.

Minor injury to bile duck can sometimes be treated nonsurgically, but major injury requires additional surgery.
담관에 일어난 작은 상처는 수술하지 않고 치료가 될 수도 있지만, 큰 상처는 추가 수술이 필요합니다.

(10) Thyroid Cancer (감상선 암)

I'd like to check the thyroid, voice box, and lymph nodes in the neck for unusual nodules or swelling.
나는 이상한 혹이나 부종이 없는 지, 당신의 목에 있는 갑상선과 성대, 임파선을 검사해 보겠습니다.

I'd like to test for abnormal levels of calcium and hormones in the blood.
혈액에서 칼슘과 호르몬 검사를 해봐야 할 것 같군요.

Ultrasonography is needed to see how many nodules are present, how big they are, and whether they are solid or filled with fluid.
초음파는 얼마나 많은 혹이 있고, 크기와, 액체의 유무를 보는 데 유용합니다.

Radionuclide scanning is necessary for you to make thyroid nodules show up on a picture and to know whether thyroid cancer has spread to distant sites.
감상선 혹이 잘 나오고, 감상선 암이 다른 곳으로 잘 퍼졌는지 보기 위해서는 방사선 동위 원소 검사가 필요합니다.

MRI or CT is needed to find out whether the cancer has spread to the lymph nodes or other areas within the neck.
목안의 다른 조직으로 암이 퍼졌는지 보기 위해 MRI나 CT 촬영이 필요합니다.

Biopsy is the only sure way to know whether a nodule is cancerous.
조직 검사가 혹이 암인 지 아닌지 보기 위한 가장 좋은 검사입니다.

We can remove a sample of tissue from a thyroid nodule with a thin needle.
우리는 작은 주사바늘을 통해 감상선 혹 조직을 떼어낼 것입니다.

We will use an ultrasound device to guide the needle through the nodule.
우리는 혹으로 가는 바늘의 안내를 위해 초음파를 사용할 것입니다.

A pathologist will look at the cells under a microscope to check for cancer.
병리학자가 암 여부를 검사하기 위해 현미경으로 세포들을 관찰할 것입니다.

Diagnosis was difficult from the fine-needle aspiration, so surgical biopsy is needed during the operation.
바늘을 통한 진단이 어렵기 때문에 수술 중 조직검사가 필요합니다.

A pathologist then checks the tissue for cancer cells
병리학자가 그 다음 암 세포를 검사할 것입니다.

가정의학과
순환기내과
호흡기내과
소화기내과
일반외과
흉부외과
산부인과
소아과
정형외과
신경외과
안과
이비인후과
치과
피부과
비뇨기과
신경정신과
응급의학과
응급상담
보완의학

If the diagnosis is thyroid cancer, we need to know the stage, or extent, of the disease to plan the best treatment.
만약 진단이 감상선 암으로 나오면, 우리는 그 시기와 정도를 보아 가장 최선의 치료를 할 것입니다.

Depending on the type and stage, thyroid cancer may be treated with surgery, radioactive iodine, hormone treatment, external radiation, or chemotherapy.
감상선 암은 종류와 시기에 따라 수술, 방사선 요오드 요법, 호르몬 치료, 방사선 또는 항암제 치료를 합니다.

Surgery is the most common treatment for thyroid cancer.
수술이 감상선 암의 가장 흔한 치료입니다.

We will remove all or part of the thyroid.
우리는 감상선 일부 또는 전체를 제거할 것입니다.

The type of surgery depends on the type and stage of thyroid cancer, the size of the nodule, and the patient's age.
수술은 감상선 암의 종류와 시기, 혹의 크기, 환자의 나이에 따라 다릅니다.

Nearby lymph nodes are sometimes removed.
근처의 임파선은 종종 제거됩니다.

You need to take thyroid hormone pills to replace the natural thyroid hormone after operation.
당신은 수술 후 갑상선 호르몬을 대체해 줄 감상선 호르몬 약을 먹어야 합니다.

(11) Breast Cancer (유방암)

It is normal for the breasts to feel a little lumpy and uneven.
약간 멍울이 지고 불균형한 것은 정상입니다.

It is common for your breasts to be swollen and tender right before or during your menstrual period.
생리 전이나 생리 기간 중 커지고 아픈 것은 정상입니다.

A screening mammogram is the best tool available to find breast cancer before symptoms appear.
유방 X-선 검사가 증상이 나타나기 전 우방을 발견할 수 있는 가장 좋은 방법입니다.

I'd like to check you regularly to watch for any changes.
어떤 변화가 있는지 보기 위해 규칙적인 검사가 필요합니다.

Early breast cancer usually does not cause pain.
초기 유방암은 통증을 일으키지 않습니다.

I suspect this may be a tumor of breast.
유방암이 의심되는군요.

Lump in the breast and small nodules in the underarm area may be a sign of breast cancer.
팔 아래나 유방에 있는 혹은 유방암의 증상일 수 있습니다.

Nipple discharge and inverted nipple into the breast may be a sign of breast cancer.
젖꼭지에서 분비가 있거나 함몰이 된 것은 암의 증상일 수 있습니다.

I will examine your breast to know the size and texture of the lump and determine whether the lump moves easily.
혹의 크기와 느낌, 잘 움직이는 지 검사를 해 보겠습니다.

Mammograpm is needed to get important information about a breast lump.
유방 X-선 촬영은 유방 혹에 대한 중요한 정보를 줍니다.

Ultrasonogram is needed to know whether a lump is a fluid-filled cyst or a solid mass.
혹에 액체가 있는지 알기 위해 초음파가 필요합니다.

Fine needle aspiration is needed to make a diagnosis.
진단을 위해 주사 바늘을 통한 조직검사가 필요합니다.

Tissue removed in a needle biopsy goes to a lab to be checked by a pathologist for cancer cells.
바늘로 떼어진 조직은 병리학자가 암이 있는지 보기 위해 검사실로 보내어 집니다.

Surgical biopsy is needed to get a sample of a lump.
혹의 샘플을 얻기 위해 수술적 조직 검사가 필요합니다.

I am afraid you have a breast cancer.
유방암이군요.

Special laboratory tests can help determine whether hormones help the cancer to grow.
특별한 검사가 어떤 호르몬이 암을 자라게 했는지 알 수 있게 합니다.

Surgery is the most common treatment for breast cancer.
유방암은 수술이 가장 일반적인 치료방법입니다.

It is common to use several treatment modalities concurrently with the goal of preventing recurrence.
재발 방지를 위해 몇 가지 치료방법이 함께 필요합니다.

After breast-sparing surgery, you should receive radiation therapy to destroy cancer cells that remain in the area.
우방을 남기는 수술을 받은 후에는, 남은 조직의 암세포를 죽이기 위해, 항암제 치료가 필요합니다.

Radical mastectomy is necessary for you.
당신에게는 광범위 유방 절제술이 필요합니다.

It is wide excision of the breast, adjacent muscles and axillary lymph nodes.
그것은 유방과 주위 근육, 액와부 임파선들을 모두 제거하는 수술입니다.

We will remove the whole breast and most of the lymph nodes under the arm and, often, chest muscles.
우리는 전체 유방과 팔 아래의 대부분의 임파선, 그리고 때론 흉벽 근육을 제거할 것입니다.

가정
의학과

순환기
내과

호흡기
내과

소화기
내과

일반
외과

흉부
외과

산부
인과

소아과

정형
외과

신경
외과

안과

이비인
후과

치과

피부과

비뇨
기과

신경
정신과

응급
의학과

응급
상담

보완
의학

343

Breast reconstruction is an option after mastectomy.
유방 제건술은 유방 절제술 후 옵션입니다.

You can discuss breast reconstruction with a plastic surgeon before having a mastectomy.
유방 제거술 동안 유방 재건술에 대한 것은 성형외과 의사와 상의하기 바랍니다.

Before surgery, radiation therapy, alone or with chemotherapy or hormonal therapy is needed to destroy cancer cells and shrink tumors.
수술 전, 암세포를 죽이고 크기를 줄이기 위해, 항암제 혹은 호르몬 치료가 병행되는 방사선 치료가 필요합니다.

Chemotherapy or hormonal therapy or biological therapy should be needed to destroy the remained cancer cell.
남은 암세포를 죽이기 위해, 항암제 또는 호르몬 치료, 도는 생물학적 치료가 필요합니다.

I recommend you to wear an elastic cuff to improve lymph circulation.
나는 당신에게 임파선의 흐름을 좋게 하기 위해 탄력 압박대를 착용하기를 권합니다.

Lymphedema after surgery can be prevented or reduced with exercises and by resting with the arm propped up on a pillow.
수술 후 임파선 부종은 운동이나 배게 위로 팔을 오림으로써 줄이거나 예방할 수 있습니다.

Regular follow up exams are important after breast cancer treatment.
유방암 치료 후 규칙적인 검사가 중요합니다.

You should perform monthly breast self-examinations and have a mammogram every 1 to 2 years.
당신은 매 달 유방 자가 검사를 하고, 1-2년에 한 번 유방X-선 검사를 받아야 합니다.

When doing a breast self-exam, it's important to remember that each woman's breasts are different, and that changes can occur because of aging, the menstrual cycle, pregnancy, menopause, or taking birth control pills or other hormones.
유방 검사를 하는 동안 여자들의 유방은 각각 다르고, 나이나 생리 주기, 임신, 폐경, 피임약이나 호르몬 등에 의해 다를 수 있음을 기억해야 합니다.

(12) Colorectal Cancer (대장, 직장암)

There are often no symptoms for colorectal cancer in its early stages, which is why screening tests are important.
대장 및 직장암은 초기에 증상이 없으므로 스크린 검사가 중요합니다.

Bright red or very dark blood in the stool may be a sign of the polyp or cancer.
대변에 선홍색이나 검은 혈액이 있으면 폴립이나 암의 증상일 수 있습니다.

Fecal occult blood test is needed to check for hidden blood in the stool.
대변 잠혈 반응 검사는 변내의 감추어진 혈액을 검사하기 위해 필요합니다.

Because of an increased risk of colorectal cancer in older adults, I should do barium enema and colonoscopy to rule out a diagnosis of cancer.
나이 든 성인에서의 대장암, 직장암이 증가 때문에 암을 감별하기 위해 바륨관장이나 대장경 검사를 하겠습니다.

Barium enema is needed to see the colon and rectum on the x-rays.
바륨 관장은 x-선으로 대장과 직장을 보기 위해 필요합니다.

Colonoscopy is necessary for you to look at the rectum and the entire colon.
직장과 전체 대장을 보기 위해 대장 내시경이 필요합니다.

If polyps are found, they can be removed.
만약 폴립이 보이면 그들은 제거될 수 있습니다.

Treatment for colorectal cancer depends mostly on the size, location, and extent of the tumor, as well as a person's overall health.
대장이나 직장암의 치료는 암의 크기나 전이 정도, 환자의 전체적인 건강에 따라 결정됩니다.

Surgery to remove the tumor is the most common treatment for colorectal cancer.
암을 제거하는 수술이 대장암, 직장암의 일반적인 치료입니다.

Patient continues to have bowel problems after operation.
수술 후에도 계속적인 장운동 문제가 발생됩니다.

Radiation therapy before surgery is needed to shrink a tumor so that it is easier to remove.
암이 크기를 줄여 쉽게 제거되도록 수술 전 방사선 치료가 필요합니다.

We will remove the tumor along with part of the healthy colon or rectum and nearby lymph nodes and reconnect the healthy portions of the colon or rectum.
우리는 건강한 대장이나 직장을 따라 주위 임파선과 함께 암을 제거한 후, 직장과 대장의 정상인 부분을 연결할 것입니다.

When we cannot reconnect the healthy portions, a temporary or permanent colostomy is necessary.
만약 우리가 건강한 부분으로 연결하지 못한다면, 일시적이거나, 또는 영구적인 대장조루술이 필요합니다.

Colostomy is a surgical opening through the wall of the abdomen into the colon.
대장 조루술은 복벽을 통해 대장의 개구부를 만드는 수술입니다.

After a colostomy, You have to wear a special bag to collect body waste.
대장 조루술 후 배출물들을 모으기 위한 특별한 백을 차야 합니다.

Chemotherapy will be given to destroy any cancerous cells that may remain in the body after surgery.
항암제가 수술 후 몸 안에 남아있는 암세포를 파괴하기 위해 투여될 것입니다.

Radiation therapy is needed to destroy any cancer cells that remain in the treated area.
방사선 치료가 치료받은 부위에 남은 암세포를 파괴하기 위해 필요합니다.

Attractive phrase
Go confidently in the direction of your dreams

가정
의학과

순환기
내과

호흡기
내과

소화기
내과

일반
외과

흉부
외과

산부
인과

소아과

정형
외과

신경
외과

안과

이비인
후과

치과

피부과

비뇨
기과

신경
정신과

응급
의학과

응급
상담

보완
의학

70. Chest Surgery (흉부외과)

(1) 일반적인 질문

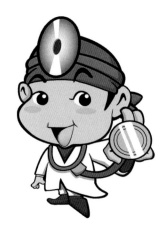

Do you have pain in your chest?
가슴이 아픕니까?

Do you have shortness of breath?
숨이 가쁘나요?

Do you get any pain on breathing?
숨을 쉴 때 아프지는 않나요?

Do you have chest pain?
가슴이 아프나요?

Do you get a pain in your chest when you cough?
기침을 할 때 가슴이 아프나요?

Have you ever coughed up blood or bloody sputum?
피가 섞인 가래를 뱉은 적이 있나요?

Have you ever brought up blood?
피를 토한 적이 있나요?

Have you had any pain in your chest before?
전에도 가슴이 아픈 적이 있었나요?

Do you have a history of cardiac trouble?
심장에 문제가 있었던 적이 있습니까?

Do you have a cough?
기침이 있나요?

How long have you had a cough?
기침이 얼마나 되었죠?

Do you cough frequently?
자주 기침을 하시나요?

Do you get a pain in your chest when you cough?
기침을 할 때 가슴이 아프나요?

Do you cough up phlegm?
가래가 나오나요?

Are you coughing up Blood mixed phlegm?
기침에서 피가 묻은 가래가 나오지는 않던가요?

Are you coughing up blood?
기침할 때 피가 나오지는 않던가요?

Do you have difficulty with your breathing?
숨을 쉬는데 불편하나요?

Do you have any history of asthma or allergy?
천식이나 알러지를 앓은 적이 있나요?

Do you have discomfort in the center or left side of the chest?
가슴 중앙이나 좌측이 불편하지 않나요?

Does the pain go away and come back?
통증이 있다 없다 하나요?

Do you feel the pain like uncomfortable pressure, squeezing, fullness?
통증이 압박감이나 쥐어짜는 듯하고, 답답하나요?

Do you feel like indigestion or heartburn?
소화가 안 되는 것 같거나 심장이 아프나요?

Does the pain last for only a few minutes and go away with rest?
통증이 몇 분 있다가 쉬면 좋아지나요?

Do you have shoulder or upper back discomfort?
어깨나 등 윗부분이 불편하지는 않나요?

Do you feel nausea or vomiting, or breaking out in a cold sweat?
오심이나 구토, 한속이 들지는 않나요?

(2) 수술 전후에 필요한 표현들

Your heart disease requires heart surgery.
당신의 심장 질환은 수술이 필요합니다.

Coronary heart disease (CHD) is a disease in which plaque builds up inside the coronary arteries.
관상동맥 질환은 관상동맥에 프라그가 쌓여 생긴 질환입니다.

Plaque narrows the coronary arteries and reduces the flow of oxygen-rich blood to the heart.
프라그가 관상동맥을 협착시켜 산소가 풍부한 혈액이 심장으로 가는 것을 막아줍니다.

This can cause chest pain or discomfort called angina.
이것이 협심증이라 불리는 가슴통증을 일으킵니다.

Coronary artery bypass grafting (CABG) surgery is the best choice for treatment.
관상동맥 우회 수술이 최선의 선택입니다.

가정
의학과

순환기
내과

호흡기
내과

소화기
내과

일반
외과

흉부
외과

산부
인과

소아과

정형
외과

신경
외과

안과

이비인
후과

치과

피부과

비뇨
기과

신경
정신과

응급
의학과

응급
상담

보완
의학

Coronary artery bypass grafting (CABG) will improve blood flow to the heart.
관상동맥 우회술은 심장으로 가는 혈액을 증가시킵니다.

During CABG, a healthy artery or vein from the body is grafted to the blocked coronary artery.
관상동맥 우회술 중에는 몸의 동맥이나 정맥을 막힌 관상동맥에 이식합니다.

Most patients get better after CABG operation.
관상동맥 우회술 후 대부분의 환자들이 좋아집니다.

I'll put you on a surgical schedule.
수술 날짜를 잡겠습니다.

Your heart surgery will be done under a general anesthesia.
심장 수술은 전신마취로 합니다.

You need to be admitted to the hospital on the day before day as your surgery.
수술 전날 입원을 하게 됩니다.

You should have nothing to eat or drink after midnight.
자정부터는 아무것도 드시면 안 됩니다.

CABG operation takes several hours.
관상동맥 우회술은 몇 시간 걸립니다.

There are some risks attached to the operation.
수술에는 몇 가지 위험성이 따릅니다.

The mortality rate of operation is not high.
수술 사망률이 높지는 않습니다.

But we can't give a hundred percent guarantee that it would be okay.
하지만 괜찮다고 100% 확신할 수는 없습니다.

Many complications can occur.
여러 가지 합병증이 생길 수 있습니다.

The surgery will leave a huge scar on your chest.
수술은 가슴에 큰 흉터를 남깁니다.

Try to get enough sleep tonight.
오늘밤 충분히 주무세요.

Everything will be all right.
ajems 것이 잘 될 것입니다.

CABG operation has gone really well.
관상동맥 우회술이 아주 잘 되었습니다.

We expect you to recover rapidly from operation.
당신이 수술로부터 빨리 회복될 것이라 생각합니다.

You haven't yet come around from the anesthesia.
아직 마취에서 완전히 돌아오지는 않았습니다.

Take a deep breath and cough.
숨을 깊게 들이마시고 기침을 하세요.

You are allowed to eat tomorrow.
내일부터 식사를 할 수가 있습니다.

You will be discharged from the hospital within 3 weeks after the operation.
수술 후 3주안에 퇴원을 할 수 있을 것입니다.

(3) Hemothorax & Pneumothorax (혈흉 및 기흉)

Diminished breath sound on the right side.
오른 쪽 호흡음이 줄어들었군요.

You may have got pneumothorax.
기흉일 수가 있습니다.

No breath sounds on the right side.
오른쪽에 호흡음이 없군요.

Your symptom may be due to Hemothorax.
당신의 증상은 혈흉 때문입니다.

I wanna chest X-ray.
흉부 사진을 찍어야겠습니다.

X-ray is back.
필름이 나왔습니다.

The chest X-ray suggests that you may have Hemothorax.
흉부사진에서 혈흉이 의심되는군요.

I'll give you O2.
산소를 주겠습니다.

Take a deep breath through the mask.
마스크로 숨을 깊게 들이쉬세요.

I'll get a arterial blood gas.
동맥 혈액 가스 검사를 할 것입니다.

Delayed hemothorax can occur at some interval after blunt chest trauma.
가슴을 다친 후, 지연성 혈흉이 올 수도 있습니다.

가정
의학과

순환기
내과

호흡기
내과

소화기
내과

일반
외과

흉부
외과

산부
인과

소아과

정형
외과

신경
외과

안과

이비인
후과

치과

피부과

비뇨
기과

신경
정신과

응급
의학과

응급
상담

보완
의학

A small hemothorax may often remain unnoticed in chest X-ray.
작은 혈흉은 흉부 X-ray에서 안보이기도 합니다.

Such small collections rarely need treatment.
그와 같이 작은 것은 치료를 안 해도 됩니다.

Accumulation of blood within the chest results from injury to intrathoracic structures or the chest wall.
흉부에 피가 고인 것은 흉곽 내 구조물이나 흉벽에 손상이 와서 생깁니다.

Blood will be evacuated through tube.
피는 튜브를 통해 빼내야 합니다.

It should be drained by tube thoracostomy.
흉곽내 삽관으로 빼내야만 합니다.

Sometimes injury of the arteries may produce a persistent bleeding.
때때로 동맥의 손상이 계속적인 출혈을 일으킬 수도 있습니다.

This is considered a massive hemothorax.
이것은 심한 혈흉입니다.

Surgical exploration should be performed.
시험적 수술이 필요합니다.

Empyema complication may develop from infection in a retained collection of blood.
농흉 합병증이 남아있는 혈액에 감염이 생겨 올 수 있습니다.

It requires surgical drainage.
이것은 수술적 배농술이 필요합니다.

We suspect pneumothorax because you suddenly develop shortness of breath.
갑자기 호흡곤란이 온 곳으로보아 기흉이 의심됩니다.

A chest X-ray is the best way to confirm that you have a pneumothorax.
흉부 X-ray 검사가 기흉의 가장 좋은 진단법입니다.

The X-ray shows the pneumothorax as a dark area in the chest.
X-ray에서 가슴의 검은 부분이 기흉을 나타냅니다.

A CT scan may be needed in some cases to find a small pneumothorax.
컴퓨터 단층 촬영이 작은 기흉을 진단하기 위해 필요할 수도 있습니다.

A pneumothorax is a collapsed lung.
기흉은 폐가 찌부러진 것입니다.

A pneumothorax occurs when air escapes from the lungs.
기흉은 폐의 공기가 빠져 나와 생깁니다.

A spontaneous pneumothorax can develop in people who don't have any obvious lung disease.
자연적인 기흉은 특별한 폐의 병이 없더라도 생길 수 있습니다.

Once the cause of pneumothorax is treated, a collapsed lung usually will return to normal within 2 or 3 days.
일단 기흉의 원인이 치료만 되면 폐는 2-3일 안에 좋아집니다.

Recovering from a collapsed lung may take up to several weeks.
찌부러진 폐가 회복되려면 몇 주가 필요할 것입니다.

We need to do needle decompression.
You need needle decompression.
Needle decompression is needed.
주사 감압이 필요합니다.

Removal of the air from the pleural cavity with a needle and syringe is needed.
주사바늘과 실린지로 흉곽내 공기를 빼야 합니다.

Removal of the air from the pleural cavity by inserting a chest tube is needed.
흉부 튜브를 넣어 흉곽내 공기를 빼야 합니다.

We'll insert tube into your chest.
당신 흉부로 튜브를 넣을 것입니다.

This procedure gonna help you breathe.
이 시술이 당신이 숨을 쉴 수 있게 해 줄 것입니다.

Sometimes damaged or scarred portions of lung should be removed by operation to allow the pneumothorax to heal.
때로는 기흉을 치료하기 위해 수술로 손상을 당하거나 흉이 있는 폐의 일부를 수술로 제거해야 합니다.

Your condition requires surgery.
수술이 필요합니다.

I recommend surgery.
수술을 권유합니다.

I'll put you on a surgical schedule.
수술 스케줄을 잡겠습니다.

Attractive phrase
Feeling happiness make you healthy

가정의학과
순환기내과
호흡기내과
소화기내과
일반외과
흉부외과
산부인과
소아과
정형외과
신경외과
안과
이비인후과
치과
피부과
비뇨기과
신경정신과
응급의학과
응급상담
보완의학

71. Obstetrics and Gynecology (산부인과)

(1) 부인과적 질문

Are you on your period?
생리중인가요?

When did your period start?
언제 생리가 시작되었죠?

When was your last period?
마지막 생리가 언제였죠?

Do you have regular periods?
Are your periods regular?
May I ask you if your periods are regular?
생리는 규칙적인가요?

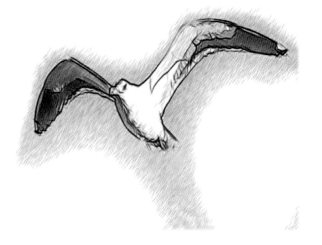

Are you missing your period?
생리를 걸렀나요?

When was the period before that?
그 전의 생리는 언제였지요?

Have your periods always been regular in the past?
과거에 생리는 항상 규칙적이었나요?

When did your periods first start?
When was your first period?
How old were you when your periods started?
언제 생리가 처음 시작했죠?

How do you feel before your periods start?
생리 전 어떻게 느끼죠?

How long do your periods last?
How many days do you have?
How long do you have periods?
생리가 얼마나 지속되죠?

How many days have you been bleeding?
얼마 동안 출혈이 있었죠?

Are your periods heavy?
생리가 많나요?

How much do you lose?
How much do you bleed?
얼마나 나오죠?

Do you have much flow each time?
항상 양이 많나요?

How many pads do you use each day?
매일 생리대를 얼마나 쓰죠?

Do you have menstrual cramp?
Do you have abdominal pain?
생리통이 있나요?

Where does your belly hurt you?
배 어느 부위가 아프죠?

Do you get pain in your lower abdomen?
아랫배가 아픕니까?

Have your periods become more painful?
생리 중 점점 더 아프던가요?

Do you use pads as well as tampons?
생리대와 탐폰을 같이 쓰나요?

When was your last cervical smear?
자궁경부 검사를 마지막으로 한 적이 언제죠?

Have you had regular cervical smears?
정기적으로 자궁경부검사를 하나요?

Do you get any bleeding after intercourse?
Is there any bleeding during sex?
성교 중 출혈이 있나요?

Do you still see your periods?
Do you have your periods?
아직도 생리중인가요?

Have you stopped having periods?
생리가 멈추었나요?

Do you get hot flushes?
얼굴이 화끈거린 적이 있나요?

Do you have vaginal discharge?
질분비가 있나요?

가정
의학과

순환기
내과

호흡기
내과

소화기
내과

일반
외과

흉부
외과

산부
인과

소아과

정형
외과

신경
외과

안과

이비인
후과

치과

피부과

비뇨
기과

신경
정신과

응급
의학과

응급
상담

보완
의학

Do you have vaginal bleeding without menstruation?
생리도 없이 출혈이 있나요?

How long have you had this discharge?
얼마나 오래 이 분비가 있었죠?

How often do you get it?
얼마나 자주 있죠?

How much is there?
얼마나 많나요?

What color is it?
색깔은 어떻죠?

Does it contain clots? mucus? pus?
응집된 것이나 점액질, 농이 있던가요?

Do you have any itching sensation?
간지러운가요?

Have you ever been pregnant?
임신한 적은 있나요?

When did you have sex last?
최근에 섹스는 언제 하셨죠?

Do you use an intra-uterine device(IUD)?
자궁내 피임기구는 쓰지 않습니까?

Are you taking pill?
Do you take any contraception?
피임약을 먹고 있습니까?

Have you ever had any abortion?
유산한 적이 있었나요?

Have you ever had D&C?
인공중절수술을 받은 적이 있었나요?

Why did you have a D & C?
왜 D&C 수술을 받았죠?

Do you have any history of ectopic pregnancy?
자궁 외 임신을 한 적이 있나요?

Do you have ---? or Do you feel ---?
　　　　　　Menstrual changes
　　　　　　Irregular periods

Missed periods
Abnormal menstrual bleeding
Amenorrhea - absence of periods
Sore nipples
Morning sickness
Nausea or Vomiting
Vaginal discharge
Vaginal odor
Blood in urine or stool
Vaginal irritation or itching
Itching or red vulva
Vaginal discomfort
Vaginal dryness
Urination discomfort
Pain during intercourse
Lower abdominal pain or cramps
Fever
Facial flushing
Bladder control problems
Emotional problem

(2) 산과적 질문

Are you pregnant?
임신하셨나요?

How far along?
얼마나 되었죠?

How long have you been pregnant?
임신한 지 얼마나 되었죠?

When is your baby due?
When is your due date?
언제가 분만일이죠?

When the contraction's start?
언제 진통이 시작되었죠?

Can you feel the baby move?
아기가 움직이는 것을 느끼나요?

가정
의학과

순환기
내과

호흡기
내과

소화기
내과

일반
외과

흉부
외과

산부
인과

소아과

정형
외과

신경
외과

안과

이비인
후과

치과

피부과

비뇨
기과

신경
정신과

응급
의학과

응급
상담

보완
의학

Are you having contractions?
자궁 수축이 있나요?

How frequent are the contractions?
자궁 수축이 얼마나 자주 있죠?

Are you missing your period?
생리를 걸렀나요?

How long has it been since your last period?
마지막 생리 후 얼마나 되었죠?

Could you be pregnant?
임신 가능성이 있나요?

When was your last periods?
마지막 생리가 언제였죠?

Have you had sexual intercourse?
섹스를 하였나요?

When was your last contact?
마지막 섹스가 언제였죠?

Have you taken a pregnancy test?
임신 검사를 해 보셨나요?

Is this your first pregnancy?
Is this your first child?
초산인가요?

Have you ever been pregnant?
임신 한 적이 있나요?

Have you been pregnant three times?
3번째 임신하셨나요?

When was the date of your last delivery?
마지막 분만이 언제였죠?

Have you had any cramps or bleeding?
배가 아프거나 출혈한 적이 있나요?

Any cramping? Any vaginal bleeding?
배가 아프거나 출혈은 없었나요?

Do you have swelling and tenderness over the breast?
유방 위가 붓고 아픈가요?

Have you ever had any spontaneous abortion?
Have you ever had any miscarriage?
　자연유산이 있었나요?

Have you ever had D&C?
　인공중절수술을 받은 적이 있나요?

Have you ever had a C-sec?
　제왕 절개술을 받은 적이 있나요?

Do you have any history of ectopic pregnancy?
　자궁 외 임신을 한 적이 있나요?

How many times have you been pregnant?
　몇 번 임신을 하셨죠?

Did you have preeclampsia before?
　전에 임신 자간증에 걸린 적이 있나요?

How many children do you have?
　아이들이 몇 명이나 있죠?

How old are they?
　아이들이 몇 살이죠?

Did you have a normal delivery?
Were your children delivered vaginally?
Were they all full term and spontaneous delivery?
　정상분만이었나요?

Was your child delivered by C-section?
　제왕절개술로 태어났나요?

Did you have any trouble during pregnancy?
　임신 중 이상은 없었나요?

Was labor induced or did it start by itself?
　분만이 유도 되었나요 아니면 자연적으로 시작되었나요?

How long were you in childbirth?
　분만 시간이 얼마였죠?

Did you have any complications when you had delivery?
　분만 중 어떤 부작용은 없었나요?

(3) 분만실에서 필요한 표현

가정
의학과

순환기
내과

호흡기
내과

소화기
내과

일반
외과

흉부
외과

산부
인과

소아과

정형
외과

신경
외과

안과

이비인
후과

치과

피부과

비뇨
기과

신경
정신과

응급
의학과

응급
상담

보완
의학

Let's try a deep breath.
숨을 깊게 쉬세요.

Blow through your mouth.
입으로 부세요.

Contractions are 2 minutes apart.
자궁 수축이 2분 간격으로 있군요.

Let's hook her up to a fetal monitor.
태아 모니터를 연결합시다.

Fetal heart tones are good at 160.
태아 박동이 160으로 좋군요.

Full dilated, 100% effaced.
경부가 완전히 열리고 100% 준비되었군요.

Your baby's head is engaged in the canal.
아이 머리가 산도에 진입했습니다.

The membrane isn't ruptured yet.
아직 양수가 터지지 않았군요.

We'll do an amniotomy to rupture it.
양수를 터트릴 것입니다.

Membrane is ruptured.
양수가 터졌습니다.

Labor is starting.
분만이 시작되었습니다.

We need to deliver.
분만을 해야겠습니다.

It's OK. You're going to be fine.
괜찮습니다. 곧 괜찮아질 겁니다.

Breathe. Just breathe.
숨을 쉬세요.

Blow through the pain.
호흡을 통해 통증을 내 쉬세요.

Please lie down on the table.
침대에 올라가 누우실래요?

Could you please put your legs into stirrups.
두 발을 다리 받침대 위에 올려 주세요.

We are gonna push on the next one. OK?
다음에 힘을 주셔야 합니다. 아시겠죠?

It's time to start to push.
힘을 주실 시간입니다.

One, Two, Three. Push. Push.
하나, 둘, 셋. 힘주세요. 힘주세요.

Keep going push.
계속 힘주세요.

One more push. That's right.
한 번 더 힘주세요. 맞아요.

Seeing a head here.
여기 머리가 보이는군요.

We are gonna get her out.
곧 나오려고 합니다.

Good push. One more push.
좋습니다. 한 번 더 힘주세요.

Your baby is gonna come out.
아이가 곧 나오려 합니다.

Okay. Head is coming.
좋습니다. 머리가 나오고 있습니다.

Stop pushing.
그만 힘주세요.

Shoulders are clear.
어깨가 나왔습니다.

Good. You did a good job.
좋습니다. 잘했습니다.

Clamp. Cut. There you go.
묶고, 자르고, 자 여기 있습니다.

You did it.
해냈군요.

You have a beautiful little girl.
당신은 이제 예쁜 딸을 갖게 되었습니다.

가정
의학과

순환기
내과

호흡기
내과

소화기
내과

일반
외과

흉부
외과

산부
인과

소아과

정형
외과

신경
외과

안과

이비인
후과

치과

피부과

비뇨
기과

신경
정신과

응급
의학과

응급
상담

보완
의학

(4) Pregnancy (임신)

I'll do urine test to verify your pregnancy.
임신을 확인하기 위해 소변 검사를 하겠습니다.

Your pregnancy urine test is positive.
임신 반응 소변검사는 양성입니다.

When a women becomes pregnant, her body starts to produce a hormone called hCG
(Human Chorionic Gonadotropin).
여성이 임신을 하게 되면 체내에서 HCG란 호르몬을 분비하게 됩니다.

hCG hormone give the positive result on both urine and blood pregnancy tests.
hCG 호르몬은 소변과 혈액에서 양성으로 나옵니다.

The sensitivity for pregnancy test on the first day of a missed period is 90 percent.
생리가 지나친 첫날 임신 반응 검사의 민감도는 90%입니다.

The accuracy on one week after the first day of the missed period is 97 percent.
생리가 지난 일주일 후 임신 반응 검사의 정확도는 97%입니다.

First morning urine is the ideal sample as it contains the most concentrated presence of hCG.
아침의 첫 소변에 hCG 농도가 높아 가장 좋습니다.

Hold the test stick in your stream of urine and hold it for at least six seconds so that adequate
urine contacts the absorbent end.
검사 막대를 잡고 소변에 6초 정도 있어 끝 부분 흡수가 잘 되도록 해야 합니다.

A positive result can be seen as quickly as 40 seconds.
결과는 빠르면 40초안에 볼 수 있습니다.

I will tell you when the baby is due.
언제 아기가 분만될지 말해 드리겠습니다.

Add 9 months and 7 days to the first day of your last menstrual period.
당신의 마지막 생리 날에서 9개월과 7일을 더합니다.

Your expected delivery date will be around -.
당신의 분만일은 -주변입니다.

Many pregnancy symptoms are very similar to those that occur right before menstruating.
임신 후 많은 증상들이 생리 전의 증상과 비슷합니다.

Eating a protein and carbohydrate at bedtime tends to lessen the nausea that occurs in the morning.
자기 전 단백질이나 탄수화물이 아침의 구토를 줄여주는 경향이 있습니다.

Breasts may be very tender, swollen and start to enlarge.
유방이 붓고 아프며 커질 수 있습니다.

Your nipples may start to darken in color, become more erect and be extremely sensitive.
젖꼭지 색깔이 어두워지고 곧게 서며 민감해집니다.

The uterus puts pressure on your bladder making you feel the need for more frequent urination.
자궁이 방광을 눌러 소변을 자주 누게 됩니다.

Leg cramps are often more common in pregnancy.
임신을 하면 다리에 쥐가 더 잘납니다.

Light bleeding (spotting) may occur approximately 8 - 10 days from ovulation.
작은 출혈은 배란 후 8-10일째 보일 수 있습니다.

The spotting is caused from implantation which is when the fertilized egg burrows into the endometrial lining.
작은 출혈은 수정된 난자가 자궁 내막을 파고들어 갈 때 생깁니다.

Ultrasonogram is needed to assess the condition of baby
아기 상태를 평가하기 위해 초음파가 필요합니다.

I'll get an ultrasound.
초음파를 하겠습니다.

It's a good position.
자세는 좋군요.

Baby seems very active.
아기가 잘 움직이는군요.

Movement is good.
움직임이 좋습니다.

Head is okay.
머리는 괜찮군요.

Looks like a large baby.
아기가 튼 것 같군요.

Weight is on the high side.
몸무게가 높은 편이군요.

You need to be scheduled for ultrasound.
초음파 검사 스케줄을 잡겠습니다.

I will schedule an ultrasound exam every 12 weeks.
12주 간격으로 초음파를 예약해 드리겠습니다.

Ultrasounds will be combined with amniocentesis to validate a diagnosis.
진단을 확인하기 위해 초음파와 함께 양수천자가 함께 행해질 것입니다.

As a pregnant woman, you need more nutrients to help your baby grow and be healthy.
임산부로써 아기 건강과 자신의 건강을 위해 좀 더 많은 영양이 필요합니다.

You may have developed gestational diabetes during your pregnancy.
임신에 의한 당뇨병에 걸린 것 같습니다.

Your blood pressure is a little elevated.
혈압이 조금 올라갔군요.

Your hypertension is probably related to the pregnancy.
당신의 고혈압은 아마도 임신과 관련이 있을 수 있습니다.

You could have preeclampsia.
당신은 전자간증일 수 있습니다.

You have a disorder of late pregnancy known as eclampsia.
당신은 자간증입니다.

The blood vessels spasm, causing lack of oxygen to the brain, which leads to the seizure.
혈관들이 수축되고, 산소가 뇌로 가는 것이 부족해, 발작이 일어납니다.

We are gonna relax them with medicine.
우리는 약으로 증상을 완화시킬 것입니다.

You might have an ectopic pregnancy.
자궁외 임신 일 수 있습니다.

We'll do ultrasound.
초음파를 하겠습니다.

You need surgery right away. It's serious.
지금 즉시 수술이 필요합니다. 이것은 심각합니다.

(5) Cervical Cancer (자궁경부암)

I suspect this may be cervical cancer.
자궁암이 의심되는군요.

Pap smear will be done by using a piece of cotton stick to gently scrape the outside of the cervix to pick up some cells that can be examined under a microscope.
작은 면봉으로 자궁경부 외부를 긁어 세포를 떼어내 현미경으로 검사할 수 있게 팝 검사가 행해질 것입니다.

You may feel some pressure, but you usually do not feel pain.
약간의 압박감을 느끼나 통증은 없을 것입니다.

Most cervical cancers can be caught early with regular screening.
대부분의 암은 규칙적인 검사에 의해 발견이 됩니다.

Early stages of cervical cancer have no symptoms.
자궁경부암의 초기 증상은 없습니다.

A Pap smear can detect pre-cancerous and cancerous cells on the cervix.
팝 검사가 자궁경부의 암 이전 세포나 암 세포를 발견하게 합니다.

If the Pap test abnormality is unclear, we may repeat the test to ensure accuracy.
팝 검사가 불명확할 경우, 정확하게 하기 위해 검사를 반복할 것입니다.

Since the Pap test showed a significant abnormality, I'd like to perform a test called a colposcopy.
팝 검사가 의미 있을 정도로 이상을 보여 질확대경을 통해 검사를 해야겠습니다.

I will use a magnifying instrument to view the tissue surrounding the vagina and cervix to check for any abnormalities.
질과 자궁 주위의 조직에 이상이 있는지 보기 위해 확대경을 이용할 것입니다.

I will remove a small amount of cervical tissue for biopsy.
조직검사를 위해 경부에서 약간의 조직을 떼어 낼 것입니다.

Biopsy is the only sure way to know whether the abnormal cells indicate cancer.
조직검사가 암을 나타내는 세포를 보는데 가장 확실한 방법입니다.

Treatments for cancer of the cervix depend on the stage of disease, the size of the tumor, and a woman's age, overall physical condition, and desire to have children.
자궁경부암의 치료는 병의 시기와 크기 나이와 몸의 상태, 아기를 가지려 하는 지에 의해 결정됩니다.

Treatment for cervical cancer during pregnancy may be delayed, depending on the stage of the cancer and how many months of pregnancy remain.
임신 중 자궁경부암의 치료는 암의 시기와 임신의 남은 기간에 따라 늦추어질 수도 있습니다.

Possible early stage treatments are Cryosurgery, Diathermy, Laser surgery, Electrocoagulation.
초기치료는 냉동, 열, 레이저, 전기소작법 등입니다.

Hysterctomy is needed to remove the cancer.
암을 제거하기 위해 자궁적출술이 필요합니다.

Sometimes people continue to have problem even after hysterectomy.
때때로 자궁적출술 후에도 계속적인 문제가 발생되기도 합니다.

We consider giving chemotherapy and radiation therapy to treat for invasive cervical cancer.
자궁경부암의 치료하기 위해 항암제와 방사선 치료를 고려하고 있습니다.

Combination treatment with chemotherapy and radiation therapy is needed to relieve symptoms and to destroy cancer cells that may remain in the area.
항암제와 방사선 치료 요법이 증상을 완화시키고, 남은 부위의 암세포를 죽이기 위해 필요합니다.

363

(6) Abnormal Menstruation (생리불순)

Heavy menstrual periods, bleeding between periods, and bleeding after menopause are common symptoms of endometrial hyperplasia.
생리가 많거나 생리기간 중간에 출혈이 있거나, 폐경 이후 출혈이 자궁내막 증식증의 일반적인 증상입니다.

Oral contraceptives or dilatation and curettage will help to treat the endometrial hyperplasia
피임제나 D&C가 자궁내막 증식증을 치료하는데 도움을 줍니다.

I will prescribe birth control pills.
피임제를 처방해 드리겠습니다.

Oral contraceptives reduces the pain and the amount of bleeding.
피임제가 통증과 출혈의 양을 줄여 줄 것입니다.

To prevent endometrial hyperplasia from developing into cancer, I'd like to recommend surgery to remove the uterus.
자궁내막 증식증이 암으로 변하기 전에 자궁 적출술을 권유합니다.

If you're experiencing a lot of irregular periods or heavy bleeding during the period, you need to increase your iron intake.
생리가 불규칙하거나 생리 중 출혈이 많을 경우 철분 섭취를 많이 해야 합니다.

Vitamin C will help with the absorption of iron.
비타민 C가 철의 흡수를 도와 줄 것입니다.

Over the count pain medications will reduce the menstrual cramp.
일반 진통제가 생리통을 줄여줄 것입니다.

In younger women who are having menopausal symptoms, and in women who have had a hysterectomy but still have one or both of their ovaries, follicle stimulating hormone(FSH) level blood test may be useful to confirm menopause.
생리가 없거나 자궁적출술을 받아 난소가 하나 나 둘 있는 여자에게는 폐경이 되었는지 알기 위해 FSH 호르몬 검사가 유용합니다.

I'll review the test results.
결과를 검토해 보겠습니다.

I want to see you next week.
다음 주 보도록 하죠.

(7) Vaginitis (질염)

Vaginitis is caused by bacterial, yeast, parasite infection or vaginal allergies
질염은 박테리아나 곰팡이 기생충, 질 알러지에 의해서 생깁니다.

The cause of vaginitis cannot be adequately determined solely on the basis of symptoms or a physical examination.
　　질염의 원임은 이학적 검사만으로 증상을 확인할 수 없습니다.

Vaginal fluid tests or vaginal swab should be done.
　　질분비물에 대한 검사가 필요합니다.

I will do a vaginal examination.
　　질 검사를 하겠습니다.

Please flex your knees and separate apart.
　　무릎을 구부리고 벌려 주실래요?

There is pus around the cervix and vagina.
　　경부 주위와 질에 고름이 있군요.

I will send this sample to the laboratory.
　　이 샘플을 검사실로 보낼 것입니다.

We will do a culture for infection.
　　균 배양 검사를 할 것입니다.

Laboratory tests allowing microscopic evaluation of vaginal fluid are required for a correct diagnosis.
　　질분비물의 현미경 검사가 정확한 진단을 위해 필요합니다.

I'll give you a shot of antibiotics.
　　항생제 주사를 드리겠습니다.

I will prescribe anti-inflammatory vaginal creams to treat inflammation without any underlying infection.
　　감염이 없는 질염 치료를 위해 소염제 연고를 처방해 드리겠습니다.

I will prescribe antibiotics for treatment of bacterial infections.
　　박테리아 감염 치료를 위해 항생제를 처방해 드리겠습니다.

Attractive phrase
Expectation is the powerful attractive force

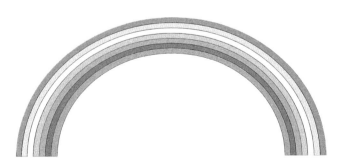

가정
의학과

순환기
내과

호흡기
내과

소화기
내과

일반
외과

흉부
외과

산부
인과

소아과

정형
외과

신경
외과

안과

이비인
후과

치과

피부과

비뇨
기과

신경
정신과

응급
의학과

응급
상담

보완
의학

365

72. Pediatrics (소아과)

(1) 소아과적 질문 (내과 분야별 질문 참조)

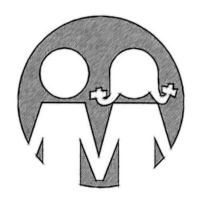

How old is your baby?
How old is your child?
　아이가 몇 살이죠?

How much does your baby weigh?
　아기의 몸무게가 얼마죠?

Has your child been vaccinated as scheduled?
　아이가 스케줄대로 예방 접종을 받았나요?

Does your baby have fever?
　아기가 열이 있나요?

Did your baby vomit?
　아기가 토하던가요?

Did your baby have fits?
　아기가 발작을 했나요?

When did your baby start having fits?
　언제 발작을 시작했죠?

Does your baby have cold symptoms?
　아기에게 감기 증상은 없던가요?

Does your baby seem to have diarrhea?
　아기가 설사를 하는 것 같던가요?

Is the bowel movement mostly yellow and runny?
　변이 노랗거나 묵던가요?

Does your baby have hard bowel movements?
　아기가 대변을 잘 누지 못하나요?

Does your baby cry before bowel movements?
　변을 보기 전에 울던가요?

Has your child been vaccinated as scheduled?
　아기가 스케줄대로 예방 접종을 받았나요?

Can you recall about your child's immunization?
　아이의 예방 접종에 대해 기억이 나나요?

Did you have any problems with pregnancy or birth.
임신 중이나 분만시 어떤 문제는 없었나요?

Has your child had any surgery or hospitalization?
아이가 수술을 받거나 입원한 적이 있나요?

Is there a any mass or lump on your baby?
아이에게 혹이나 멍울이 없던가요?

Is there any change in behavior?
행동에 어떤 변화가 있던가요?

Does your child have earache or sore throat?
아이가 귀가 아프다거나 목이 아프다고 하지는 않던가요?

Is there symptom that fever comes and goes over several days.
열이 며칠 간격으로 왔다갔다하지는 않던가요?

Does your child have any sign of dehydration such as ---?
다음과 같은 탈수 증상들이 있나요?

　: as follows Irritability
　　　　　Not eating as well as usual
　　　　　Weight loss
　　　　　Not urinating as often as usual
　　　　　Urine is darker than usual
　　　　　Fast heartbeat
　　　　　Dry mouth
　　　　　Thirst and eager to drink when something is offered)
　　　　　Sunken eyes
　　　　　No tears when crying

(2) 어린이, 아기의 체온을 측정할 때

Place the thermometer's tip under the tongue and leave it there for 2 minutes.
체온계 끝을 혀 밑에 넣고 2분간 두세요.

Don't let your child bite on the thermometer
체온계를 물지 않게 하세요.

Don't speak while it's in your mouth.
입안에 있는 동안은 말하지 마세요.

Place the thermometer under your child's armpit and fold arm across chest.
체온계를 당신 아이의 겨드랑이에 놓고 팔을 가슴 쪽으로 붙이세요.

가정
의학과

순환기
내과

호흡기
내과

소화기
내과

일반
외과

흉부
외과

산부
인과

소아과

정형
외과

신경
외과

안과

이비인
후과

치과

피부과

비뇨
기과

신경
정신과

응급
의학과

응급
상담

보완
의학

Wait for the beef.
　　신호가 울릴 때까지 기다리세요.

I will check the temperature rectally.
　　체온을 직장에서 측정하겠습니다.

I will insert thermometer half an inch into the rectum.
　　체온계를 직장 안으로 반 인치 넣겠습니다.

Hold the thermometer still for 2 minutes.
　　2분간 온도계를 유지해 주세요.

Temperatures taken by rectum usually run 1˚ higher than those taken orally.
　　직장 내 체온은 구강 측정보다 대부분 1도 높습니다.

(3) 어린이를 다룰 때

How old are you?
　　몇 살이니?

Do you attend school?
　　학교에 다니니?

Do you like school?
　　학교가 좋니?

Why don't you like it?
　　왜 안 좋아?

What are you best at school?
　　어떤 과목을 제일 잘하니?

What's your favorite subject?
　　어떤 과목이 제일 좋니?

Do you like other children?
　　다른 애들이 좋니?

Do you have friends?
　　친구들은 있니?

Do you read much?
　　책을 많이 읽니?

What kind of things do you read?
　　어떤 책을 읽니?

How many brothers and sisters have you?
　　형제가 몇 명이니?

How old is he?
그가 몇 살이니?

Is there a problem?
문제가 있니?

Put one finger on the spot where it hurts most.
가장 아픈 곳에 손가락 하나를 대봐.

Would you like to help me?
나 좀 도와줄래?

Show me where it hurts?
어디가 아픈지 보여줄래?

Open your mouth for me.
날 위해 입을 열어봐.

Let's take a look.
자 보자.

You did a good job.
잘했어.

They look good.
좋은데.

You're not feeling so great?
지금 몸이 좋지 않니?

Would it be all right if I examine you?
검사해 봐도 되겠니?

You don't have to worry.
걱정하지마.

Give me a feel on the forehead.
이마 좀 만져 볼게.

I'm gonna listen to your chest.
가슴 좀 들어 볼게.

Take a deep breath for me.
날 위해 숨을 깊게 들이 쉬어봐.

You are doing great.
잘하고 있어.

Let me look at your belly.
배 좀 보자.

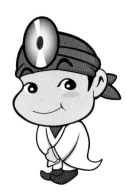

가정
의학과

순환기
내과

호흡기
내과

소화기
내과

일반
외과

흉부
외과

산부
인과

소아과

정형
외과

신경
외과

안과

이비인
후과

치과

피부과

비뇨
기과

신경
정신과

응급
의학과

응급
상담

보완
의학

Does that hurt?
아프니?

Are you gonna throw up?
토할 것 같니?

Don't worry.
걱정하지마.

We will get you fixed up right now.
지금 바로 낳게 해줄게.

Tiny prick.
조금만 따끔 할거야.

Very good.
잘했어.

Your fever seems come down.
열이 내린 것 같다.

It's back to normal.
정상으로 되었군.

(4) Immunization (예방 접종)

Routine immunizations are necessary to keep your child healthy.
당신 아이의 건강을 위해 정기적인 면역이 필요합니다.

I'll give you a chart of immunization schedule.
예방접종 스케줄표를 주겠습니다.

I will make an appointment for your child according to recommended schedule for immunizations.
권장되는 면역 스케줄에 따라 당신 아이의 진료 예약을 해 드리겠습니다.

I will begin after birth.
태어난 후 시작됩니다.

After receiving vaccines, some children will have a mild fever and sore muscles.
백신을 맞고 나서 어떤 아이들은 미열이 나고 근육이 아플 수 있습니다.

Mild fever may be treated with acetaminophen syrup.
미열은 아세트 아미노펜 시럽으로 치료가 될 것입니다.

Sore muscles may be helped with a cold compress placed over the injection site.
주사를 맞은 곳에 얼음찜질을 하면 근육통증이 좋아질 것입니다.

I'll give you the child development booklet which has many tips on raising baby.
성장아기에 관한 정보가 많은 아기 성장 책자를 드리겠습니다.

(5) Fever (고열)

Your child has probably got the flu.
It's probably just flu.
당신의 아이는 아마도 독감에 걸린 것 같군요.

We'll run some tests.
몇 가지 검사를 하겠습니다.

Your kid will be fine.
당신의 아이는 괜찮아 질 것입니다.

Kids recover fast.
어린이들은 빨리 회복됩니다.

Fevers are a sign that the body is fighting an infection.
열은 몸이 감염과 싸우는 증상입니다.

Febrile seizure is due to high fever.
열성경련은 고열 때문입니다.

The first thing we need to do is bring fever down.
첫 번째 우리가 해야 할 일은 열을 없애는 것입니다.

The main goal to treat is to make your child feel better.
치료의 주요 목적은 아이를 좀 더 편하게 해주는 것입니다.

Medications won't make them go away faster.
약들이 치료가 빨리 되게 하지는 않습니다.

Inserting rectal acetaminophen is a good method.
항문에 아세트 아미노펜을 넣는 것은 좋은 방법입니다.

Acetaminophen syrup and a lukewarm bath or massage will help lower a fever.
아세트 아미노펜 시럽과 미지근한 물로 목욕, 또는 마사지하는 것이 열을 낮추어 줄 것입니다.

Don't give your child aspirin.
아스피린을 주지 마세요.

Aspirin has been associated with Reye's syndrome, a rare disease of the brain and liver.
아스피린은 뇌나 간을 손상시키는 라이 증후군을 일으킬 수 있습니다.

Give the acetaminophen syrup before the bath or massage.
목욕 또는 마사지 전에 아세트 아미노펜 시럽을 먹이세요.

If the bath is given alone, your child may start shivering as his or her body tries to raise its temperature again.
목욕만 하게 되면 다시 아이가 체온을 올리기 위해 떨 수가 있습니다.

가정의학과
순환기내과
호흡기내과
소화기내과
일반외과
흉부외과
산부인과
소아과
정형외과
신경외과
안과
이비인후과
치과
피부과
비뇨기과
신경정신과
응급의학과
응급상담
보완의학

371

Don't use alcohol or cold water for baths or massage.
알코올이나 찬 물로 목욕이나 마사지를 하면 안됩니다.

Give your child plenty to drink for preventing dehydration.
당신의 아이가 탈수가 되지 않도록 많은 물을 먹이세요.

Keep your child still and quiet.
당신의 아이를 조용한 환경에 있게 해주세요.

Dress your child in light pajamas so that body heat can escape.
몸의 열이 쉽게 나가도록 가벼운 잠옷을 입히세요.

If your child is chilled, put on an blanket but remove it when the chills stop
만약 아이에게 오한이 들면 담요를 덮었다가 오한이 사라지면 다시 벗기세요.

Runny nose, cough, headache and muscle aches may bother your child during a cold.
감기가 있는 동안 콧물, 기침, 두통, 근육통들이 당신의 아이를 괴롭힐 수 있습니다.

It will get better with time.
시간이 가면서 점점 좋아질 것입니다.

Tonsils are swollen.
편도선이 부었군요.

We'll take a throat swab.
균 검사를 해보겠습니다.

I'm going to get some blood tests done to see what is causing the symptom.
증상의 원인이 무엇인지 알기 위해 혈액 검사를 하겠습니다.

I'll prescribe antibiotics syrup.
항생제 시럽을 처방해 드리겠습니다.

If your child doesn't improve, come back to me.
만약 아이에게 호전이 없으면 저에게 다시 오세요.

I want to see your child tomorrow.
내일 당신의 아이를 보도록 하죠.

Your child is dehydrated.
당신의 아이는 탈수가 있군요.

I'd like to start your child on fluids.
아이에게 수액을 먼저 주고 싶습니다.

I'd like to put your child in the hospital.
아이를 입원시켜야 할 것 같군요.

Your child need to get fluid through the vein for preventing dehydration.
탈수를 방지하기 위해 정맥으로 수액 투여가 필요합니다.

I think it is best if we got a spinal tap to rule out meningitis.
　　뇌막염 감별을 위해 척추천자를 하는 것이 가장 좋을 것 같군요.

In order to know the diagnosis, we're gonna have to do a lumbar puncture.
　　진단을 알기 위해 요추천자를 할 것입니다.

It will rule out anything serious.
　　심각한 병을 감별 할 수 있을 것입니다.

I can't say at this point, whether your child is all right or not.
　　지금 이 시점에서는 아이가 괜찮을지 어떨지 말하기 힘듭니다.

Spinal tap is negative.
　　척추천자는 음성입니다.

So we can rule out meningitis.
　　그래서 뇌막염은 제외할 수 있을 것 같습니다.

Your child gonna be fine.
　　당신의 아이는 좋아질 것입니다.

Your child is coming around quite well.
　　아이가 좋아진 것 같군요.

Fever seems come down.
　　열이 내린 것 같습니다.

(6) Croup (크루프)

Croup is an infection that causes the trachea and larynx to swell.
　　크루프는 기관지나 후두가 부어서 생깁니다.

Croup is usually part of a cold.
　　크루프는 감기의 일종입니다.

Croup symptoms most commonly occur in children 1 to 3 years old.
　　크루프 증상은 대개 1-3세에 많이 발생됩니다.

Croup causes a fever, hoarseness and a barking cough.
　　크루프는 열과 쉰 목소리, 짖는 듯한 기침을 일으킵니다.

Croup cause a crowing noise when your child breathes in through the narrowed windpipe.
　　크루프는 좁아진 기관으로 숨을 쉴 때 소리가 날 것입니다.

Croup usually lasts 5 to 6 days.
　　크루프는 보통 5 내지 6일간 지속됩니다.

Symptoms may be worse at night.
　　증상이 밤에 악화될 수도 있습니다.

가정
의학과

순환기
내과

호흡기
내과

소화기
내과

일반
외과

흉부
외과

산부
인과

소아과

정형
외과

신경
외과

안과

이비인
후과

치과

피부과

비뇨
기과

신경
정신과

응급
의학과

응급
상담

보완
의학

Most children with mild croup can be treated at home.
크루프를 앓은 대부분의 아이들이 집에서 치유됩니다.

You should make your child as comfortable as possible.
당신의 아이가 가능한 편하도록 해주세요.

Make sure that your child gets plenty of rest and plenty to drink.
당신의 아이가 충분히 쉬고 많은 물을 먹이도록 하세요.

Acetaminophen syrup will relieve pain and lower fever.
아세트 아미노펜 시럽이 통증과 열을 줄여 줄 것입니다.

If your child has a mild attack of stridor, try having him or her breathe moist air.
만약 숨을 쉬기 힘들면 습한 공기로 숨을 쉬게 하세요.

Run hot water in the shower to steam up the bathroom and sit in there with your child.
목욕탕에 뜨거운 물을 틀고 수증기를 만든 다음 그곳에 함께 있으세요.

Use a mist vaporizer in the room.
방안에서 가습기를 이용하세요.

(7) Bronchiolitis (세기관지염)

Bronchiolitis is a lung infection that can be caused by several kinds of viruses.
세기관지염은 여러 가지 바이러스에 의해서 생기는 폐의 감염입니다.

Children under age 2 get this illness in the winter and the early spring.
2세 이하의 어린이들이 겨울이나 초봄에 잘 걸립니다.

Most children are sick for about a week and then get well.
대부분의 아이들이 1주일 정도 아팠다가 회복됩니다.

Your child will probably have a runny nose and a slight fever for 2 to 3 days.
당신의 아이는 콧물이 나고 2-3일간 약간의 열이 있을 것입니다.

Then your child may begin to cough, breathe fast and wheeze for another 2 or 3 days.
그 후 기침을 하고 또 2-3일간 숨을 빨리 쉬고 새끈 거릴 것입니다.

Have your child drink plenty liquids.
많은 물을 먹이세요.

Use a mist vaporizer in the bedroom while the child is sleeping.
아이가 자는 동안 가습기를 이용하세요.

Run hot water in the shower to steam up the bathroom and sit in there with your child if he or she is coughing hard and having trouble breathing.
아이가 숨을 쉬기 힘들어하면 욕탕에 뜨거운 물을 틀고 그곳에서 함께 있으세요.

I will prescribe a liquid medicine to help with the cough and fever.
기침과 열을 내리기 위한 물약을 처방해 드리겠습니다.

I want to see your child again in 24 hours.
24시간 이내에 다시 보길 원합니다.

Make sure to wash your hands after you take care of your sick child to avoid spreading the virus to others.
바이러스를 다른 사람에게 퍼트리지 않도록 손을 깨끗이 씻으세요.

Your child is really working hard to breathe.
당신의 아이가 숨을 쉬기 힘들군요.

I'd like to put your child in the hospital.
병원에 입원을 시켜야 할 것 같습니다.

Your child should get oxygen while in the hospital.
병원에 있는 동안 산소를 마셔야 할 것 같습니다.

Your child can also get extra liquids through the veins which will help prevent dehydration.
탈수 예방을 위해 정맥으로 수액 투여가 필요합니다.

(8) Vomiting & Diarrhea (구토, 설사)

Vomiting and diarrhea can be caused by viruses, bacteria, parasites, foods that are hard to digest.
구토나 설사는 바이러스나 박테리아, 기생충, 소화시키기 어려운 음식 때문에 생깁니다.

Vomiting and diarrhea can be harmful to children because they can cause dehydration.
구토나 설사는 그들에게 탈수를 일으키므로 위험할 수 있습니다.

Encourage your child to drink water and sports drinks.
물과 스포츠 음료를 먹이도록 하세요.

Oral rehydration solution which contains the right mix of salt, sugar, potassium and other elements will help replace lost body fluids.
소금, 설탕, 칼륨 등 전해질이 든 수분 보충제는 손실된 수분을 보충하는데 도움이 됩니다.

If your child keeps vomiting, wait 30 to 60 minutes after the last time he or she vomited, and then give him or her a few sips of oral rehydration solution.
만약 당신의 아이가 토하기 시작하면 다 토한 후 30 내지 60분 후에 수분 보충제를 조금씩 먹이도록 하세요.

Small amounts every few minutes may stay down better than a large amount all at once.
작은 양을 조금씩 먹이는 것이 많은 양을 한꺼번에 먹이는 것보다 좋습니다.

Drinks that have caffeine in them shouldn't be given because caffeine increases the amount of water and salt the body loses.
카페인은 몸의 수분과 염분을 소실시키므로 카페인이 든 것은 먹이지 마세요.

가정
의학과

순환기
내과

호흡기
내과

소화기
내과

일반
외과

흉부
외과

산부
인과

소아과

정형
외과

신경
외과

안과

이비인
후과

치과

피부과

비뇨
기과

신경
정신과

응급
의학과

응급
상담

보완
의학

Even though eating may cause the amount of diarrhea to increase, your child will be able to get some food.

비록 먹는 것이 설사를 증가시켜도 약간의 음식은 먹을 수 있습니다.

If you are breast-feeding, keep breast-feeding.

만약 수유 중이면 계속 수유를 하세요.

Children should begin eating within 1 day after starting to take fluid.

수분을 먹기 시작하면 하루 이내에 음식을 먹을 수 있도록 하세요.

Avoid foods with a lot of sugar and fat, such as ice cream, pudding and fried foods.

아이스크림, 푸딩, 튀긴 음식처럼 설탕이나 지방이 많이 든 음식은 피하세요.

Medicine to stop diarrhea usually isn't needed.

설사를 멈추는 약은 일반적으로 필요하지 않습니다.

If it's caused by an infection, diarrhea is a way for the body to get rid of the infection.

만약 감염이 있다면 설사는 몸이 감염을 제거하기 위한 반응입니다.

Giving medicines that stop diarrhea may interfere with the body's efforts to heal.

지사제는 몸이 나으려는 것을 방해할 수 있습니다.

Since the dehydration is severe, your child may need to be given fluids intravenously to replace fluids lost through vomiting or diarrhea.

탈수가 심하여 구토나 설사로 손실된 수액을 정맥으로 보충해 줄 필요가 있습니다.

Abdominal pain may merely be results of overeating, gas, or constipation.

복부 통증 원인이 단순히 과식이나, 가스, 변비 때문일 수도 있습니다.

Attractive phrase
Your love attracts positive power

73. Orthopaedics (정형외과)

(1) 정형외과적 질문

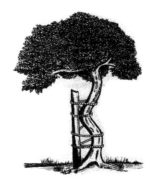

Where is your pain?
어디가 아프시죠?

Do your joints ache?
Do you get pain in your joints?
관절이 아프나요?

Do your muscles ache?
Do you get pain in your muscles?
근육이 아프나요?

Where in your body does it hurt?
Where does your body hurt you?
몸 어느 부분이 아프나요?

How did you hurt?
How did you get hurt?
어떻게 다쳤어요?

Is there any deformity?
어떤 변형이 있나요?

Do you have redness or swelling?
붉거나 부종이 있나요?

Do you feel any pain here?
여기가 아픈가요?

When did accident happen?
언제 일어난 것이죠?

How long have you had it?
얼마나 오랫동안 아팠어요?

How frequently do you have pain?
얼마나 자주 통증이 발생하죠?

Are one or more joints swollen and tender?
하나 나 여러 개의 관절이 붓거나 아프지는 않나요?

Do you have any swelling in your joints?
당신의 관절에서 부은 곳은 없나요?

Do you have any pain or stiffness in any joint?
관절이 아프거나 굳어지는 곳은 없나요?

Do the joints feel stiff?
관절들이 굳어지는 느낌이 있나요?

Is the pain worse in the morning?
아침에 통증이 더 심해지던가요?

How long does the stiffness last?
굳어지는 느낌이 얼마나 되었죠?

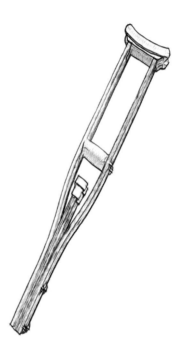

가정
의학과

순환기
내과

호흡기
내과

소화기
내과

일반
외과

흉부
외과

산부
인과

소아과

정형
외과

신경
외과

안과

이비인
후과

치과

피부과

비뇨
기과

신경
정신과

응급
의학과

응급
상담

보완
의학

Does the pain stay in one region?
통증이 한 곳에만 머무릅니까?

Which joints have a problem?
어떤 관절들이 아프시죠?

Have you any pains in your joints?
관절이 아프지 않으세요?

How about when you walk or exercise?
걷거나 운동할 때는 어떻습니까?

Have you ever had fractures of bones?
골절이 있었던 적은 없습니까?

Have you ever had rheumatoid arthritis?
류마티스 관절염을 앓았던 적은 없습니까?

When did you get these multiple joint pains?
언제부터 이러한 다발성 관절통이 있으셨죠?

Did you have any swelling in your joints?
관절이 부었던 적이 있습니까?

If you go out into the cold, do your fingers change color and become painful?
만약 찬 곳으로 나가면, 손가락의 색이 변하거나 아프기 시작하나요?

Does your neck hurt?
목이 아프나요?

Does your back hurt?
허리가 아프나요?

Does the pain come with motion?
움직이면 아프나요?

Did the pain come from a repeated motion?
통증이 자주 움직여서 오던가요?

Does the movement make the pain more severe?
움직이면 통증이 더 심하던가요?

Do you have back pain with leg pain?
다리와 함께 허리가 아픈가요?

Do you have tingling sensation in your arms or legs?
팔이나 다리가 저리지는 않나요?

Do you have any radiating pain in your arms or legs?
팔이나 다리에 방사통은 없습니까?

Do you have any weakness in your arms or legs?
팔이나 다리가 약한가요?

Can you feel me touching them?
제가 만지는 것을 느끼시나요?

Wiggle your fingers and toes.
손가락, 발가락을 움직여 보세요.

Squeeze my hand.
제 손을 쥐어보세요.

Push down with your toes on my hand like a gas pedal.
차 페달 밟듯이 발가락으로 제 손을 눌러 보세요.

Bend your elbows and knees.
팔꿈치와 무릎을 구부려 보세요.

Pull your arms.
팔을 당겨 보세요.

Do you have a history of knee joint locking?
무릎이 굽혔다가 펴지지 않은 경우가 있었나요?

Are you being worked too hard in your job or exercise?
당신은 지금 혹시 무리한 일이나 운동을 하고 있습니까?

Do you have any history of falling or trauma?
넘어지거나 다친 적이 있습니까?

Did you fall (slip, trip)?
넘어졌나요?

Did your pain begin with a fall, a twisting injury or when you lifted an object?
떨어지거나 허리를 삐거나 물건을 든 다음부터 아픈가요?

Do you have numbness or pain extending down your leg?
다리로 뻗치는 무감각이나 통증은 없나요?

Did you have sudden pain with minimal motion or a minimal fall?
조그만 움직임이나 넘어진 다음 갑자기 아프나요?

(2) Sprain or contusion (염좌)

It looks swollen.
부어 있군요.

X-ray examination is necessary for you to rule out bone fracture.
뼈에 골절이 있는지 보기 위해 방사선 검사가 필요합니다.

가정
의학과

순환기
내과

호흡기
내과

소화기
내과

일반
외과

흉부
외과

산부
인과

소아과

정형
외과

신경
외과

안과

이비인
후과

치과

피부과

비뇨
기과

신경
정신과

응급
의학과

응급
상담

보완
의학

379

A technician will take x-ray in radiology room.
　　방사선과 기사가 엑스레이 방에서 찍을 것입니다.

I will explain to you after X-ray is developed.
　　엑스레이가 현상이 되면 당신에게 설명해 드리겠습니다.

I have the results of your X-rays.
　　당신의 엑스레이 결과를 보았습니다.

There is no bone fracture line in this film.
　　이 필름에서는 뼈의 골절은 보이질 않군요.

Application of the cold pack is necessary to reduce swelling and pain.
　　부종과 통증을 줄이기 위해 얼음찜질이 필요할 것 같군요.

Reduction of the temperature of subcutaneous tissue and muscle requires 20 to 30 minutes of exposure.
　　피하조직과 근육의 온도를 낮추기 위해 20분 내지 30분간의 얼음찜질이 필요합니다.

Frostbite does not occur from a short-term application.
　　잠깐 동안의 얼음찜질로는 동상이 걸리지 않습니다.

But it should not be continuously applied to skin for more than 30 minutes.
　　그러나 30분 이상 피부에 직접 얼음찜질을 하면 안 됩니다.

Keep ice pack wrapping with towel directly on the lesion, 20 to 30 minutes, several times a day for 3 days.
　　얼음찜질을 수건에 감싸서 다친 곳에 대고 한 번에 20분 또는 30분씩, 하루에 예닐곱 번, 3일 간 해 주세요.

I'll put a splint(cast) on.
I'm gonna put a splint(cast) on.
　　부목(깁스)을 하겠습니다.

I'll get somebody to put a splint(cast) on your arm(leg).
　　다른 사람에게 팔 (다리)에 부목(석고)을 하도록 시킬 것입니다.

(3) RICE 요법

*Rest(안정) You may need to rest your ankle.
　　　　발목을 사용하지 말고 쉬세요.

　　　You should crutches for several days to stand your foot.
　　　　발로 설 때 목발을 며칠 간 이용하세요.

*Ice(얼음찜질)
　　　Using ice packs can decrease the swelling and pain.
　　　　얼음찜질은 부종과 통증을 줄여줍니다.

Keep using ice for up to 3 days after the injury.
상처에 3일간 얼음찜질을 사용하세요.

*Compression(압박)

Wrapping your ankle may be the best way to avoid swelling and bruising.
부종과 멍을 줄이는 가장 좋은 방법이 발목을 감는 것입니다.

*Elevation(올림)

Raising your ankle to or above the level of your heart will help prevent
the swelling from getting worse and will help reduce bruising.
부종이 나빠지고 멍이 줄어들도록 심장보다 높게 발목을 올려 좋으세요.

(4) After Ice Packing (얼음찜질 후)

After the first 2 or 3 days, you may put heat on the injury to help ease the pain.
2-3일 후에는 따뜻한 찜질이 통증을 줄여줄 것입니다.

Don't use the strained muscle while you still have pain.
통증이 없어질 때까지 늘어난 근육을 쓰지 마세요.

Wrap the injured area with an elastic bandage for a few days.
며칠 간 손상 당한 곳에 탄력붕대를 감으세요.

You may use over the counter medicines for pain.
통증을 위해 약국에서 타이레놀과 같은 약을 사 먹어도 됩니다.

If you need an splint, wear the splint.
부목이 필요하면 부목을 해야 합니다.

(5) Fibromyalgia (섬유근막동통)

I see no evidence that the trouble interfering with normal neurological function.
통증이 정상 신경기능에 이상을 일으키는 증상은 없군요.

Maybe you are suffering from overuse syndrome.
아마도 당신은 과사용 증후군 인 것 같군요.

You should understand why your problem occurring.
당신의 문제가 왜 생겼는지 이해하는 것이 좋을 것 같군요.

Chronic pain is often associated with severe activity.
만성 통증은 종종 무리한 활동과 같은 요인으로 생길 수도 있습니다.

Myalgia usually results from over-use.
근육통은 너무 많이 사용해서 오는 것입니다.

가정의학과
순환기내과
호흡기내과
소화기내과
일반외과
흉부외과
산부인과
소아과
정형외과
신경외과
안과
이비인후과
치과
피부과
비뇨기과
신경정신과
응급의학과
응급상담
보완의학

Your level of exercise is really more than it can take.
당신의 운동 레벨은 몸이 받아들일 수 있는 이상입니다.

You would like to make a rest and relaxation plan.
당신은 휴식과 여유를 갖는 게 좋을 것 같군요.

That is very important.
그것은 중요해요.

I recommend you to quit the sports for 4 weeks and reduce the work.
나는 당신이 4주정도 운동을 중지하고 일의 양을 줄이기를 권유합니다.

Sometimes it will be necessary to have a physical therapy.
때로는 물리치료가 필요할 수도 있습니다.

You should keep trying to rest your body.
당신은 무리하지 않도록 계속 노력해야 합니다.

Recurrence of symptoms depends on the activity.
통증의 재발은 활동가 관계됩니다.

If you need medicine to ease the pain, try Tylenol.
만약 통증을 줄이기 위해 약이 필요하다면 타이레놀을 드세요.

I'm going to give you an anti-inflammatory drug to take.
진통제를 먹도록 해 드리겠습니다.

I want you to get some physical therapy.
나는 당신이 약간의 물리치료를 받길 원합니다.

If you feel much better, you may do some activity.
만약 점점 더 좋아질 경우, 조금씩 활동을 시작하셔도 좋습니다.

Then I'd like to see you again in 2 weeks.
그리고 2주안에 보도록 하죠.

I recommend for you to stretch out before and after you work.
일하기 전 후에 스트레칭 운동을 하기를 권합니다.

It will take several weeks to heal over.
치료가 되려면 수 주일이 걸릴 것 같습니다.

(6) Fracture (골절)

I'm afraid you have a fracture.
골절이 되었군요.

Your pain is from fracture.
당신의 통증은 골절 때문입니다.

The X-ray shows that your bone is broken.
엑스레이에서 골절이 보입니다.

You have a fracture of your arm (leg).
Your arm (leg) is broken.
팔 (다리)이 부러졌군요.

It looks like a non-displaced fracture.
전위가 없는 골절 같군요.

This fracture requires manipulative reduction to prevent deformity.
이 골절은 기형을 방지하기 위해 뼈를 맞추어주어야 합니다.

You need a cast.
You need wear a cast.
You should get a cast.
You have to wear a cast.
You're gonna need cast.
깁스를 해야 합니다.

Splint is usually used for the first few days, to allow for a small amount of normal swelling.
부종이 며칠 동안 있으므로 항상 반깁스를 며칠 간 먼저 사용합니다.

And cast is usually added a few days later, after the swelling goes down.
그리고 부종이 가라앉으면 며칠 뒤 깁스를 하게 됩니다.

After that procedure, the fracture should be immobilized with a splint for several days until the swelling subsided.
그 다음 골절부위는 부기가 빠질 때까지 며칠 간 반깁스로 고정시켜주어야 합니다.

A fiberglass cast can be applied several days later.
그 후 며칠 뒤, 합성섬유 석고로 고정할 수 있습니다.

A fiberglass cast is useful to immobilize most fractures.
합성섬유 캐스트는 대부분의 골절에 도움이 됩니다.

Sometimes complications can be associated with cast.
때로는 석고 후 합병증이 발생될 수도 있습니다.

Due to the pressure, skin problem and infection can be hidden under a cast.
압박 때문에, 피부 이상이나 감염이 될 수도 있습니다.

If you feel any discomfort, it is best to remove it to check for pressure sore or other problems.
만약 당신이 불편하다면, 석고를 제거하고 압박창상이나 다른 이상이 있는 지 검사해야 됩니다.

Try to elevate your injured site.
다친 부위를 올리도록 노력하세요.

가정
의학과

순환기
내과

호흡기
내과

소화기
내과

일반
외과

흉부
외과

산부
인과

소아과

정형
외과

신경
외과

안과

이비인
후과

치과

피부과

비뇨
기과

신경
정신과

응급
의학과

응급
상담

보완
의학

383

Sometimes chronic pain may result from ligament injury.
간혹 인대 손상으로 만성 통증이 올 수도 있습니다.

Other possible complications include post traumatic arthritis and motion limitation.
다른 가능한 합병증은 외상 후 관절염이나 운동 장해입니다.

You may need to wear a cast for several weeks.
당신은 아마도 몇 주정도 깁스를 해야 될 것 같군요.

It will take about 6 weeks to heal over.
치료가 되려면 6주 정도 걸릴 것 같습니다.

The cast is usually removed at about 6 weeks.
깁스는 대게 약 6주 후에 제거합니다.

But some complicated fracture can take as long as 10 weeks to heal.
하지만 합병증이 오면 낫는데 10주 정도 걸립니다.

Fracture in young kid can heal as quickly as 4-5 weeks.
아이들 골절은 4-5주 안에 빨리 낫습니다.

You will start physical therapy right after the cast is taken off.
깁스 제거 후 바로 물리치료를 시작할 것입니다.

You will probably be able to return to your sport in three months.
당신은 아마도 3주 내에 운동을 할 수 있을 것입니다.

You will be able to resume light activities within 2-4weeks after the cast is taken off.
깁스 제거 후 2-4주 안에 가벼운 운동을 할 수 있을 것입니다.

Wear the cast until your follow up examination.
다음에 올 때까지 깁스를 하세요.

Keep your cast dry.
깁스는 건조한 상태로 유지하세요.

While bathing, protect it with a plastic bag.
목욕하는 동안은 플라스틱 백으로 보호하세요.

If your cast gets a little wet, it can be dried with a hair dryer.
만약 깁스가 젖으면 드라이기로 말리세요.

Do not try to scratch the skin under the cast by pushing a sharp object.
날카로운 것으로 피부 아래를 긁지 마세요.

Check the skin around the cast every day.
매일 석고 주변 피부를 관찰하세요.

(7) HNP (추간판 탈출증)

I'll raise your leg.
다리를 들겠습니다.

Tell me if this hurt.
아프면 말해주세요.

I don't see any sign of a slipped disc.
디스크 증상은 없군요.

Just muscle strain.
근육 염좌이군요.

Back pain is usually caused by muscle strain.
요통은 대부분 근육 염좌 때문에 옵니다.

Back strain may occur while you are lifting, or happen during a fall.
허리 염좌는 물건을 들거나 넘어질 때도 올 수 있습니다.

Since most herniations involve the bottom two discs in the spinal, the pain usually begins in the lower back.
대부분의 디스크는 척추 아래 2개 부분에 오므로 아래 요추부가 아픕니다.

The bulging disc in this location exerts pressure on the sciatic nerve, and sharp pain may follow that nerve all the way down the leg and into the foot.
튀어나온 디스크가 좌골신경을 누르므로 다리와 발이 아픕니다.

MRI is needed to make a precise diagnosis and to point the site of the slipped disc.
정확한 진단과 탈출된 디스크 위치를 보기 위해 MRI가 필요합니다.

The first goal of treatment is to relieve pain by decreasing the muscle spasm.
첫 번째 치료 목적은 근 수축을 줄여 통증을 완화시키는 것입니다.

Apply heat pack and rest for up to three days.
뜨거운 찜질과 함께 3일 정도 쉬세요.

After improvement, begin abdominal muscle strengthening exercises to prevent future recurrences.
증상이 호전되면 재발을 방지하기 위해 복근 강화 운동을 하세요.

I'll prescribe pain killers, muscle relaxants.
진통제와 근이완제를 처방해 드리겠습니다.

Most slightly slipped discs respond well to this kind of treatment.
대부분의 약간만 생긴 디스크는 이것들로 치료가 됩니다.

Since the pain does not respond to these therapies, surgery is needed.
통증이 이와 같은 방법에 반응이 없으므로 수술이 필요합니다.

We may have to remove the disc material.
디스크를 제거해야 될 것 같군요.

가정
의학과

순환기
내과

호흡기
내과

소화기
내과

일반
외과

흉부
외과

산부
인과

소아과

정형
외과

신경
외과

안과

이비인
후과

치과

피부과

비뇨
기과

신경
정신과

응급
의학과

응급
상담

보완
의학

The best way to treat slipped disc is operation.
추간판 탈출증의 가장 좋은 치료는 수술입니다.

When the disc is removed, the pressure on the nerve is released, and this may rapidly relieve pain.
디스크가 제거되면, 신경의 압박이 풀리고, 통증을 줄여줄 것입니다.

The surgery involves a small incision in the skin over the spine, the removal of some ligament and bone material and the removal of some of the disc material.
이 수술은 척추 위에 조그만 절개를 가해 약간의 인대와 뼈와 디스크를 제거하는 것입니다.

Discectomy can now be performed arthroscopically, that is through a smaller incision using specialized tools under local anesthesia.
디스크 제거술은 지금 관절경을 통해 국소마취로 특수한 기구를 이용하여 할 수 있습니다.

After surgery you may feel pain at the site of the incision, and the original pain may not be completely relieved immediately after surgery.
수술 후 수술부위는 아플 수 있지만, 원래 통증은 수술 후 바로 좋아 질 것입니다.

Sometimes you continue to have pain even after disc removal.
때때로 디스크 제거 후에도 계속적인 통증이 발생되기도 합니다.

Walking will allow you to maintain mobility in your the spine as well as decrease the risk of scar tissue forming at the operative site.
걷는 것은 척추의 운동을 유지시켜 수술부위의 흉터가 생기는 것을 줄여줍니다.

Physical therapy may help your recovery.
물리치료가 회복을 도와 줄 것입니다.

(8) Osteoporosis (골다공증)

Bones tend to lose strength with advancing age.
뼈는 나이가 듦에 따라 강도가 약해집니다.

You may have osteoporosis.
당신은 골다공증일수 있습니다.

I want you to have a bone density scan.
골밀도 검사를 받으시길 권유합니다.

I'd like you to have BMD done before I see you again.
골밀도 검사를 하고 나서 다시 보아야 할 것 같군요.

Bone densitometry compares your bone density to the peak bone density that someone of your same sex should have reached at about age 20 to 25, when it is at it's highest.
골밀도 검사는 안전하고 아프지 않는 검사로 20세나 25세 등 골밀도가 가장 높은 나이 의 같은 성별의 사람과 당신의 골밀도를 비교하는 검사입니다.

It is a safe and painless X-ray technique.
안전하고 아프지 않은 x-ray 검사법입니다.

In the five to seven years after menopause, woman can lose as much as 20% of their bone mass.
폐경 후 5년에서 7년이 지나면 여자들은 자기 뼈의 20%를 잃을 수 있습니다.

Osteoporosis is most common in woman who has gone through menopause.
골다공증은 폐경기 후의 여성에게 아주 흔합니다.

One early sign is a backache.
초기 증상 중 하나가 요통입니다.

Osteoporosis is a disease of progressive bone loss.
골다공증은 뼈가 점차적으로 소실되는 병입니다.

Every one loses bone with age.
모든 사람이 나이가 듦에 따라 뼈가 소실됩니다.

Osteoporosis is an important factor for bone fractures.
골다공증은 골절의 중요한 요소입니다.

One in two women and one in five men over age 65 will sustain bone fractures due to osteoporosis.
여성들 중 2명에 1명이, 남성들 중 5명에 1명이 골다공증으로 골절상을 입습니다.

People who suffer from back pain may need to be screened for osteoporosis.
요통을 호소하는 환자들은 골다공증에 대해 검사할 필요가 있습니다.

Because lost bone cannot be replaced, treatment for osteoporosis focuses on the prevention of further bone loss.
소실된 뼈는 보충할 수 없으므로, 골다공증에 의한 치료는 뼈의 추가적 손실을 막는데 있습니다.

Exercise has been its potential role in the prevention of heart disease and osteoporosis.
운동은 심장병과 골다공증 예방에 중요한 역할을 합니다.

But exercise will not prevent all of the bone loss, it can minimize bone loss.
하지만 운동이 뼈 소실을 전부 막아주지는 못하고 최소화 시켜줍니다.

Avoiding smoking and excess alcohol consumption can help prevent osteoporosis.
흡연과 과도한 음주를 피하면 골다공증 예방에 도움이 됩니다.

You need calcium and vitamin D to keep your bones healthy.
당신은 뼈의 건강을 위해 칼슘과 비타민 D의 복용이 필요합니다.

Although calcium can't prevent gradual bone loss after menopause, it continues to play an essential role in maintaining bone quality.
비록 칼슘이 폐경 후 점진적인 뼈의 소실을 막지는 못하지만, 칼슘은 뼈의 밀도를 유지하는데 중요한 역할을 합니다.

Vitamin D helps your body absorb calcium.
비타민 D는 칼슘흡수를 돕습니다.

가정의학과
순환기내과
호흡기내과
소화기내과
일반외과
흉부외과
산부인과
소아과
정형외과
신경외과
안과
이비인후과
치과
피부과
비뇨기과
신경정신과
응급의학과
응급상담
보완의학

(9) Degenerative Arthritis (퇴행성 관절염)

The problems you've been having are due to a condition called degenerative osteoarthrits.
당신이 가지고 있는 문제는 퇴행성 골관절염 때문입니다.

Osteorthritis means inflammation of the joint.
관절염은 관절의 염증을 말합니다.

It causes pain and limits movement of the joints that are affected.
이환 부위에 통증과 관절운동 장해가 옵니다.

It is common in older people because they have been using their joints longer.
노인들이 관절을 많이 써왔기 때문에 노인들에게 흔합니다.

People who have jobs that require the same movement over and over are also at risk.
반복되는 운동을 많이 하는 직업을 가진 사람들도 위험성이 있습니다.

No cure for osteoarthritis has been found.
골관절염에 대한 치료는 없습니다.
But some medicines and regular exercise will help you to protect your joint and control pain.
하지만 일부 약이나 운동이 당신의 관절을 보호하고 통증을 조절해 줄 것입니다.

I will write you a prescription, such as anti-arthritis medicines.
소염제를 처방해 드리겠습니다.

I want you to take the medicine three times a day after meal.
당신은 약을 하루에 세 번 식후에 복용하시기 바랍니다.

It will help you to abate your pain.
그 약이 당신의 통증을 줄어줄 것입니다.

(10) Rhematoid Arthritis (류마토이드 관절염)

The primary symptoms of rheumatoid arthritis is pain and joint stiffness in the morning.
류마티스 관절염의 초기 증상이 통증과 아침에 심해지는 관절 강직입니다.

The cause of rheumatoid arthritis is unknown, however the condition involves an attack on body by its own immune cells.
류마티스 관절염의 원인은 알려져 있지 않지만, 자신의 면역과정에 관여하는 세포가 자신의 몸을 공격하는 것과 관계가 있습니다.

Blood test, X-rays and analysis of joint fluid help in the diagnosis of rheumatoid arthritis.
혈액 검사, X-선 검사, 관절액 검사가 류마티스 관절념 신단에 도움이 됩니다.

I'm going to get some blood tests done to see what is causing the pain.
통증의 원인이 무엇인지 알기 위해 혈액 검사를 하겠습니다.

A rheumatic factor test is positive in your blood test.
류마토이드 인자가 당신의 피검사에서 양성입니다.

The erythrocyte sedimentation rate(ESR) is also elevated.
적혈구 침강 속도도 올라갔습니다.

ESR measures the amount of inflammation when an arthritis problem is present.
그것은 관절염이 있을 때 염증의 정도를 측정하는 것입니다.

Chronic inflammatory disease may affect multiple joints
만성 염증이 여러 관절에 영향을 미치는 것 같습니다.

You suffer from rheumatoid arthritis.
당신은 류마티스 관절염을 앓고 있습니다.

I have been trying to treat this symptom with NSAID but it hasn't responded to treatment.
이 증상을 치료하려고 NSAID 약을 썼지만, 치료에 반응을 하지 않는군요.

As you can see, anti-inflammatory drug doesn't seem to be working.
당신도 알다시피 소염제 약은 소용이 없는 것 같군요.

I will prescribe prednisone.
스테로이드를 처방해 드릴게요.

Prednisone at high dose is complicated by many side effects including osteoporosis, weight gain, diabetes, hypertension, and aseptic necrosis of bones.
많은 양의 스테로이드는 골다공증, 체중 증가, 당뇨병, 고혈압, 무혈성 괴사증과 같은 합 병증을 일으킵니다.

However it may be used in lower dosages to help control the inflammation of the joint.
하지만 적은 용량은 관절염증을 줄이기 위해 사용될 수도 있습니다.

Anti-cancer drug will be also used in lower dosages on a once a week.
항암제를 적은 용량으로 일주일에 한 번 사용할 것입니다.

Attractive phrase
Limitations are boundaries created inside our minds

74. Neurology and Neurosugery (신경과, 신경외과)

(1) 신경과적 질문

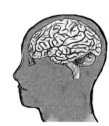

Do you get pain in your head?
머리가 아픕니까?

Where in your head does it hurt?
Where does your head hurt you?
　머리 어느 부분이 아프지요?

How did you get hurt?
　어떻게 다쳤죠?

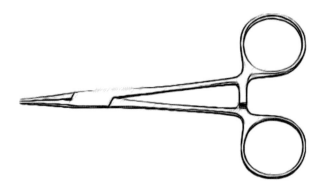

Did you hurt your head?
　머리를 다쳤나요?

Did you hit your head?
　머리를 부딪쳤나요?

Have you ever had any injuries on your head?
　머리를 다친 적이 없나요?

Have you had any nausea or vomiting?
　오심이나 구토를 하였나요?

Did you lose your consciousness?
　의식을 잃었었습니까?

Do you remember when you had an accident?
　사고 났을 때가 기억나나요?

Have you ever had a head injury before?
Do you have any history of head trauma?
　전에 머리를 다친 적이 있나요?

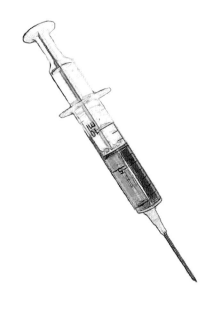

Have you injured your head or been knocked out recently?
　최근에 머리를 다치거나 맞은 적이 있나요?

How far did you fall?
　얼마나 높은 곳에서 떨어졌지요?

Do you have headaches?
Do you suffer from headaches?
　두통이 있나요?

When was the first time you had headaches?
　두통을 느낀 처음이 언제죠?

Do you have frequent headaches?
　머리가 자주 아프나요?

Are you dizzy?
　어지러운가요?

Are you dizzy when you stand up?
일어날 때 어지러운가요?

When do you feel dizziness?
언제 어지러움을 느끼죠?

How long does the dizziness last?
어지러움이 얼마나 지속되죠?

How often do you have headaches?
얼마나 자주 두통이 있지요?

When did you first develop headaches?
언제 처음 통증이 생겼죠?

Where is the pain?
In which part of the head do you get the pain?
(One-sided or both sides of the head, Frontal, Occipital)
어디가 아프시죠?

How long do the headaches last?
두통이 얼마나 지속되죠?

Are there worse in the morning or evening?
아침이나 저녁에 악화되나요?

What kind of medicine do you usually take to relieve your headaches?
두통을 없애기 위해 무슨 약을 먹었죠?

When did the seizure start?
언제부터 경련을 했죠?

Have you ever had the seizure in the past?
과거에 경련을 한 적이 있나요?

How often do you have the seizure?
얼마나 자주 경련을 하죠?

What triggered the seizure?
어떤 것이 경련을 일으키죠?

Do you ever feel sick?
메스꺼운 적이 있나요?

Do you have a fever?
열은 있나요?

Do you have stiff neck?
목이 뻣뻣하지는 않으세요?

가정
의학과

순환기
내과

호흡기
내과

소화기
내과

일반
외과

흉부
외과

산부
인과

소아과

정형
외과

신경
외과

안과

이비인
후과

치과

피부과

비뇨
기과

신경
정신과

응급
의학과

응급
상담

보완
의학

Have you ever had this kind of headache in the past?
과거에도 이런 종류의 두통이 있었습니까?

Do you have a history of high blood pressure?
고혈압 경력은 있나요?

Do you have pressure around your eyes?
눈 주위에 압박감 등은 없습니까?

Do you any problem with your hearing and seeing?
듣거나 보는데 문제가 있나요?

Have you been having any problems with your memory?
기억에 문제가 있지는 않나요?

Can you feel me touching them?
제가 만지는 것을 느끼시나요?

Have you noticed any numbness, tingling or weakness in your lims?
팔 다리가 감각이 없거나 저리거나 약해진 것을 느끼나요?

Do you have ---? or Do you feel ---?

        Weakness

        Vision problems or Light sensitivity

        Hearing problems or Sound sensitivity

        Pain over one eye

        Blurred vision

        Speech difficulty

        Weakness or change of feeling in the arms or legs,

        Tingling face

        Confusion

        Seizure or convulsion

        Personality changes

        Cognitive problems

        Memory loss or problem

        Gait problems

        Balance or coordinate problems

        Hallucinations

        Behavioral problems

        Disorientation

(2) Headache (두통)

Many of diseases may be potential underlying causes of headache.
많은 질환들이 두통의 잠재적인 원인입니다.

I'd like to hear a full your medical history, such as past head trauma, diseases and the use of medications.
당신의 전체적인 과거력, 즉 두부 손상이나 질병, 약의 사용 등에 대해서 알고 싶군요

I'd like to order a blood test to screen for thyroid disease, anemia, or infections.
나는 감상선 질환이나 빈혈, 감염을 보기 위해 혈액검사를 의뢰하겠습니다.

X-rays and CT are needed to rule out a brain tumor or blood clots.
X-선과 CT가 뇌종양과 출혈 응집을 알기 위해 필요합니다.

MRI is important diagnostic tools in cases of headache to find brain tumor, brain lesion or other disease.
MRI가 두통의 경우에 뇌종양이나 뇌병변, 그 외의 질환을 발견하기 위한 중요한 기구입니다.

Electroencephalogram(EEG) is necessary for you to measure brain activity.
EEG가 뇌활동을 측정하기 위해 필요합니다.

Angiogram is needed to detect an abnormal ballooning of a blood vessel.
혈관조영술이 뇌혈관의 팽창을 보기 위해 필요합니다.

An eye exam is needed to check for weakness in the eye muscle or unequal pupil size.
눈근육 약화와 동공 크기를 측정하기 위해 눈 검사가 필요합니다.

Not all headaches require medical attention.
모든 두통이 의학적으로 민감한 것은 아닙니다.

Aspirin or acetaminophen at the start of an attack will reduce the headache.
증상 시작할 때 아스피린이나 아세트 아미노펜을 먹으면 두통이 줄어 들 것입니다.

Alcohol beverages and cigarette smoking often make headaches worse.
술이나 담배는 종종 두통을 악화시킵니다.

If you take a hot bath, it will reduce your headaches.
뜨거운 목욕을 하면 두통이 줄어들 겁니다.

Regular exercise can also reduce the frequency and severity of headaches.
규칙적인 운동이 두통의 빈도와 정도를 줄여줄 수 있습니다.

Temporary relief can be obtained by using cold pack on the painful side of the head.
머리 아픈 곳에 찬 찜질을 하면 일시적으로 통증이 줄어들 수 있습니다.

Small amounts of caffeine may be useful if taken in the early stages of headache.
두통 초기에 카페인을 먹으면 두통이 줄어들 수 있습니다.

Bed rest, darkened room and quiet will help reducing your headache.
침상 안정, 어두운 방, 조용함이 두통을 줄이는 데 도움을 줄 것입니다.

가정의학과
순환기내과
호흡기내과
소화기내과
일반외과
흉부외과
산부인과
소아과
정형외과
신경외과
안과
이비인후과
치과
피부과
비뇨기과
신경정신과
응급의학과
응급상담
보완의학

Self-regulation treatment(Biofeedback) and relaxation training which patients learn to relax the mind and body will help you.
몸과 마음을 편안하게 하는 스스로 조절하는 치료와 훈련이 당신을 도와줄 것입니다.

You have to concentrate your mind and body for relaxation.
당신의 마음과 몸이 편안해지도록 집중하세요.

You must be motivated to get well.
좋아진다는 확신을 가지세요.

I'll prescribe some medicines to control the headaches.
두통을 조절해 줄 약들을 처방해 드리겠습니다.

If you don't improve, come back to me.
호전이 없으면 저에게 다시 오세요.

I want to see you next week.
다음 주 보도록 하죠.

(3) Stroke (뇌졸중)

CT or MRI must be performed to find out what kind of stroke it is to treat it correctly.
어떤 종류의 뇌졸중인 지 발견하고 정확히 치료하기 위해 CT 나 MRI가 필요합니다.

CT and MRI are useful for determining if a stroke is caused by a blockage or by bleeding in the brain.
CT나 MRI는 뇌졸중이 뇌 안의 혈액차단이나 출혈에 의한 것인지 알기 위해 유용합니다.

EEG (electroencephalogram) is needed to record the electrical impulses and sensory processes of the brain.
EEG가 뇌의 전기파와 감각 과정을 기록하기 위해 필요합니다.

Doppler ultrasound test shows any changes in the blood flow to the brain.
도플러 초음파 검사는 뇌로 가는 혈액 흐름의 변화를 보여줍니다.

A stroke happens when part of your brain is not getting enough blood and stops working.
뇌졸중은 당신의 뇌가 충분한 혈액 공급을 받지 못하거나 기능이 없을 때 발생됩니다.

Depending on the part of the brain that is damaged, a stroke can cause sudden weakness or numbness of your face, arm, or leg on one side of your body.
손상 받은 뇌의 위치에 따라, 당신의 얼굴, 팔, 다리의 한쪽이 갑자기 둔해지고 약해집니다.

Medication is the most common treatment for stroke.
약물치료가 뇌졸중의 가장 일반적인 치료입니다.

Strokes caused by blood clots can be treated with clot-busting drugs.
혈액응집에 의한 뇌졸중은 응고를 없애는 약으로 치료될 수 있습니다.

TPA (tissue plasminogen activator) must be given within 3 hours of the start of a stroke to be effective.

TPA는 뇌졸중 3시간 이내에 써야 효과가 있습니다.

This is why it is so important for a person having a stroke to get to a hospital fast.

이것이 왜 뇌졸중 환자가 병원에 빨리 오는 것이 중요한 가의 이유입니다.

Anticoagulants such as warfarin, and antiplatelet agents such as aspirin interfere with the blood's ability to clot and can play an important role in preventing stroke.

와파린과 같은 항응고제나 아스피린과 같은 항혈소판제가 피의 응고 능력을 방해해 뇌졸중의 예방에 중요한 역할을 합니다.

Surgery is needed to repair vascular damage in the brain.

뇌 안의 혈관 손상을 회복시키기 위해 수술이 필요합니다.

We will place a metal clip at the damaged blood vessels.

우리는 손상된 혈관에 금속 클립을 고정시킬 것입니다.

For most stroke patients, physical therapy is the cornerstone of the rehabilitation process.

대부분의 뇌졸중 환자에게 재활과정이 중요합니다.

Exercise and training help the stroke patient relearn everyday activities.

운동과 훈련이 뇌졸중 환자가 일상생활을 배우는데 도움을 줍니다.

Rehabilitation should begin as soon as possible after the patient is stable.

재활과정은 환자가 안정되면 바로 시작해야 합니다.

(4) Epidural Hemorrhage (경막외 혈종)

Skull radiographs reveal a fracture crossing the vascular shadow of skull.

두개골 X-선이 두개골의 혈관음영을 가로지르는 골절선을 보입니다.

CT can make confirmation of brain injury.

CT가 뇌손상을 확진할 수 있습니다.

CT shows an acute epidural hematoma.

CT가 급성 경막외 출혈을 보이는군요.

The lens-shaped appearance is hematoma.

렌즈 모양이 혈종입니다.

Not all cases of acute EDH require immediate surgical evacuation.

급성 경막외 출혈 모두가 다 수술적 제거가 필요한 것은 아닙니다.

If a lesion is small and the patient is in good neurological condition, it is reasonable to observe the patient with frequent neurological examinations.

만약 병변이 적고, 환자의 신경증상이 좋으면 환자의 신경증상을 자주 관찰하며 지켜보는 것이 합리적입니다.

가정의학과
순환기내과
호흡기내과
소화기내과
일반외과
흉부외과
산부인과
소아과
정형외과
신경외과
안과
이비인후과
치과
피부과
비뇨기과
신경정신과
응급의학과
응급상담
보완의학

Early follow-up scanning assesses for further increase in hematoma size prior to deterioration.
의식을 잃기 전 초기 재촬영은 혈종의 크기가 증가하는지 알게 해 줍니다.

If a rapid size increase is noted, then surgery is indicated.
만약 크기가 증가하면 수술이 필요합니다.

EDH continues to expand until the mass effect of the hemorrhage itself results in an increased intracranial pressure, a decreased level of consciousness, and a possible herniation syndrome.
경막외 출혈이 계속되면 혈종의 압박효과로 두 개 내압이 오르고 의식이 나빠지며 뇌가 한족으로 치우치게 됩니다.

A midline shift of the ventricular system exists.
뇌실의 중심이 이동되었습니다.

It is a life-threatening state.
이것은 생명이 위독한 상황입니다.

This hemorrhage requires immediate surgical evacuation.
이 출혈은 빨리 수술적 제거가 필요합니다.

Surgery is the opening the skull over the site of hemorrhage.
수술은 출혈이 있는 두개골 부위를 여는 것입니다.

After removing the hematoma, we will try to coagulate the bleeding vessels.
혈종을 제거한 후, 우리는 출혈을 일으키는 혈관을 응고시키도록 노력할 것입니다.

Sometimes patient continues to have problem even after hematoma removal.
때때로 혈종 제거 후에도 계속적인 문제가 발생되기도 합니다.

Patient has to be in ICU.
환자는 중환자실에 있어야만 합니다.

Patient has some brain swelling right now.
환자는 지금 뇌가 부어있습니다.

Patient is in coma.
환자는 혼수상태에 있습니다.

We have to wait and see how much he wakes up.
그가 얼마나 회복이 될지 기다려야만 합니다.

Patient should be managed in the ICU with a monitored setting until patient improves.
환자가 좋아질 때까지 중환자실에서 모니터하며 치료를 받아야 합니다.

Follow-up CT scans will be performed to determine the extent of clot evacuation and to evaluate for delayed hematomas.
혈송의 제거 정도와 지연성 혈종의 여부를 알기 위해 CT 재촬영이 행해질 것입니다.

(5) Brain Tumor (뇌종양)

We have some serious matters to discuss regarding your headache.
당신의 두통에 대해 상의할 중요한 문제가 있습니다.

You have a brain tumor.
뇌종양입니다.

The most frequent symptoms of brain tumors are headaches, nausea, vomiting, seizure.
뇌종양의 가장 흔한 증상들은 두통과 오심, 구토, 발작입니다.

Headache tends to be worse in the morning and eases during the day.
두통은 아침에 나빠졌다가 낮에 좋아지는 경향이 있습니다.

I'd like to check your muscle strength and nerve reflexes.
당신의 근력과 신경반응을 검사하겠습니다.

Skull x-rays show changes in the bones of the skull.
두개골 X-선이 두개골의 뼈의 변화를 보여주는군요.

Several laboratory tests include the EEG and the spinal tap is needed.
EEG를 포함한 몇 가지 검사와 척수천자가 필요합니다.

CT or MRI is necessary to diagnose the brain tumor and a special dye may be used to enhance the brain tissue for checking differences.
CT와 MRI가 뇌종양을 진단하는데 필요하며, 뇌조직의 차이를 보기 위해 조영제가 사용되어질 것입니다.

A biopsy is needed to determine the type of cancer cells.
암세포의 종류를 알기 위해 조직검사가 필요합니다.

Brain tumors are treated with surgery, radiation therapy, and chemotherapy.
뇌종양은 수술과 방사선 치료, 항암치료로 치료됩니다.

Steroid treatment is needed to reduce the brain swelling.
스테로이드 치료가 뇌부종을 감소시키기 위해 필요합니다.

Anticonvulsant medicines will be injected to prevent or control seizures.
항경련제가 발작을 예방하고 치료하기 위해 주입될 것입니다.

If hydrocephalus is present, you may need a shunt to drain the cerebrospinal fluid.
만약 뇌수종이 발생하면 뇌척수액을 빼주는 수술이 필요합니다.

A shunt is a long, thin tube placed in a ventricle of the brain and then threaded under the skin to the abdomen.
수술은 가늘고 긴 튜브를 뇌실에 두고, 관을 피부 밑으로 하여 복부로 빼주는 수술입니다.

Excess fluid is carried away from the brain and is absorbed in the abdomen.
과다한 수액은 뇌에서 나와 복부로 흡수됩니다.

가정 의학과
순환기 내과
호흡기 내과
소화기 내과
일반 외과
흉부 외과
산부 인과
소아과
정형 외과
신경 외과
안과
이비인 후과
치과
피부과
비뇨 기과
신경 정신과
응급 의학과
응급 상담
보완 의학

Surgery is the usual treatment for most brain tumors.
수술은 뇌종양의 일반적인 치료입니다.

To remove a brain tumor, we will make an opening in the skull.
뇌종양을 제거하기 위해 우리는 두개골을 열 것입니다.

Whenever possible, we will attempt to remove the entire tumor.
가능하면 우리는 모든 종양을 제거하려 노력할 것입니다.

However, if the tumor cannot be completely removed without damaging vital brain tissue, we will remove as much of the tumor as possible.
하지만 만약 종양이 생명중추 조직에 손상을 주지 않고 완전히 제거가 안될 것 같으면 가능한 많이 제거할 것입니다.

Partial removal helps to relieve symptoms by reducing pressure on the brain and reduces the amount of tumor to be treated by radiation therapy or chemotherapy.
부분 제거술은 증상을 완화시키고 뇌의 압력을 줄여주며 방사선과 항암 치료받을 암의 크기를 줄여 줍니다.

Stereotactic radiosurgery is another way to treat brain tumor.
입체적 방사선 치료는 뇌종양의 다른 방법입니다.

Radiation reaches the exact location of tumor without damaging other brain tissue from many angles.
방사선이 여러 각도에서 나와 암의 정확한 위치에 도달할 것입니다.

Combination treatment with chemotherapy and radiation therapy is needed to relieve symptoms and to destroy cancer cells that may remain in the area.
항암제와 방사선 치료 요법이 증상을 완화시키고, 남은 부위의 암세포를 죽이기 위해 필요합니다.

Attractive phrase
Kindness is the golden chain

75. Ophthalmology (안과)

(1) 안과적 질문

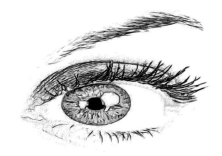

Are you having any problems your eye?
Do you get any kind of problems with your eyes?
당신의 눈에 이상이 있습니까?

Do you have eye pain?
눈이 아프나요?

Do you have blurred vision?
눈이 흐린가요?

Do you have vision change?
시력의 변화가 있나요?

Have you noticed any change in your vision?
시력에 변화가 있나요?

When did this problem begin?
언제 이 문제가 생겼죠?

Both eyes? one eye?
두 눈 모두인가요? 한 눈인가요?

How would you rate the severity of your symptoms?
당신의 증상이 얼마나 심하죠?

What seems to make your symptom go away?
어쩔 때 증상이 사라지죠?

What other symptoms do you experience with this problem?
이 문제와 함께 다른 증상들도 있나요?

Have you seen another doctor?
다른 의사에게 진료 받은 적 있나요?

Have you ever worn glasses?
안경을 쓴 적이 있나요?

Can you see very well without glasses?
안경도 없이 잘 볼 수 있나요?

Do you have difficulty reading the book?
책을 읽기 힘든가요?

Are you near-sighted or are you far-sighted?
근시인가요 원시인가요?

Have you ever had any medical attention to your eyes?
당신의 눈에 대해 의학적으로 주의를 받은 적이 있나요?

Did you have any surgery, injuries, or serious infections?
어떤 수술이나 상처나 감염된 적이 있나요?

Did you have any inflammation in your eyelids?
안검에 염증이 있었나요?

Can you see clearly and comfortably both far away and close up?
먼 곳이나 가까운 곳을 명료하고 편안하게 볼 수 있나요?

가정
의학과

순환기
내과

호흡기
내과

소화기
내과

일반
외과

흉부
외과

산부
인과

소아과

정형
외과

신경
외과

안과

이비인
후과

치과

피부과

비뇨
기과

신경
정신과

응급
의학과

응급
상담

보완
의학

Have you ever worn an eye patch?
아이 패치를 쓴 적이 있나요?

Have you ever used any medication for your eyes?
당신의 눈을 위해 약을 쓴 적이 있나요?

Do you take any eye drops?
안약을 썼나요?

Have you ever been told that you have cataracts, glaucoma, or any other eye disease?
백내장이나 녹내장, 또는 다른 눈 질환이 있다고 들은 적이 있나요?

Have you ever had any eye injuries?
눈을 다친 적이 있나요?

Have you experienced any of the following symptoms in your eyes?
다음과 같은 증상들을 눈에서 경험한 적이 있나요?

Do you have ---? or Do you feel ---?

      Eye pain or discomfort
      Pink or Redness
      Irritated eye
      Eye discharge
      Watering eyes
      Swollen eyelid
      Gritty or Itchy eye
      Vision changes
      Double vision
      Blurred vision.
      Sandy feeling
      Tearing
      Flashes of light
      Floaters
      Halos around lights
      Frequent and severe headaches
      Light sensitivity
      Short-sightedness
      (Difficulty seeing distant objects)
      Far-sightedness
      (Difficulty focusing on near objects)
      Cloudy or foggy vision
      Night glare or Poor night vision.

Colors that seem faded.
Gradual vision deterioration
Peripheral vision deterioration
Difficulty adjusting to brightness
Tender eyeball
Hard eyeball
Eyelid small red lumps
Multiple eyelid lumps
Enlarging eyelid pumps
Corneal scarring
Progressively dimming vision

(2) 안경과 관련된 질문

How long have you been wearing glasses?
얼마나 오랫동안 안경을 썼지요?

When did you wear them?
언제 안경을 섰지요?

What were they for?
무엇을 교정하려고 안경을 썼지요?

What type of lenses do you wear?
어떤 종류의 렌즈를 쓰나요?

Are they for distance, near, or both?
안경은 원시? 근시? 혹은 난시를 위한 건가요?

When and why did you stop wearing them?
언제, 왜 안경 쓰시는 걸 그만 두었지요?

Can you see clearly with glasses?
안경으로 깨끗하게 볼 수 있나요?

When was your last eye exam? By whom?
마지막 눈 검사를 언제 하셨지요? 누구에게요?

When were your glasses changed?
최근에 언제 안경을 바꾸셨죠?

Do you wear contact lens?
콘택트 렌즈를 끼나요?

가정
의학과

순환기
내과

호흡기
내과

소화기
내과

일반
외과

흉부
외과

산부
인과

소아과

정형
외과

신경
외과

안과

이비인
후과

치과

피부과

비뇨
기과

신경
정신과

응급
의학과

응급
상담

보완
의학

How often do you replace them?
  얼마나 자주 갈아 끼우죠?

How many hours a day do you wear?
  하루에 얼마나 끼우죠?

Have you ever had any eye inflammation?
  눈에 염증이 있었던 적은 없나요?

(3) 안과적 검사

I'll test your visual acuity.
  시력 검사를 하겠습니다.

The vision test (Visual acuity test) is always done at a distance of twenty feet.
  시력 검사는 항상 20피트 떨어져 검사합니다.

Stand on the line and read the eye chart.
  선 위에 서서 차트를 읽어주세요.

Look at straight ahead.
  앞을 똑바로 보세요.

I'll look into each eye.
  각 눈을 검사하겠습니다.

First, cover your left eye with paddle.
  가리개로 왼쪽 눈앞에 막으세요.

Can you see these letters?
  이 글자들이 보이나요?

Read from left to right.
  왼쪽에서 오른쪽으로 읽으세요.

OK. Cover your right eye.
  오른쪽을 가리세요.

Can you read this?
  이것을 읽을 수 있으세요?

You're finished.
  끝났습니다.

Please follow my finger with your eyes without moving your head.
I want you to follow my finger with just your eyes.
  머리를 움직이지 말고 손가락을 따라 보세요.

We will examine your eyes.
눈을 검사하겠습니다.

Ophthalmoscopy requires dilating the pupils for the best view inside the eye.
검안경은 눈 안을 잘 보기 위해 동공을 확장시켜야 합니다.

I will place drops into your eye to dilate the pupil.
동공을 열기 위해 안약을 눈 안에 떨어뜨릴 것입니다.

Getting your eyes dilated is painless.
눈이 확장되어도 통증은 없습니다.

Dilating drops works on iris muscle and opens the pupil.
동공을 확장시키는 약은 홍채에 작용해서 동공을 엽니다.

After the examination, your vision may remain blurred for several hours.
검사 후에 몇 시간 동안 눈이 어릴 수 있습니다.

Bring a pair of dark sunglasses and a friend.
선글라스를 가져오고 친구를 데려 오세요.

Please sit here in front of the machine.
이 기계 앞으로 앉으세요.

Please rest your chin here and look straight ahead.
이곳에 턱을 대고 앞을 똑바로 보세요.

Keep your eyes open.
눈을 뜨세요.

Look at the marker on the screen.
스크린에 있는 표시를 보세요.

Look at the blinking light.
깜박거리는 불빛을 보세요.

The intraocular pressure is measured with a tonometer.
눈 안의 압력은 안압계로 측정합니다.

You will feel a soft pressure.
부드러운 압력을 느낄 것입니다.

The slit lamp is used to view the anterior structures of the eye such as the cornea, iris, and lens.
슬릿 램프는 각막, 홍채, 렌즈와 같은 눈 앞쪽의 구조물을 보는데 이용합니다.

Fundus photography is necessary to see the condition of the optic nerve, vitreous, macula, retina and its blood vessels.
안저 사진 검사는 안 신경, 초자체, 반문, 망막, 혈관들의 상태를 보기 위해 필요합니다.

가정
의학과

순환기
내과

호흡기
내과

소화기
내과

일반
외과

흉부
외과

산부
인과

소아과

정형
외과

신경
외과

안과

이비인
후과

치과

피부과

비뇨
기과

신경
정신과

응급
의학과

응급
상담

보완
의학

Amsler Grid test is used to assess the center of the retina.
　Amsler Grid 검사는 망막 중앙을 평가하는데 유용합니다.

Are you able to see the corners and sides of the square?
　사각형의 코너나 주변을 볼 수 있나요?

Do you see any wavy lines?
　틀어진 선이 보이나요?

Are there any holes or missing areas?
　구멍 같이 잘 보이지 않는 부분이 있나요?

If the lines of grid do not appear straight and parallel or there are missing areas, I will examine the retina.
　만약 그리드 선이 직선이 아니거나 잘 안 보이는 부분이 있으면 망막을 검사해 보겠습니다.

(4) Conjunctivitis (결막염)

Red or pink eye is an infection of the conjunctiva.
　충혈된 붉은 눈은 결막의 감염입니다.

Conjunctivitis is usually painless and does not adversely affect vision.
　결막염은 통증이 없고 시력에 역효과를 일으키지는 않습니다.

If treatment is delayed, the infection may worsen and cause corneal inflammation and a loss of vision.
　만약 치료가 늦어지면, 감염이 악화되어 각막에 염증이 생기고 시력을 잃을 수 있습니다.

Symtoms of viral conjunctivitis are watery discharge, irritation, and red eyes.
　바이러스성 결막염은 물과 같은 분비물과 껄끄러움, 충혈입니다.

Infection usually begins with one eye, but may spread easily to the other eye.
　감염은 한 쪽에서 시작되나 다른 쪽으로 쉽게 퍼져 나갑니다.

Allergic conjunctivitis usually affects both eyes and symptoms are itching, tearing and swollen eyelids.
　알러지성 결막염은 양측이 동시에 발생하며, 증상은 가렵고 눈물이 나며 눈꺼풀이 붓는 것입니다.

Typical symptoms of bacterial conjunctivitis are stringy discharge that may cause the lids to stick together, especially after sleeping.
　박테리아성 결막염의 가장 특징적인 증상은 자을 잔 후 두텁고 끈적거리는 분비물입니다.

Like the common cold, there is no cure for viral conjunctivitis.
　감기처럼 바이러스성 결막염의 치료는 특별하게 필요 없습니다.

The symptoms can be relieved with cool compresses and artificial tears.
증상은 얼음찜질과 안약으로 호전될 수 있습니다.

I will prescribe topical steroid drops to reduce the discomfort from inflammation.
염증으로 생긴 불편함을 줄이기 위해 스테로이드성 안약을 처방해 드리겠습니다.

You should use one drop 4 times a day.
하루에 4번 항 방울씩 사용하세요.

Viral conjunctivitis usually resolves within 3 weeks.
바이러스성 결막염은 항상 3주 이내로 좋아집니다.

Cool compression and artificial tears may relieve discomfort in allergic conjuctivitis.
얼음찜질과 안약은 알러지성 결막염의 불편함을 줄여줄 것입니다.

I will prescribe non-steroidal anti-inflammatory medications, antihistamines and topical steroid drops.
비스테로이드성 소염제와 항히스타민제, 스테로이드성 안약을 처방해 드리겠습니다.

I will prescribe antibiotic eye drops or ointments to treat bacterial conjunctivitis.
박테리아서 결막염을 치료하기 위해 항생제 안약이나 연고를 처방해 드리겠습니다.

Warm washing will help to remove crusting and discharge.
따뜻한 물에 씻는 것이 눈의 딱지와 분비물을 제거하는데 도움을 줄 것입니다.

Eye drops will make the itching go away.
안약이 가려움을 없애 줄 것입니다.

To avoid spreading infection, avoid touching the face and wash hands frequently.
감염이 퍼지는 것을 막기 위해 눈을 만지지 말고 손을 자주 씻으세요.

Don't share towels and do not reuse handkerchiefs.
수건을 나누어 쓰지 말고, 손수건을 다시 사용하지 마세요.

Avoid shaking hands.
악수를 하지 마세요.

(5) Myopia, Hyperopia, Astigmatism (근시, 원시, 난시)

Both genetic and environmental factors play a role in the presence and progression of myopia.
유전적, 환경적 요인이 근시의 발생이나 진행에 관계됩니다.

Close reading, watching and work is the main cause of acquired nearsightedness.
가깝게 일고, 보고, 일하는 것이 후천성 근시의 중요한 원인입니다.

Myopia occurs when light entering the eye focuses front the retina.
근시는 눈에 들어 온 빛이 망막 앞에 맺혀 생깁니다.

가정
의학과

순환기
내과

호흡기
내과

소화기
내과

일반
외과

흉부
외과

산부
인과

소아과

정형
외과

신경
외과

안과

이비인
후과

치과

피부과

비뇨
기과

신경
정신과

응급
의학과

응급
상담

보완
의학

If myopia is combined with astigmatism, you can experience headaches.
만약 난시와 함께 있으면, 두통이 있을 수 있습니다.

Farsighted people usually have trouble seeing up close, but may also have difficulty seeing far away as well.
원시를 가진 사람은 가까운 곳을 잘 보지 못하지만, 먼 곳 역시 잘 보지는 못합니다.

Hyperopia occurs when light entering the eye focuses behind the retina, instead of directly on it.
원시는 눈에 들어온 빛이 망막에 맺히지 않고, 뒤쪽에 맺혀 생깁니다.

Farsightedness is caused by a cornea that is flatter, or an eye that is shorter, than a normal eye.
원시는 각막이 정상보다 얇거나, 눈이 짧아 생깁니다.

Astigmatism means that the cornea is oval like a football instead of spherical like a basketball.
난시는 농구공처럼 둥글지 않고, 축구공처럼 울퉁불퉁해 생깁니다.

This causes light to focus on more than one point in the eye, resulting in blurred vision at distance or near.
이런 이유로 빛이 눈 안 한 곳에 모이지 않고, 여러 곳에 생겨 먼 곳과 가까운 곳이 흐리게 보입니다.

Astigmatism often occurs along with nearsightedness or farsightedness.
난시는 종종 근시나 원시와 함께 발생됩니다.

This problem can be corrected with glasses, contact lenses, or surgically.
이러한 문제는 안경, 콘택트 렌즈, 수술로 치유될 수 있습니다.

The most common surgery used to correct this problem is LASIK(Laser in situ keratomileusis) and it is a procedures to reshape the cornea.
이 문제를 치료하는 가장 일반적인 수술이 각막의 모양을 다시 만들어주는 라식 수술입니다.

(6) Cataract (백내장)

Cataract is a clouding of the lens.
백내장은 렌즈가 혼탁해져 생깁니다.

A cataract starts out small.
백내장은 조그맣게 시작합니다.

The most common symptoms of a cataract are cloudy vision problems with light.
백내장의 가장 흔한 문제는 빛과 함께 흐린 시야입니다.

Headlights seem too bright at night, glare from lamps, feel very bright sunlight or a halo around lights.
밤에 헤드라이트가 밝게 보이는 것 같고, 불빛이 반짝거리고, 햇빛이 눈부시거나, 빛 주위로 달무리가 보입니다.

Cataracts tend to grow slowly, so vision gets worse gradually.
백내장은 천천히 진해하므로 시력도 천천히 나빠집니다.

You need surgery to remove the cataract.
백내장을 없애기 위해 수술이 필요합니다.

Cataract surgery is very successful in restoring vision.
백내장 수술은 시력을 되찾는데 아주 성공적인 수술입니다.

During surgery your lens is taken out and a plastic lens, like a contact lens, is put in.
수술 동안 렌즈가 제거되고 콘택트 렌즈 같은 플라스틱 렌즈가 끼워집니다.

The plastic lens stays in your eye all the time.
플라스틱 렌즈는 항상 당신의 눈에 있게 될 것입니다.

Cataract surgery helps you see clearly again.
백내장 수술은 당신의 눈을 다시 잘 보게 해 줄 것입니다.

(7) Glaucoma (녹내장)

Glaucoma is a disease caused by increased intraocular pressure resulting either from a malformation or malfunction of the eye's drainage structures.
녹내장은 눈의 배출조직의 기능이나 구조에 이사이 생겨 안압이 높아지는 질병입니다.

Objects in front may still be seen clearly, but objects to the side may be missed.
눈앞에 있는 물체가 잘 보이지만, 주변의 물체는 안 보일 수 있습니다.

As the glaucoma worsens, the field of vision narrows.
녹내장이 안 좋아질수록 시야는 좁아집니다.

You need to make several follow-up visits to have your pressure monitored.
안압의 계속적인 측정을 위해 몇 번 더 오셔야 합니다.

Left untreated, an elevated IOP causes irreversible damage the optic nerve and retinal fibers resulting in a progressive, permanent loss of vision.
치료를 안 하고 놔두면, 올라간 안압이 시신경과 망막의 섬유조직에 상처를 주어 점차 영구적으로 시력을 잃게 됩니다.

Early detection and treatment can slow, or even halt the progression of the disease.
조기 발견과 치료가 병의 진행을 막아주고 멈추어줍니다.

I will prescribe some medications to control the eye pressure in the form of eye drops and pills.
안압을 조절해 줄 약을 안약이나 경구용으로 처방해 드리겠습니다.

Some medicines can cause headaches or burning and redness in the eyes.
어떤 약은 두통과 충혈, 눈의 화끈거림을 일으킬 수 있습니다.

Surgery is indicated when medical treatment fails to lower the pressure satisfactorily.
수술은 약물치료로 효과적인 안압을 떨어뜨리지 못했을 때 필요합니다.

가정
의학과

순환기
내과

호흡기
내과

소화기
내과

일반
외과

흉부
외과

산부
인과

소아과

정형
외과

신경
외과

안과

이비인
후과

치과

피부과

비뇨
기과

신경
정신과

응급
의학과

응급
상담

보완
의학

The objective of glaucoma operation is to allow fluid to drain from the eye more efficiently.
녹내장의 수술 목적은 좀 더 효과적으로 액체를 배출하게 끔 하는 것입니다.

Laser surgery (Laser trabeculoplasty) helps fluid drain out of the eye.
레이저 수술이 액체를 눈 밖으로 배출하는 데 도움을 줄 것입니다.

You must put drops in the eye for several weeks after the operation to fight infection and swelling.
수술 후에 감염과 부종을 위해 몇 주간 안약을 넣어야 합니다.

In many cases, you will need to keep taking glaucoma drugs even after laser surgery.
많은 경우에 있어서 당신은 레이저 수술 후에도 녹내장 약을 계속 먹어야 합니다.

Keep in mind that while glaucoma surgery may save remaining vision, it does not improve sight.
녹내장 수술은 남은 시력은 보호하지만, 시력을 더 좋게 만들지는 않다는 것을 명심하셔야 합니다.

Attractive phrase
Develop your general knowledge and ability to think

76. Ear, Nose, Throat (이비인후과)

(1) 이비인후과적 질문

Do you have a pain deep in the ear?
귀 안쪽 깊은 곳이 아프나요?

Do you hear fluid in your ear?
귀 안에서 물 흐르는 소리가 느껴지나요?

Do you feel water in your ear?
귀에 물 있는 게 느껴지나요?

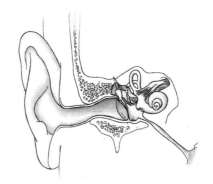

Do you have ringing in your ears?

Do you hear ringing?

Have you experienced any ringing in your ears?
귀울림이 있나요?

Do you have a ringing in one or both ears?
귀울림이 한쪽 또는 양쪽에서 있나요?

Which ear is worse?
어느 쪽이 더 나쁘죠?

Do you have good hearing?
잘 들리나요?

What does the noise sound like?

What does it sound like?
어떤 소음이 들리나요?

Do you feel pressure that can't be cleared with swallowing?
삼키는 것으로 좋아지지 않는 귀 안의 압박감 같은 것이 있나요?

Do you have thick drainage from the ear canal?
귀에서 진한 분비물이 나오나요?

Do you pus coming from your ears?
귀에서 고름이 나오나요?

Do you have pain behind your ear?
귀 뒤쪽이 아프나요?

Do you have tenderness when you touch the bone behind ear?
귀 뒤의 뼈를 만지면 아프나요?

Does your ear hurt when I pull on the ear?
귀를 잡아당기면 아프나요?

Do you have swelling of the outer ear?
귀 바깥쪽이 부었나요?

How often does ear pain occur?
귀 통증이 얼마나 자주 발생하죠?

Did your ear pain start with hit to the ear?

Did the pain start after a blow to the ear?
귀를 맞은 다음부터 아프기 시작했나요?

Do you have hearing loss?
귀가 잘 안 들리나요?

Do you have hearing loss in one or both ears?
한쪽 또는 양쪽에서 귀가 잘 안 들리나요?

Can you hear well what others say?
다른 사람들이 말할 때 잘 들리나요?

Have you been exposed to loud noises at work?

Are you working around loud noises?
일할 때 소음에 계속 노출되나요?

Has your hearing loss occurred gradually as you have aged?
나이가 들면서 점차 귀가 안 들리던가요?

가정
의학과

순환기
내과

호흡기
내과

소화기
내과

일반
외과

흉부
외과

산부
인과

소아과

정형
외과

신경
외과

안과

이비인
후과

치과

피부과

비뇨
기과

신경
정신과

응급
의학과

응급
상담

보완
의학

Do you wear a hearing aid?
보청기를 사용하시나요?

Do you have bouts of dizziness?
갑자기 어지러운 적이 있나요?

Do you feel dizziness?
어지럽나요?

Do you have a cough or runny nose?
기침을 하거나 콧물이 나나요?

Do you have frequent nosebleeds?
자주 코피가 나나요?

Do you have sore throat?
Do you get a pain in your throat?
목이 아프나요?

Do you have lumps or swelling in the throat?
목안에 혹이 있거나 부었나요?

Do you have any difficulty swallowing?
삼키기 힘드나요?

Do you get sore throat quite often?
목안이 자주 아프나요?

How often do you get sore throat?
얼마나 자주 목이 아프죠?

Have you had your tonsils out?
편도선을 제거하셨나요?

Have you ever had any ulcer in your mouth or on your lips?
입안이나 입술에 궤양이 생긴 적은 없나요?

Have you notice any changes in your voice?
당신의 목소리가 변했나요?

Do you have a fever or cold symptom?
열이나 감기 증상이 있나요?

Do you catch cold easily?
쉽게 감기에 잘 걸리나요?

Are you taking any medication?
어떤 약을 먹고 있나요?

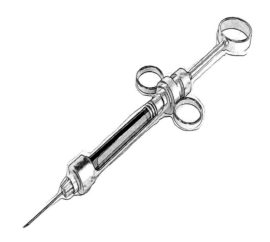

Do you have ---? or Do you feel ---?

    Ear pain

    Ear discharge

    Ear itching

    Reduced hearing

    Fullness in the ear

    Sensation of speaking in a barrel

    Tinnitus or Noises in the ears

    Ringing or whistling in ears

    Continuous ear noise

    Intermittent ear noise

    Pulsing ear noises

    Ear noises in time with heartbeat

    Sinus pain

    Tenderness over sinus region

    Sore throat or Pain on swallowing

    Vomiting or Diarrhea

    Coughing

    Sneezing or Runny nose

    Tiredness

    Aches or headache

    Does your child have ---?

    Irritability

    Sleeping difficulty

    Pulling at the ears

    Crying or Screaming

    Balance problems

    Fever

    Ear fluid draining

    Common cold or flu symptoms

    Refusing to eat

    Pulling at the ears

    Vomiting

    Malaise

    Loss of appetite

    Earache

    Red tonsils

가정
의학과

순환기
내과

호흡기
내과

소화기
내과

일반
외과

흉부
외과

산부
인과

소아과

정형
외과

신경
외과

안과

이비인
후과

치과

피부과

비뇨
기과

신경
정신과

응급
의학과

응급
상담

보완
의학

Swollen tonsils
Whitened tonsils
Enlarged neck lymph glands
Enlarged jaw lymph glands
Epidemic outbreaks of tonsillitis

(2) Otitis Media (중이염)

I'd like to examine your ear with my otoscope.
이경으로 당신의 귀를 검사하겠습니다.

Please tip the head slightly toward the shoulder.
머리를 어깨 쪽으로 기울여주세요.

Hearing test and tympanometry test are necessary.
청력 검사와 고막 운동 검사가 필요합니다.

Irrigation will be useful to remove cerumen and soft plastic curettes are necessary for a very hard block of cerumen.
귀지를 제거하기 위해 세척이 필요하고, 강하게 막힌 귀지를 위해 부드러운 플라스틱 귀쑤시개가 필요합니다.

Care should be taken to avoid perforation of the tympanic membrane.
고막이 뚫리지 않게 조심하세요.

Ear infections are usually characterized by a feeling of fullness in the ear and stabbing pains.
중이염은 귀가 꽉 막힌 것 같고, 찌르는 듯한 통증이 있습니다.

Underlying causes of middle ear infection are cold, flu, sinusitis, throat or adenoid or, upper respiratory infections.
중이염의 원인은 감기, 독감, 부비동염, 목이나 상부 호흡기관의 감염입니다.

Allergy is the most common cause of recurrent ear infections in children.
알러지는 어린이에서 가장 흔한 중이염의 원인입니다.

Ear infections are usually caused by bacteria entering the middle ear through the eustachian tube.
중이염은 유스타키오관을 통해 중이로 들어 온 박테리아에 의해 원인이 됩니다.

The tube can swell and not function properly when allergies are present.
알러지 원인이 있을 때 튜브가 붓고 기능을 하지 못합니다.

Increased pressure can even cause the eardrum to rupture in severe cases.
심한 경우 압력이 증가되어 고막이 터집니다.

Acute otitis media lasts less than three weeks and produces a purulent exudate.
급성 중이염은 3주 이내까지 계속되며 고름이 나옵니다.

Chronic otitis media lasts longer than three months and produces a thick and tenacious secretion.
만성 중이염은 3개월 이상 지속되고 두텁고 끈적한 분비물을 냅니다.

Chronic otitis media is usually clinically asymptomatic.
만성 중이염은 임상적으로 항상 증상이 없습니다.

The tympanic membrane appears red and bulges outward.
고막이 붉고 바깥으로 부풀어 올랐군요.

Tympanic membrane appears mildly infected and dull.
고막이 약간 감염되어 있고, 광택이 없군요.

There is a spontaneous rupture of the tympanic membrane.
고막의 자연 파열이 있군요.

I will prescribe broad ranged antibiotics for a period of ten days.
10일간의 광범위 항생제를 처방하겠습니다.

Antibiotics may work if the infection is bacterial, but not if viral.
항생제는 감염에는 효과가 있지만, 바이러스에는 효과가 없습니다.

Sterile effusion will not respond to antibiotics.
균이 없는 삼출액은 항생제에 반응하지 않습니다.

If there is not improvement within 2 days antibiotics should be discontinued.
만약 이틀 이내에 증상의 호전이 없으면 항생제를 끊어야 합니다.

Myringotomy surgery is needed to drain fluid in the ear if the fluid has been present.
삼출액이 있으면 액을 빼기 위해 고막절개술이 필요합니다.

(3) Tinnitus (이명)

I'd like to do hearing test, balance tests, and laboratory work.
청력검사, 균형검사, 실험실 검사가 필요합니다.

You have ruptured ear drum.
Your ear drum was ruptured.
고막이 파열되었군요.

The ruptured ear drum usually heals on its own in 2 weeks.
파열된 고막은 대개 2주안에 좋아집니다.

Hearing will be improved as the hole closes.
구멍이 막혀지면서 청력이 좋아질 것입니다.

If there is not improvement within a couple of months, you may need tympanoplasty.
만약 몇 달 이내에 증상의 호전이 없으면 고막성형술이 필요합니다.

가정
의학과

순환기
내과

호흡기
내과

소화기
내과

일반
외과

흉부
외과

산부
인과

소아과

정형
외과

신경
외과

안과

이비인
후과

치과

피부과

비뇨
기과

신경
정신과

응급
의학과

응급
상담

보완
의학

Most tinnitus comes from damage to the endings of the hearing nerve in the inner ear.
대부분의 귀울림은 내이의 청신경 끝 부분의 손상으로 옵니다.

Advancing age is generally accompanied by a certain amount of hearing nerve impairment and tinnitus.
나이가 들면 대체적으로 청신경 이상과 귀울림이 옵니다.

Exposure to loud noise is probably the leading cause of tinnitus, and often damages hearing as well.
큰 소리에 노출되는 것이 귀울림과 청력에 손상을 주는 원인입니다.

Tinnitus can also be a symptom of stiffening of the middle ear bones.
귀울림은 중이의 뼈들이 딱딱해져도 증상이 생길 수 있습니다.

Tinnitus may also be caused by allergy, high blood pressure, diabetes, and medications.
귀울림은 알러지, 고혈압, 당뇨, 약들에 의해 역시 생길 수 있습니다.

Treatments are quite different in each case of tinnitus.
치료는 귀울림 경우마다 틀립니다.

In most cases, there is no specific treatment for ear and head noise.
대부분 귀나 머리에서 들리는 잡음에 대한 특별한 치료는 없습니다.

Avoid exposure to loud sounds and noises.
큰 소리나 소음을 피하세요.

Exercise regularly and control your blood pressure.
규칙적으로 운동하고 혈압을 조절하세요.

Get adequate rest and avoid fatigue.
적당히 휴식을 취하고 피곤하지 않게 하세요.

Stop worrying about the noise and learn to ignore it as much as possible.
잡음에 대해 걱정을 그만하고 가능한 무시하는 법을 배우세요.

Concentration and relaxation exercises can reduce the intensity of tinnitus.
정신 집중이나 휴식이 귀울림의 정도를 줄여줄 것입니다.

Hearing aid may reduce head noise while you are wearing it.
보청기를 차는 동안 잡음이 줄어들 것입니다.

It's important not to set the hearing aid at excessively loud levels, as this can worsen the tinnitus.
귀울림이 악화되지 않도록 보청기의 볼륨을 높지 않게 하는 것이 매우 중요합니다.

(4) Meniere's disease (메니어 병)

You may have meniere's disease or other problems on the hearing nerve.
당신은 아마도 메니어 질환이나 청신경에 문제가 있을 수 있습니다.

Meniere's disease is the name of a problem of the inner ear.
　메니어 질환은 내이에 문제가 있을 때 불려지는 것입니다.

No one knows the cause.
　원인은 밝혀지지 않았습니다.

It has something to do with fluid in canals of the inner ear.
　그것은 내이의 터널에 있는 액체와 관계가 있습니다.

During an attack, rest in bed until the dizziness is gone.
　이상이 생기면 어지러움이 없어질 때까지 침대에 누워 계세요.

Don't drink a lot of fluids and avoid salty foods.
　많은 물이나 짠 음식을 먹지 마세요.

(5) Sinusitis (부비동염)

Your sinuses are infected and inflamed.
　당신의 부비동들에 감염이 되어 염증이 있군요.

Acute sinusitis lasts for 3 weeks or less.
　급성 부비동염은 3주 정도 갑니다.

Chronic sinusitis lasts for 3 to 8 weeks but can continue for months or even years.
　만성 부비동염은 3내지 8주 가는데, 몇 달이나 몇 년이 갈 수도 있습니다.

Sinus pain is sometimes mistaken for tooth pain because of the close proximity of the sinus cavity to the upper jaw.
　부비동염은 위턱과 가까워 가끔씩 치통으로 오인될 수 있습니다.

Sinuses are hollow air spaces of four pairs of cavities.
　부비동은 4개의 쌍으로 이루어진 좁은 공기를 가진 공간입니다.

Each sinus has an opening into the nose for the free exchange of air and mucus .
　각각의 부비동이 비강과 연결이 되어 공기와 점액이 자유롭게 왕래합니다.

Anything that causes a swelling in the nose such as infection, allergic reaction can affect the sinuses.
　코에서 부종을 일으키는 감염이나 알러지와 같은 어떤 것들도 부비동에 영향을 미칠 수 있습니다.

Infection in the frontal sinuses can cause frontal headache.
　전두동 감염은 전두부의 두통을 일으킵니다.

Infection in the maxillary sinuses can cause your upper jaw and teeth to ache and your cheeks to become tender to the touch.
　상악동 감염은 위턱과 이가 아프고 볼을 만지면 아프게 합니다.

Infection in the ethmoid sinuses causes swelling and pain around your eyes.
　사상동 감염은 눈 주위가 붓고 아프게 합니다.

가정
의학과

순환기
내과

호흡기
내과

소화기
내과

일반
외과

흉부
외과

산부
인과

소아과

정형
외과

신경
외과

안과

이비인
후과

치과

피부과

비뇨
기과

신경
정신과

응급
의학과

응급
상담

보완
의학

Infection in the sphenoid sinuses can cause earaches, neck pain, and deep aching at the top of your head.
접형동 감염은 귀나 목, 머리 위쪽이 아프게 합니다.

Most cases of acute sinusitis start with a common cold.
대부분의 급성 부비동염은 감기와 함께 시작됩니다.

Both the cold and the sinus inflammation usually go away without treatment in 2 weeks.
감기와 부비동 염증은 대부분 치료 없이 2주 이내에 회복됩니다.

If you have allergic rhinitis, you may develop chronic sinusitis.
만약 당신이 알러지성 비염이 있다면 만성 부비동염이 올 수 있습니다.

I will prescribe decongestants, antibiotics and pain killers.
부종감소제, 항생제, 진통제를 처방해 드리겠습니다.

You may get some relief from your symptoms with a humidifier.
가습기로 증상이 조금 좋아질 것입니다.

Hot cup of water can soothe inflamed sinus cavities and might give you some comfort.
뜨거운 물이 염증이 난 부비동을 부드럽게 하고 조금 안정을 줄 것입니다.

Air conditioning equipment is helpful in removing allergens from the air.
공기 청정기가 공기중의 알러지 원인을 제거해줄 것입니다.

Drinking alcohol causes nasal and sinus membranes to swell.
술을 마시면 코나 부비동이 붓게 만듭니다.

When medical treatment fails, surgery is needed for treating chronic sinusitis.
만약 약물치료가 안되면 만성 부비동염을 치료하기 위해서는 수술이 필요합니다.

Surgery is endoscopic sinus surgery which enlarges the natural openings of the sinuses to allow drainage.
수술은 부비동의 자연적인 입구를 넓혀서 고인 것들이 잘나오게 하는 내시경 수술입니다.

(6) Sore throat (인후통)

I'd like to examine your throat.
당신의 목 안을 검사하겠습니다.

Say 'Ah' and stick out your tongue.
'아' 하고 말하며 혀를 내밀어 주세요.

Placing the stick at the back on the tongue may cause gag.
혀 뒤에 막대를 대면 구토가 날 수 있습니다.

Your tonsils are enlarged and inflamed.
당신의 편도가 커지고 염증이 있군요.

You have tonsillitis.
편도선염입니다.

Glands in the neck and at the angle of the jaw are swollen and tender.
목과 턱 주변도 부어있고 아프군요.

Tonsillitis usually occurs as part of pharyngitis.
편도선염은 인후염의 일종입니다.

Tonsillitis may be caused by either viruses or bacteria.
편도선염은 바이러스나 박테리아에 의해 생깁니다.

Bacterial tonsillitis can be treated with antibiotics, but viral tonsillitis cannot.
박테리아에 의한 편도선염은 항생제로 치유되나 바이러스는 안됩니다.

I'd llke to differentiate between bacterial tonsillitis and viral tonsillitis by taking a throat culture.
박테리아에 의한 편도선염인 지, 바이러스에 의한 것인지 알 기 위해, 목안의 균배양을 시행하겠습니다.

I will swab your child's throat to get a sample of throat secretions.
목안의 분비물 샘플을 얻기 위해 당신 아이의 목안을 긁겠습니다.

This sample is sent to a laboratory to see if bacteria grow.
이 검사물은 실험실로 보내어져 박테리아가 자라는 지 검사될 것입니다.

With antibiotic treatment, tonsillitis is usually cured within 1 week, but it may take several weeks for the tonsils and swollen glands to return to normal size.
항생제로 편도선염은 1주일 이내에 치료가 되지만, 커진 편도나 선이 정상으로 되려면 몇 주일이 걸릴 수 있습니다.

I will prescribe antibiotics for a period of 7 days.
7일간의 항생제를 처방하겠습니다.

When tonsillitis is caused by group A streptococci, fever usually stops within 2 days, and the sore throat disappears soon afterward.
그룹 A 연쇄상 구균에 의한 편도선염은 열이 2일 안에 떨어지고 목 아픈 것도 곧 좋아질 것입니다.

Drink plenty of fluids like tea, soup, and juice.
차나 수프, 주스와 같은 물을 많이 드세요.

Use a cool humidifier.
가습기를 사용하세요.

Suck on a piece of hard candy.
캔디를 빠세요.

Try changing your child's diet to include more liquids and soft foods.
당신의 아이에게 죽이나 부드러운 음식을 먹이세요.

가정
의학과

순환기
내과

호흡기
내과

소화기
내과

일반
외과

흉부
외과

산부
인과

소아과

정형
외과

신경
외과

안과

이비인
후과

치과

피부과

비뇨
기과

신경
정신과

응급
의학과

응급
상담

보완
의학

417

Gargling with warm and salty water can reduce the pain.
따뜻한 소금물로 입을 헹구면 통증을 줄여줄 것입니다.

Be sure that they spit out the salty water after they've finished.
헹구는 것이 끝나면 반드시 물은 뱉어내야 합니다.

Cool-mist humidifier will help soothe your child's sore throat.
찬 가습기는 어린이의 아픈 목을 부드럽게 해 줄 것입니다.

A moist, warm towel around your child's neck will help soothe swollen glands.
따뜻하고 젖은 수건을 어린이 목 주위에 감기면 부은 선들이 부드러워집니다.

Most people are almost completely recovered within 1 week.
대부분의 사람들은 1주일 이내에 완쾌됩니다.

Since your child has frequent episodes of tonsillitis, I'd like to suggest removing the tonsils with a surgical procedure called a tonsillectomy.
당신의 아이가 자주 편도선염이 걸리므로, 수술로 편도선 절제술을 하기를 권합니다.

Because your tonsils keep getting infected and are causing breathing problems, I recommend taking them out.
당신의 편도선이 자주 감염되고 호흡에 장해를 주기에 편도선을 제거하기를 권합니다.

Attractive phrase
Sometimes, try to move into a new world

77. Dentistry (치과)

(1) 치과적 질문

Do you have toothache?
Do you have any pain with your teeth?
치통이 있나요?

Which tooth is painful?
어느 치아가 아프죠?

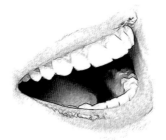

How long has it been bothering you?
언제부터 아프셨죠?

Do you feel pain in chewing?
씹을 때 아픈가요?

Do you have pain when you eat?
먹을 때 아프나요?

Do you feel pain when you drink cold water?
Does the tooth hurt when you drink cold water?
찬 물을 마실 때 아프나요?

Do you have tooth becoming loose?
흔들리는 치아가 있나요?

When did you have your teeth out?
언제 치아를 뽑았죠?

Do your gums bleed easily?
잇몸에서 쉽게 피가 나나요?

Do you have pain in your gums?
잇몸이 아픈가요?

Do you have any swelling in your gums?
잇몸이 부었나요?

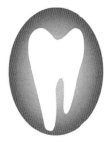

Do you have difficulty in chewing?
씹기가 힘드나요?

How long has it been hurting you?
얼마나 오랫동안 아팠나요?

Do you have any discomfort with your mouth?
입안에 불편한 점이 있나요?

Do you have bad breath?
구취가 심하나요?

How often do you brush?
얼마나 자주 양치질을 하시죠?

Have you ever got dental treatment?
치과치료를 받은 적이 있나요?

Do you wear denture?
틀니를 사용하나요?

When did you start to use denture?
언제부터 틀니를 하셨죠?

(2) Brushing (양치질)

가정
의학과

순환기
내과

호흡기
내과

소화기
내과

일반
외과

흉부
외과

산부
인과

소아과

정형
외과

신경
외과

안과

이비인
후과

치과

피부과

비뇨
기과

신경
정신과

응급
의학과

응급
상담

보완
의학

How to brush and floss correctly is very important.
양치질 방법과 치실 사용법이 아주 중요합니다.

Brush three times a day for 2-4 minutes to remove plague.
프라그를 없애기 위해 하루에 3번 2-4분간 양치질하세요.

Gently brush the teeth on all sides with using fluoride toothpaste.
불소가 있는 치약으로 치아의 모든 부분을 닦으세요.

Circular and short back-and-forth strokes work best.
둥글게 짧게 전후방으로 양치질하는 것이 좋습니다.

Take the time to brush along the gum line.
잇몸을 따라서 양치질도 하도록 하세요.

Lightly brushing your tongue also helps to remove plaque and food debris and makes your mouth feel fresh.
당신의 혀를 가볍게 닦아주는 것이 프라그와 음식물 찌꺼기 제거에 좋고 입 안을 상쾌하게 만듭니다.

Floss after brushing.
양치질 후 치실을 사용하세요.

Use a fluoride mouth rinse.
불소가 있는 구강청정제를 사용하세요.

Chew sugarless gum that contains xylitol.
자이리톨이 있는 무설탕 껌을 씹으세요.

(3) Caries (충치)

Open your mouth.
입을 벌려 주세요.

Open wide. More wider.
크게 벌리세요. 더 크게요.

It looks like you have a cavity.
충치를 가지고 있는 것 같군요.

Dental caries is a demineralization of the tooth surface caused by bacteria.
충치는 박테리아 때문에 치아 표면이 부식된 것을 말합니다.

Toothache can be treated with desensitizing treatments.
치통은 신경제거술 만으로도 가능합니다.

Dental restoration may be needed if tooth has lost tooth structure.
치아 구조가 손상을 당하면 다시 회복시켜 주어야 합니다.

You need a temporary filling.
일시적으로 때워야 할 필요가 있습니다.

Caries is caused by bacteria that normally live in the mouth.
충치는 입안에 정상적으로 살고 있는 박테리아에 의해 생깁니다.

Because your tooth is damaged by decay, I will try to repair it and restore it with a filling.
치아가 썩어서 손상 당했기 때문에 치료 후 땜질을 하겠습니다.

Tooth extraction is needed because the damage is too severe for the tooth to be repaired.
치료되기에는 너무 손상이 커서 발치가 필요합니다.

Because the decay is extensive, there isn't enough tooth structure remaining to support a replacement filling.
너무 넓게 썩어서 땜질을 지지해줄 만한 충분한 구조물이 없군요.

An opening will be made through the crown of the tooth into the pulp which contains nerves, blood vessels.
구멍을 치관을 통해 신경과 혈관이 있는 치수까지 뚫겠습니다.

After removing the pulp and cleaning the root canal, a gold or porcelain crown will be placed over the tooth.
치수를 제거하고 치근관을 깨끗이 한 다음, 금이나 포세린으로 치아를 덮을 것입니다.

Your tooth has to be extracted.
당신의 치아를 뽑아야만 합니다.

Amalgam is a safe restorative material.
알마감은 안전한 대체물입니다.

Because composite resins are tooth-colored, it is difficult to distinguish them from natural teeth.
합성 레진은 치아 색이므로, 정상 치아와 구별하기 힘듭니다.

Dental carries can be successfully prevented by brushing your teeth three times daily and reducing number of intakes.
매일 하루에 세 번식 양치질하고 음식을 자주 먹는 것을 피하면 충치를 예방할 수 있습니다.

Brushing your teeth after every meal is the best way to prevent tooth decay.
식후 양치질이 충치를 예방하는 최선의 방법입니다.

An abscessed tooth caused by tooth decay.
화농성 치아는 충치 때문에 옵니다.

An abscess can cause damage to the bone around the teeth.
농양은 치아 주위의 뼈에 손상을 일으킵니다.

When the infected pulp is not removed, pain and swelling can result.
감염된 치수를 제거하지 않으면 통증과 부종이 생깁니다.

가정
의학과

순환기
내과

호흡기
내과

소화기
내과

일반
외과

흉부
외과

산부
인과

소아과

정형
외과

신경
외과

안과

이비인
후과

치과

피부과

비뇨
기과

신경
정신과

응급
의학과

응급
상담

보완
의학

(4) Implant (이식)

Implant is an artificial tooth root to hold a replacement tooth.
　　임플란트는 교체된 치아를 지지해 줄 인공 치근입니다.

Implant is an good treatment to person who have lost a tooth.
　　임플란트 치아를 잃은 사람들에게 아주 좋은 치료법입니다.

Implant is so natural-looking and feeling, you may forget you ever lost a tooth.
　　임플란트는 너무 자연스럽게 보이고 느껴져 치아를 잃지 않은 것처럼 느껴지실 겁니다.

Implants replace one or more teeth without affecting bordering teeth.
　　임플란트는 주위의 치아 손상 없이 1개 또는 여러 개 대치할 수 있습니다.

Implants can last a lifetime.
　　임플란트는 일생 동안 쓸 수 있습니다.

Adequate bone in your jaw is needed to support the implant.
　　턱의 적당한 뼈가 임플란트 지지에 필요합니다.

A key to implant success is the quantity and quality of the bone where the implant is to be placed.
　　임플란트 성공의 열쇠는 임플란트가 이식될 부위의 뼈의 질과 정도입니다.

Because you missed a single tooth, one implant can replace it.
　　치아 한 개를 잃었기 때문에 한 개의 임플란트만 필요합니다.

Because you missed several teeth, implant-supported bridges can replace them.
　　치아를 여러 개 잃었기 때문에 임플란트 지지대가 필요합니다.

Implants are like your own teeth and will require the same care.
　　임플란트는 당신의 치아와 똑같으므로 같은 방법으로 돌봐야 합니다.

Attractive phrase
Decide your fate for yourself

78. Dermatology (피부과)

(1) 피부과적 질문

Do you have any skin problem?
　　피부에 어떤 문제가 있나요?

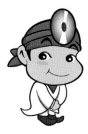

Do you feel itching?
가려운가요?

Where is it most severe?
어디가 가장 심하죠?

Do you get any spots?
점들이 있나요?

Do you have any rashes?
Do you get the rash?
Do you have hives?
발진이 있나요?

When did the rash start?
When did you have?
언제 발진이 있었죠?

Where did it start?
어디서 시작하던가요?

Did the rash spread?
발진이 퍼지던가요?

When does your skin feel itchy?
언제 피부가 가렵죠?

Is there anything that aggravates your eczema?
습진을 악화시키는 것이 있나요?

What have you tried for your eczema?
습진치료를 위해 어떻게 하셨죠?

Do you have any history of a similar rash?
비슷한 발진이 있었나요?

Do you have any allergies?
Do you have any history of allergy?
알러지 병력이 있나요?

Have you ever experienced any skin eruptions on your body?
몸에 피부 발진이 일어난 적이 있나요?

Is your skin dry?
피부가 건조하나요?

Are you on any medication?
어떤 약을 복용하고 있나요?

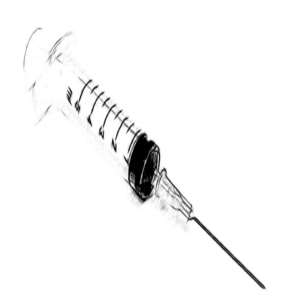

가정
의학과

순환기
내과

호흡기
내과

소화기
내과

일반
외과

흉부
외과

산부
인과

소아과

정형
외과

신경
외과

안과

이비인
후과

치과

피부과

비뇨
기과

신경
정신과

응급
의학과

응급
상담

보완
의학

Did you eat something special?
특별한 음식을 먹었나요?

Does anyone in your family suffer from skin problem?
가족 중에 피부 문제를 가지고 있는 사람이 있나요?

Do you have---? or Do you feel---?

Itchy skin

Scaly skin

Inflamed skin

Skin rash

Skin spots

Skin patches

Skin redness

Skin swelling

Skin cracking

Weeping

Crusting

Scaling

Blisters

Hyperpigmented skin

Leathery skin

Papules

Bumps

Urticaria

Pimples

Pustules

Skin ulcer

Skin lump

Green nails

Grey nails

Thickening nails

Brittle nails

(2) Acne (여드름)

The exact cause of acne is unknown.
여드름의 정확한 원인은 알려져 있지 않습니다.

Acne results from several related factors.
여드름은 여러 가지 관련된 요소로 생깁니다.

One important factor is an increase in hormones called androgens (male sex hormones).
중요한 원인은 남성 호르몬인 안드로젠의 증가 때문입니다.

Trigger factors for acne are skin rubbing, skin picking, pollution, high humidity, menstrual periods, and stress.
여드름을 악화시키는 이유들은 피부를 긁거나 짜거나 오염되거나 습기가 너무 많거나, 생리기간이거나 스트레스 때문입니다.

The goals of treatment are to heal existing lesions, stop new lesions from forming and prevent scarring.
치료의 목적은 지금의 부위를 낫게 하고, 새로운 곳이 생기지 않게 하며, 흉터를 방지하는 것입니다.

Simple treatments and preventive measures are washing skin, avoiding rubbing, avoid sun exposure.
간단한 치료와 예방법은 피부를 씻고, 문지르지 않고, 햇빛을 피하는 것입니다.

You should avoid rubbing and touching your skin lesions.
당신의 피부 이상 부위를 문지르거나 만지지 마세요.

Don't scratch.
긁지 마세요.

You need to change some of the cosmetics which is oil free.
기름기가 없는 화장품으로 교체해야 합니다.

Gently wash your face with a mild soap, once in the morning and once in the evening and after exercise.
얼굴을 아침에 한 번, 저녁에 한 번, 운동 후에는 부드러운 비누를 이용하여 씻으세요.

Laser or dermabrasion therapy can treat scars left by acne.
레이저나 박피술이 여드름에 의해 생긴 흉터를 치료할 수 있습니다.

(3) Dermatitis (피부염)

You seem to have atopic dermatitis.
아토피성 피부염인 것 같습니다.

Atopy is a word that is used to describe an allergic condition.
아토피란 알러지 상태를 말하는 단어입니다.

Overacting immune system cause the manifestation of an atopic dermatitis.
과도한 면역반응이 아토피성 피부염을 일으킬 수 있습니다.

Atopic dermatitis appears to run in families.
아토피성 피부염은 가족에서 잘생깁니다.

가정
의학과

순환기
내과

호흡기
내과

소화기
내과

일반
외과

흉부
외과

산부
인과

소아과

정형
외과

신경
외과

안과

이비인
후과

치과

피부과

비뇨
기과

신경
정신과

응급
의학과

응급
상담

보완
의학

Don't rub the itching spot.
가려운 곳을 긁지 마세요.

Scratching and rubbing in response to itching increases inflammation.
가려워 피부를 긁는 것이 염증을 증가시킵니다.

Atopic dermatitis affects approximately 10 percent of children.
아토피성 피부염은 어린이의 10%에 발생합니다.

A spontaneous resolution occurs in about 80-90% of cases.
80-90%에서는 자연적으로 좋아집니다.

Avoid things that trigger the symptoms.
증상을 악화시키는 것들을 피하세요.

Keep the skin from drying out by the application of moisturizers.
보습제를 발라 피부가 건조해지는 것을 막으세요.

I will prescribe oral antihistamines to provide relief from itching.
가려움을 줄이기 위해 항히스타민제를 처방해 드리겠습니다.

Topical corticosteroids can be used to decrease the inflammation and ease the itching.
국소 스테로이드는 염증을 줄이고 가려움을 줄여줍니다.

It looks like contact dermatitis.
접촉성 피부염 같습니다.

Contact dermatitis is inflammation of the skin resulting from contact with an irritant.
접촉성 피부염은 자극제에 닿을 때 피부에 염증이 생기는 것입니다.

Cosmetics, fragrances, preservatives are common causes of allergic contact
dermatitis.
화장품, 방향제, 방부제가 알러지성 접촉성 피부염의 흔한 원인들입니다.

Cortisone cream will clear it right up.
코티손 크림이 바로 치료해 줄 것입니다.

Symptomatic treatments are the use of moisturizers, antihistamines and topical or systemic
corticosteroids.
증상치료는 보습제와 항히스타민, 국소 또는 전신 스테로이드를 사용하는 것입니다.

You have got hives.
두드러기이군요.

I'll write a prescription for oral antihistamines.
항히스타민제를 처방해 드리겠습니다.

Seborrheic dermatitis occurs in areas produce a high amount of sebum.
지루성 피부염은 비지가 많은 곳에 잘 생깁니다.

Seborrheic dermatitis may persist for a prolonged period of time.
지루성 피부염은 오랫동안 지속됩니다.

The goal of treatment is to control the symptoms.
치료의 목적은 증상을 조절하는 것입니다.

I'll give you this lotion.
이 로션을 드리겠습니다.

This lotion is a good remedy for eczema.
이 로션은 습진에 좋은 치료약입니다.

Just apply on the affected area.
병변 부위에 단지 바르기만 하세요.

(4) Skin Cancer (피부암)

We have some very serious matters to discuss regarding your skin problem.
당신의 피부병에 대해 상의할 중요한 문제가 있습니다.

You have a skin cancer.
당신은 피부암을 가지고 있습니다.

UV radiation from the sun is the main cause of skin cancer.
태양의 자외선이 피부암의 가장 중요한 원인입니다.

Excessive and chronic sun exposure is a major risk factor for melanoma.
햇빛에 지나치게 만성적으로 노출되는 것이 흑색종의 가장 큰 위험요소입니다.

A suspicious lesion should be biopsied to determine proper treatment.
의심되는 부분은 적절한 치료를 결정하기 위해 조직검사를 해야 합니다.

I will remove part of the growth to check for cancer cells.
암 세포가 있는지 알기 위해 자란 곳 일부를 절제하겠습니다.

Basal cell carcinoma seldom metastasizes, although it may invade lymph or blood vessels.
기저 세포암은 비록 임파선이나 혈관들을 침범하더라도 잘 전이되지 않습니다.

Early treatments of basal cell carcinoma are curettage, electrocautery, cryosurgery, radiotherapy, topical chemotherapy, laser surgery, or surgical excision.
기저세포암의 치료는 소파술, 전기 소작술, 냉동 소작술, 방사선 치료, 국소 화학치료, 레이저 치료, 수술적 제거술입니다.

Squamous cell carcinoma is capable of metastasizing to other areas of the body if not treated early.
상피세포암은 초기에 치료하지 않으면 몸의 다른 곳으로 전이될 수 있습니다.

가정
의학과

순환기
내과

호흡기
내과

소화기
내과

일반
외과

흉부
외과

산부
인과

소아과

정형
외과

신경
외과

안과

이비인
후과

치과

피부과

비뇨
기과

신경
정신과

응급
의학과

응급
상담

보완
의학

Sometimes you continue to have problem even after removal.
때때로 제거 후에도 계속적인 문제가 발생되기도 합니다.

Attractive phrase
Great capacity for patience and understanding

79. Urology (비뇨기과)

(1) 비뇨기과적 질문

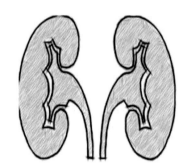

How about your urination?
How is the water?
How are the water works?
Do you have any problems passing water?
Do you have any difficulties in voiding your urine?
Urination?   Water?
소변보는 것은 어떤가요?

Do you have pain or burning with urination?
Do you have any pain or burning while urinating?
소변을 눌 때 아프거나 화끈거리나요?

Do you ever experience any pain in your penis when you urinate?
소변을 볼 때 음경이 아프지는 않나요?

Is your urine cloudy?
소변이 탁하나요?

Have you noticed any changes in size or the force of the stream of urine?
소변의 양이나 힘에서 변화가 있습니까?

Where does your belly hurt you?
배 어느 부위가 아프죠?

Do you get pain in your side?
옆이 아픕니까?

Do you have a fever and flank pain?
열이 나고 옆구리가 아프나요?

Do you have any pain in your abdomen, side or back?
배나 옆구리, 허리가 아프지는 않나요?

Do you have pain into the groin?
서혜부 안쪽이 아프나요?

Is there pain behind the scrotum?
음낭 뒤쪽으로 통증이 있나요?

Do you feel like urinating often?
소변을 자주 보고 싶나요?

Are you producing more urine than usual?
평소보다 소변을 더 많이 보나요?

Do you ever feel pain in your bladder?
방광이 아팠던 적이 있나요?

Do you have a discharge from the tip of the penis?
물건 끝부분에서 뭐가 나오나요?

Did you see pus in your urine?
소변에서 고름을 보았나요?

Did you see blood in your urine?
Do you have blood in urine?
소변에서 피를 보았나요?

Have you ever had any veneral diseases?
성병에 걸린 적이 있나요?

Have you ever had a kidney or bladder infection?
신장염이나 방광염을 앓은 적이 있습니까?

Do you leak when you cough?
기침을 하면 소변을 흘리나요?

When do you have leakage?
언제 요실금이 있죠?

How many pads do you use per day?
하루에 몇 개의 패드를 쓰죠?

Do you have problems starting the urine stream?
소변을 처음 보는데 문제가 있나요?

Do you have a weak urinary stream?
소변이 약하나요?

Is it difficult to postpone urination?
소변을 연기하기 힘든가요?

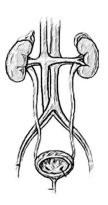

Do you dribble urine after you urinate?
소변을 본 다음에도 소변이 뚝뚝 떨어지나요?

Do you wake many times at night to urinate?
소변을 보기 위해 밤에 자주 일어나나요?

How often have you had a sensation of not emptying your bladder completely after you have finished urinating?
소변을 다 눈 후에도 얼마나 자주 방광이 빈 것 같지 않은 느낌이 들죠?

How often have you had to urinate again less than two hours after you finished urination?
소변을 본 다음에 2시간 이내에 다시 소변을 보는 경우가 얼마나 자주 있나요?

How often have you found you stopped and started again several times when you urinated?
얼마나 자주 소변을 보다가 멈추었다가 다시 보곤 합니까?

How often have you found it difficult to postpone urination?
소변을 보지 않기가 어려울 때가 얼마나 자주 있습니까?

Do you have---? or Do you feel---?

        Urinary hesitancy

        Weak urination

        Urinary blockage

        Urinary urgency

        Urinary leakage

        Urinary dribbling

        Difficulty starting urination

        Unsteady urine stream

        Frequent urination

        Night urination

        Painful urination

        Burning urination

        Blood in urine

        Cloudy urine

        Urine that smells bad

        Renal colic

        Sharp pain in the back

        Cramping pain in the flank.

        Reduced urine

        Loss of urine

        Abdominal pain

        Abdominal discomfort

Chronic urine retention
Erection difficulty
Painful ejaculation
Blood in semen
Fever and chills

(2) Renal disease (신장 질환)

I'm going to get some blood tests done to see what is causing the symptom.
증상의 원인이 무엇인지 알기 위해 혈액 검사를 하겠습니다.

You will feel tired and weak because your body needs clean blood to function properly.
당신의 몸이 혈액을 적절하게 깨끗이 하지 못하므로 피곤하고 약하게 느껴지실 겁니다.

Your kidneys cannot filter wastes from your blood very well.
당신의 신장이 당신 핏속의 대사물들을 잘 제거하지 못합니다.

Early kidney disease is a silent problem, so you don't feel sick.
초기 신장질환은 증상이 없어 당신은 아픔을 느끼지 못합니다.

To detect the disease, the level of creatinine in your blood and the level of protein in your urine should be checked.
병을 발견하기 위해 당신의 혈액 크레아티닌 농도와 소변의 단백질 농도를 검사해야 합니다.

Kidney disease often cannot be cured.
신장 질환은 종종 치료하지 못합니다.

Because you are in the early stages of a kidney disease, you can be able to make your kidneys last longer by treatment.
당신의 신장 질환은 초기이므로, 당신은 치료에 의해 당신의 신장이 계속 괜찮을 수 잇습니다.

Because your kidneys stop working completely, your body fills with extra water and waste products.
당신의 신장 기능이 완전히 멈추었기 때문에 당신의 몸에는 과다한 수분과 대사물이 축적되어 있습니다.

This condition is called uremia.
이 상태를 요독증이라 합니다.

Your hands or feet may swell.
당신의 손과 발이 부을 것입니다.

Untreated uremia may lead to seizures or coma and will ultimately result in death.
치료하지 않은 요독증은 발작이나 혼수를 일으킬 수 있고, 사망할 수도 있습니다.

You need to undergo dialysis or kidney transplantation.
당신은 투석이나 신장이식이 필요합니다.

가정
의학과

순환기
내과

호흡기
내과

소화기
내과

일반
외과

흉부
외과

산부
인과

소아과

정형
외과

신경
외과

안과

이비인
후과

치과

피부과

비뇨
기과

신경
정신과

응급
의학과

응급
상담

보완
의학

There are two major forms of dialysis.
투석에는 2 종류가 있습니다.

In hemodialysis, your blood is sent through a machine that filters away waste products.
혈액투석은 당신의 혈액을 기계로 보내어 대사물을 제거합니다.

Hemodialysis should be performed at a dialysis center three times per week for 3 to 4 hours.
혈액투석은 투석실에서 일주일에 3번 3-4시간 동안 행해져야 합니다.

In peritoneal dialysis, a fluid is put into your abdomen to capture the waste products from your blood.
복부투석은 액체를 복부에 넣어 피속의 불순물을 잡아내는 것입니다.

After a few hours, the dialysate containing your body's wastes is drained away.
몇 시간 후 당신 몸의 불순물이 포함된 투석액이 배출될 것입니다.

You can give yourself treatments at home, at work, or on trips.
당신은 스스로 집이나, 직장에서나, 여행 중 치료를 할 수 있습니다.

Reducing dietary intake of phosphorus is one of the most important steps in preventing bone disease.
인이 함유된 유제품을 줄이는 것이 뼈 질환을 막는 중요한 것입니다.

I will prescribe a calcium supplement in addition to Vitamin D(calcitriol) to prevent osteoporosis.
골다공증을 방지하기 위해 칼슘과 비타민 D를 처방해 드리겠습니다.

Diabetes and hypertension can damage the small blood vessels in your kidneys.
당뇨병과 고혈압이 당신의 신장에 있는 혈관들을 손상시킬 수 있습니다.

(3) Urinary Stone (결석)

I'd like to scan your urinary system using a special X-ray test called an IVP (intravenous pyelogram).
IVP란 X-선 촬영을 통해 배뇨계를 검사해 보겠습니다.

You have a ureteral stone.
요료결석이군요.

Most kidney stones spontaneously pass out of the body without being noticed.
대부분의 신장 결석은 느낌 없이 자연스레 몸 밖으로 배출됩니다.

A stone is a hard mass developed from crystals that separate from the urine.
결석은 소변에서 분리된 결정들이 덩어리를 만든 것입니다.

Normally, urine contains chemicals that prevent the crystals from forming.
정상적으로 소변에는 결정을 만드는 것을 방지하는 화학물이 있습니다.

These inhibitors do not seem to work for everyone.
이 억제제가 모든 사람들에게 적용되는 것은 아닌가 봅니다.

If the stone is tiny, it will pass out of the body in the urine without causing too much pain.
만약 돌이 작으면, 큰 통증 없이 몸 밖으로 나올 수 있습니다.

A larger stone may get stuck in a ureter, the bladder, or the urethra.
큰 돌은 요관, 방광, 요도에 걸릴 수 있습니다.

A problem stone can block the flow of urine and cause great pain.
문제를 일으키는 돌은 소변의 흐름을 막아 큰 통증을 일으킵니다.

Fortunately, surgery is not usually necessary.
다행스럽게도 대부분은 수술이 필요하지 않습니다.

Most stones can pass through the urinary system with plenty of water to help move the stone along.
대부분의 돌은 많은 양의 물을 마셔 스스로 움직이도록 하면 나올 수 있습니다.

Drink plenty of water.
많은 양의 물을 마시세요.

If you have a stone that will not pass by itself, I need to use a machine to send shock waves directly to the stone.
만약 돌이 스스로 나오지 않으면, 기계를 이용해 돌에 직접 충격파를 가하겠습니다.

The shock waves break a large stone into small stones that will pass through your urinary system with your urine.
충격파는 큰 돌을 부수어 작은 돌로 만들어 배출되게 있게 합니다.

This method is extracorporeal shockwave lithotripsy.
이 방법은 체외 충격파 쇄석술입니다.

I will insert ureteroscope into your urethra, pass it up through the bladder, and directs it to the ureter for destroying the stone.
돌을 깨기 위해, 요관내시경을 요도로 넣은 다음, 방광을 통과하여, 요관으로 직접 갈 것입니다.

Drink lots of water to prevent more stones from forming.
돌이 더 생기지 않도록 물을 많이 드세요.

Try to drink 12 full glasses of water every day.
매일 12컵의 물을 마시세요.

The most common type of stone contains calcium.
대부분의 돌은 칼슘을 포함하고 있습니다.

Taking calcium in pill form may increase the risk of developing stones.
칼슘을 정제로 먹는 것은 돌을 더 만들 위험이 있습니다.

Recent studies have shown that foods high in calcium, including dairy foods, help prevent calcium stones.
　　최근의 연구에서 유제품을 포함하여 칼슘이 든 음식은 칼슘으로 생긴 돌을 막는데 도움이 된다고 합니다.

You need to cut back on certain foods, such as chocolate, coffee, tea, cola, nuts.
　　당신은 초콜릿이나 커피, 차, 콜라, 호두 등을 먹는 것을 줄여야 합니다.

(4) Prostate Hyperplasia & Cancer (전립선 비대, 암)

I will insert a gloved finger into the rectum to check the size of the prostate.
　　전립선 크기를 측정하기 위해 글러브를 낀 손가락을 직장 안에 넣겠습니다.

We'll do ultrasonogram on your prostate.
　　전립선에 초음파 검사를 할 것입니다.

Your prostate is enlarged.
　　당신의 전립선이 커져있습니다.

It is common for the prostate gland to become enlarged as a man ages.
　　남자들은 나이가 듦에 따라 일반적으로 전립선이 커지게 됩니다.

Some drugs can either prevent progression of growth of the prostate or shrink the prostate.
　　어떤 약들은 전립선의 증식을 막거나 줄일 수 있습니다.

I'd like to recommend removal of the enlarged part of the prostate.
　　커진 전립선의 일부를 제거할 것을 권유하고 싶군요.

Minimally invasive surgery or transurethral microwave procedures is needed to relieve symptoms.
　　최소 침습 수술이나 요도를 통한 마이크로웨이브 시술은 증상을 완화시켜 준데 필요합니다.

We can reach the prostate by inserting an instrument through the urethra.
　　우리는 요도를 통해 기구를 넣어 전립선에 도달할 수 있습니다.

Transurethral resection of the prostate is less traumatic than open forms of surgery.
　　요도를 통한 전립선 절제술은 일반 개복술보다 덜 손상을 입습니다.

Open surgery is needed because the prostate gland is greatly enlarged.
　　전립선이 너무 커서 개복술이 필요합니다.

A special catheter will be inserted through the opening of the penis to drain urine from the bladder into a collection bag.
　　특별한 도뇨관이 방광에 있는 소변을 빼내기 위해 요도로 삽입될 것입니다.

This catheter will be left in place for several days.
　　도뇨관은 며칠 동안 둘 것입니다.

After surgery, you will probably notice some blood or clots in your urine as the wound starts to heal.
수술 후, 당신은 상처가 아물 때까지 혈뇨를 볼 것입니다.

Some bleeding is normal, and it should clear up in several days.
약간의 출혈은 정상이고, 며칠 내 좋아지게 됩니다.

It is important to drink a lot of water to help flush out the bladder and speed healing.
방광을 씻어주고 빨리 낫기 위해서는 많은 물을 마시는 것이 중요합니다.

Eat a balanced diet to prevent constipation.
변비를 예방하기 위해 균형적인 식사를 하세요.

Don't do any heavy lifting.
무거운 물건을 들지 마세요.

In the years after your surgery, it is important to continue having a rectal exam once a year.
수술 후 몇 년간은 일 년에 한 번, 직장 검사를 하는 것이 중요합니다.

I will do Prostate Specific Antigen (PSA) blood test to rule out cancer.
암을 감별하기 위해 PSA 혈액검사를 하겠습니다.

Treatment methods for prostate cancer are radical prostatectomy, radiation therapy or hormonal therapy.
전립선암의 치료는 광범위 전립선 절제술, 방사선 치료, 호르몬 요법입니다.

Radical prostatectomy is a surgical procedure to remove the entire prostate gland and nearby tissues.
광범위한 전립선 절제술은 전체 전립선과 주위의 조직을 제거하는 수술입니다.

Sometimes people continue to have problem even after surgery.
때때로 수술 후에도 계속적인 문제가 발생되기도 합니다.

Radiation therapy uses high-energy X-rays to kill cancer cells.
방사선 치료는 암세포를 죽이기 위해 고에너지 방사선을 이용합니다.

Hormonal therapy keeps cancer cells from getting the male hormones they need to grow.
호르몬 요법은 암세포가 자라는데 필요함 남성호르몬을 억제하는 것입니다.

Combination treatment with chemotherapy and radiation therapy is needed to relieve symptoms and to destroy cancer cells that may remain in the area.
항암제와 방사선 치료 요법이 증상을 완화시키고, 남은 부위의 암세포를 죽이기 위해 필요합니다.

Attractive phrase
Have the third eye for the nature of truth

가정
의학과

순환기
내과

호흡기
내과

소화기
내과

일반
외과

흉부
외과

산부
인과

소아과

정형
외과

신경
외과

안과

이비인
후과

치과

피부과

비뇨
기과

신경
정신과

응급
의학과

응급
상담

보완
의학

435

80. Psychiatry (신경정신과)

(1) 신경정신과적 질문

How has your mood been lately?

What sort of mood have you been recently?

How would you describe your general mood now?
　최근 기분이 어떤가요?

Why don't you tell me something about what's bothering you?
　당신을 괴롭히는 것에 대해 말해줄래요?

Do you felt sad or depressed?

Do you feel blue?

Are you feeling blue?
　슬프거나 우울함을 느끼나요?

Did you ever suffer from depression?
　우울증을 경험한 적이 있나요?

Do you felt worried?
　걱정거리가 있나요?

What's your concern?
　걱정거리가 무엇이죠?

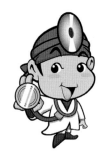

How have your spirits been?
　요즘 기분은 어떠했습니까?

Are you optimistic?
　낙천주의자입니까?

Are you pessimistic?
　염세주의자입니까?

Do you become easily irritated?
　쉽게 화를 내게 됩니까?

How have your spirit been?

What sort of mood have you been?
　당신의 마음은 어떠했습니까?

Do you get angry more easily than usual?

Do you become easily irritated?
　보통 때 보다 더 자주 화를 내나요?

Do you feel life isn't worth living any more?
삶이 더 살 가치가 없다고 느끼나요?

Do emotional problems at work seem to make it worse?
직장에서의 감정이 증상을 더 나쁘게 만들던가요?

How have you been sleeping?
잠자는 것은 어떤가요?

Do you have any difficulty falling asleep?
잠드는 것에 문제가 있나요?

Are you able to sleep when you want to sleep?
잠자고 싶을 때 잠을 잘 수 있나요?

How long does it take you to fall asleep?
잠자려면 얼마나 시간이 걸리죠?

What is your usual bed time?
보통 몇 시에 자죠?

What time do you usually get up?
언제 보통 일어나죠?

Do you wake up early than usual?
보통보다 일찍 일어나나요?

What is your average total sleep time?
평균 수면시간이 얼마나 되죠?

Does anything interrupt your sleep?
수면을 어떤 것이 방해하나요?

How long have you had difficulty sleeping?
수면장애가 얼마나 오래되었죠?

Have you ever taken some medicine for sleep?
Do you take sleeping pills sometimes?
잠을 자기 위해서 약을 먹은 적이 있나요?

Are you very nervous?
아주 예민한 편인가요?

What stress do you experience in your relationship?
타인과의 관계에서 어떤 스트레스를 느끼나요?

Do you have any problems with your work?
일하는 데 어떤 문제가 있나요?

가정
의학과

순환기
내과

호흡기
내과

소화기
내과

일반
외과

흉부
외과

산부
인과

소아과

정형
외과

신경
외과

안과

이비인
후과

치과

피부과

비뇨
기과

신경
정신과

응급
의학과

응급
상담

보완
의학

Do you enjoy your work?
　일하는 것이 즐겁나요?

Do you any problem with your working?
　일하는 것에 문제가 있나요?

Have you been having any problems with your memory?
　기억에 문제가 있지는 않나요?

Do you have a good appetite?
　식욕은 좋나요?

Are you losing weight?
　체중이 줄었나요?

Did you ever have a seizure?
　발작이 있었던 적이 있습니까?

Tell me about your sleeping habits.
　잠자는 습관을 말씀해 주세요.

Have you lost or gained weight for no clear reason?
　특별한 이유 없이 체중이 줄거나 늘었나요?

What do you do like to do for relaxation or a good time?
　휴식을 위해 무엇을 하시죠?

Has there been a recent tragedy or very stressful event in your life?
　최근 인생에서 큰 스트레스 받을 슬픈 일이 있나요?

Do you feel helpless or hopeless about certain things in your life?
　인생에서 무기력하고 희망이 없다는 느끼시나요?

Are things OK with work, your family, your life?
　일이나 가족 삶에 만족을 하시나요?

Is there a fluctuation or seasonality to your feelings?
　당신 감정의 기복이 심한 편인가요?

Do you ever feel under stress?
　스트레스를 받은 적이 있나요?

How about your stress at work?
　일할 때 스트레스는 어떻습니까?

What kind of things make you stressed?
　어떤 것들이 스트레스를 주죠?

What do you do to prevent stress in your life?
　스트레스를 방지하기 위해 무엇을 하죠?

Do you have--? or Do you feel---?

        Sleep problems
        Difficulty falling asleep
        Frequent night waking
        Difficulty returning to sleep
        Waking too early
        Sleep pattern changes
        Oversleeping
        Daytime tiredness or Fatigue
        Drowsiness
        Difficulty concentrating
        Increased irritability, anger, or hostility
        Losing your temper
        Anxiety
        Depressed mood and other emotional problems
        Persistent sadness
        Feelings of worthlessness or Hopelessness
        Empty feeling
        Misery
        Inappropriate guilt
        Loss of confidence
        Loss of interest in activities
        Loss of interest in activities once enjoyed
        Thoughts of death or suicide
        Appetite loss or Weight loss
        Overeating or Weight gain
        Mental changes
        Forgetfulness
        Difficulty thinking
        Difficulty concentrating
        Alcohol problems or Drug problems
        Sex problems or Physical problems
        Aches and pains that just won't go away
        Difficulty concentrating, remembering, or making decisions
        Persistent sad or irritable mood
        Frequent absences from school or poor performance in school
        Talk of or efforts to run away from home

가정
의학과

순환기
내과

호흡기
내과

소화기
내과

일반
외과

흉부
외과

산부
인과

소아과

정형
외과

신경
외과

안과

이비인
후과

치과

피부과

비뇨
기과

신경
정신과

응급
의학과

응급
상담

보완
의학

439

Outbursts of shouting, complaining, unexplained irritability, or crying
Social isolation, poor communication
Extreme sensitivity to rejection or failure
Reckless behavior
Difficulty with relationships

(2) Insomnia (불면증)

Common triggers for insomnia are stress, anxiety, depression, environment change, shift work, jet lag, caffeine, alcohol, medications, nighttime activity or disease.
불면증의 원인들은 스트레스와 걱정, 우울증, 환경변화, 직업변경, 시차, 카페인, 알코올, 약들, 밤 작업이나 질병 등입니다.

Insomnia may result from either psychological or physical causes.
불면증은 정신적 혹은 육체적 원인에 의해 생길 수 있다.

The amount of melatonin produced by your body seems to decrease as you get older.
나이가 듦에 따라 멜라토닌의 분비가 감소될 수 있습니다.

Melatonin may improve sleep.
멜라토닌이 잠을 잘 자게 해 줄 것입니다.

I will prescribe some medicine.
약간의 약을 처방해 드리겠습니다.

Mild cases may require no treatment.
가벼운 경우엔 치료가 필요 없습니다.

Go to sleep and get up at the same time.
같은 시간에 잠을 자고 일어나세요.

Avoid daytime naps
낮잠을 자지 마세요.

Avoid stress and worrying about not sleeping
스트레스를 피하고 잠을 자지 않는 것에 대해 걱정을 하지 마세요.

Avoid caffeine, nicotine and alcohol.
카페인과 니코틴, 알코올을 피하세요.

Avoid nosing environment or cold environment.
소란스럽거나 차가운 환경을 피해야 한다.

Create a safe and comfortable place to sleep.
잠을 자기 위한 안정되고 안락한 장소로 만드세요.

Try to get some natural light in the afternoon each day.
매일 오후에 자연광을 쬐세요.

You should exercise in the early part of the day regularly and avoid strenuous activity before bedtime.
매일 일찍 규칙적으로 운동하고 자기 전에는 무리한 운동은 하지 마세요.

Avoid large meals and excessive fluids before bedtime.
자기 전에 많은 음식이나 물을 먹지 마세요.

(3) Depression (우울증)

Everybody feels sad or blue now and then.
모든 사람이 때때로 슬픔을 느낍니다.

It's part of life.
그것은 생활의 일부입니다.

Depression can be caused by a combination of genetic, biological, and psychosocial factors.
우울증은 유전적, 생물학적, 정신사회학적 요소들의 조합으로 생깁니다.

Depression lasts weeks or months, sometimes years if you don't seek treatment.
만약 우울증을 치료하지 않으면 몇 주, 몇 달, 몇 년이 갈 수도 있습니다.

The first step to getting help is to overcome negative attitudes.
도움이 되는 첫 번 째 단계는 부정적인 자세를 극복하는 것입니다.

Try to focus on activities that make you feel better.
당신을 더 기분 좋게 해주는 이레 집중하도록 노력하세요.

Don't isolate yourself.
당신을 홀로 고립시키지 마세요.

Take part in activities even when you may not want to.
당신이 원하지 않을 대라도 활동에 참가하세요.

Talk with your friends and family and consider joining a support group.
친구나 가족들과 이야기하고 당신을 도와줄 단체와 함께 하는 것을 고려해 보세요.

Communicating your feelings will help your recovery.
당신의 감정에 대해 대화하는 것은 회복에 도움이 됩니다.

Try to maintain a positive outlook.
긍정적인 면을 보려 하세요.

Having a good attitude can be beneficial.
긍정적인 자세는 도움을 줍니다.

You can try to transform your mind from negative to positive.
당신의 마음을 부정적인 것에서 긍정적인 것으로 바꾸도록 노력하세요.

가정
의학과

순환기
내과

호흡기
내과

소화기
내과

일반
외과

흉부
외과

산부
인과

소아과

정형
외과

신경
외과

안과

이비인
후과

치과

피부과

비뇨
기과

신경
정신과

응급
의학과

응급
상담

보완
의학

Regular exercise and proper diet are essential to good health.
규칙적인 운동과 적절한 식사는 좋은 건강에 필수적입니다.

Try to get enough rest and maintain a regular sleeping pattern.
충분한 휴식을 취하고, 규칙적인 수면습관을 유지하세요.

Avoid drinking alcohol or using any illicit substances.
알코올과 금지된 약물은 피하세요.

Most people with depression can be helped with psychotherapy, medicine, or both together.
우울증에 걸린 사람들은 정신치료, 약, 또는 두 가지로 함께 치료합니다.

Antidepressant medications, especially when combined with psychotherapy, can be very effective treatments.
항우울제를 정신치료와 병행할 때 아주 효과가 좋습니다.

Treatment can help most depressed people start to feel better in just a few weeks.
치료는 대부분의 우울증 환자들을 몇 주 내에 좋아지게 합니다.

Talking with a trained therapist can also be effective in changing the relationships, thoughts, or behaviors that contribute to depression.
훈련된 치료사와 대화를 나누는 것은 우울증을 야기한 관계나 생각, 행동 등을 변화시키는 효과가 있습니다.

Antidepressant drugs can improve mood, sleep, appetite, and concentration.
항우울제는 기분이나 수면, 식욕, 집중력을 좋아지게 합니다.

It is important to take antidepressant drugs in the proper dose and on the right schedule.
항우울제를 적당한 용량과 적절한 스케줄로 쓰는 것이 중요합니다.

Although some improvements may be seen in the first few weeks, antidepressant medications must be taken regularly before the full therapeutic effect occurs.
비록 몇 주 내로 증상이 조금 좋아졌더라도, 효과가 완전히 나타날 때까지 약을 계속해서 먹어야 합니다.

Some medications must be stopped gradually to give the body time to adjust, and many can produce withdrawal symptoms if discontinued abruptly.
어떤 약들은 몸이 적응되도록 점차 줄여나가야 하며, 갑자기 끊으면 많은 경우에 부작용이 있을 수 있습니다.

Attractive phrase
Step by step one goes very far

81. Emergency Medicine (응급의학과)

(1) CPR (심폐소생술)

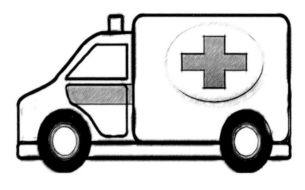

D : You are cyanotic.
　당신은 창백하군요.

　Breathe through Oxygen mask.
　산소 마스크를 통해 숨을 쉬세요.

　Can you describe your symptoms?
　증상이 어떤 지 말씀해 주실래요?

P : It's like pressure.
　압박감 같은 것이에요.

　I had a sudden onset of severe chest pain and respiratory distress.
　갑자기 가슴이 아프고 숨쉬기가 힘들었습니다.

　I feel severe pain in the center of the chest that lasts more than a few minutes,
　or that goes away and comes back.
　가슴 중간이 심하게 몇 분간 아팠다가 나았다가 다시 아픕니다.

D : How long have you been in pain?
　통증이 있은 지 얼마나 됐죠?

P : Two hours. Is it a heart attack?
　2시간 되었습니다. 심장발작이죠?

D : I am not sure.
　확실하지는 않습니다.

　Is there anything else about your current health that you would like to tell me about?
　당신의 현재 건강상태에 대해 나에게 말하고 싶은 것이 있나요?

P : I have been having angina. 4 years. off and on.
　협심증이 있었어요. 4년 동안 있다 없다 했습니다.

D : We will check EKG and some blood test.
　심전도와 혈액검사를 검사할 것입니다.

P : How much longer am I gonna have to be here?
　얼마나 오랫동안 여기에 있어야 되죠?

D : A couple of more hours.
　몇 시간 정도입니다.

가정
의학과

순환기
내과

호흡기
내과

소화기
내과

일반
외과

흉부
외과

산부
인과

소아과

정형
외과

신경
외과

안과

이비인
후과

치과

피부과

비뇨
기과

신경
정신과

응급
의학과

응급
상담

보완
의학

Nurse will keep an eye on you while we wait the results.
결과가 나올 때까지 간호사가 돌봐드릴 것입니다.

P : OK.
알겠습니다.

D : I think that your trouble is more than angina.
제 생각엔 당신의 문제는 협심증 이상일 것 같군요.

Acute myocardial infarction is more dangerous than angina pectoris.
급성 심근 경색증은 협심증보다 더 심각합니다.

You need to further test.
추가 검사가 필요합니다.

I think you should be hospitalized.
당신은 입원이 꼭 필요합니다.

You need to be admitted into cardiology.
심장내과로 입원하여야 합니다.

Complete bed rest is recommended.
절대적인 침상안정이 필요합니다.

D : Code blue. ER. Cardiac arrest.
응급실 응급상황입니다. 심장마비입니다.

Quit ventilation with Bag-valve mask (BVM) and let's tube her.
마스크 인공호흡을 중지하고 기관 내 삽관을 합시다.

Get a laryngoscope and an endotracheal tube 7.
후두경과 7번 기관 튜브를 주세요.

Push on his larynx.
후두를 눌러주세요.

Let's bag. Hyperventilate.
공기주입을 빠르게 하세요.

Let's shock him.
충격을 줍시다.

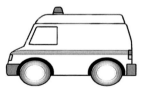

Defibrillator. Set it on 250J.
제세기. 250J로 맞추어 주세요.

Clear.
클리어.

Pulse is bounding.
맥박이 뛰는군요.

Give him a hundred mg lidocaine.
리도카인 100mg을 주세요.

I want blood gas and electrolytes.
혈액 가스 검사와 전해질 검사를 해 주세요.

(2) Coma (혼수)

D : What have we got?
어떤 환자죠?

N : 45-year-old man. Coma.
45세 남자, 혼수입니다.

D : On my count, one, two, three, move gently.
제 숫자에 따라, 하나, 둘 , 셋, 조심스럽게 옮기세요.

Get him off.
옷을 벗기세요.

N : OK.
알겠습니다.

D : Pupils equal, reactive to light. Corneal reflex is normal.
동공 크기가 같고 빛에 반응 하군요. 각막 반응은 정상이군요.

N : Blood pressure is 110 over 70.
혈압이 110에 70입니다.

D : Give him a liter of saline first.
식염수 1리터를 먼저 주세요.

Let's get a pulse oximeter right away.
지금 당장 펄스 옥시미터를 측정하세요.

N : OK.
알겠습니다.

D : Can you hear me?
제 소리가 들리나요?

Do you know where you are?
여기가 어디인 지 아시겠어요?

If you can hear me, squeeze my hand.
만약 들리면 제 손을 잡아 보세요.

No response.
반응이 없군요.

가정
의학과

순환기
내과

호흡기
내과

소화기
내과

일반
외과

흉부
외과

산부
인과

소아과

정형
외과

신경
외과

안과

이비인
후과

치과

피부과

비뇨
기과

신경
정신과

응급
의학과

응급
상담

보완
의학

445

N : Pulse oximeter is 90.
산소포화도가 90입니다.

D : Give him the O2 at 2 liters.
산소 2리터를 주세요.

  Get an EKG monitoring.
심전도 모니터링 하세요.

  He has not got blood in the ear canal.
귀에서 피는 없군요.

  Breath sounds are good.
호흡소리는 좋군요.

  Abdomen is not rigid. Soft. Bowel sounds normal.
복부가 부드럽군요. 장운동도 정상이군요.

  Capillary refill is not bad.
모세혈관 반응이 나쁘지는 않군요.

  Deep tendon reflexes are present bilaterally.
심부건 반사는 양측에 다 있군요.

  Babinski reflex is normal.
바빈스키 반사도 정상이군요.

  Get a portable X-ray here.
포터블 X-선을 불러 주세요.

  Get chest, abdomen, skull and a cross table c-spine.
흉부, 복부, 두개골, 경추 측면 사진을 찍으세요.

  Run a blood sugar, CBC, Chemistry, Electrolytes.
혈당과 CBC, 화학물과 전해질 검사를 해주세요.

  Get a toxin screen and a blood alcohol.
독극물 검사와 혈액 알코올 농도도 해주세요.

  Let's get a blood gas.
혈액 가스 검사를 합시다.

  Start a foley catheter.
도뇨관을 넣어주세요.

N : BP is dropped 90 over 60.
혈압이 90에 60으로 떨어졌습니다.

D : I'll start a central line.
중심정맥을 잡겠습니다.

Start another one liter of saline.
식염수 1리터를 더 주세요.

N : X-rays are here.
사진이 나왔습니다.

Blood gas is back.
혈액 가스 검사가 나왔습니다.

D : There is no abnormal finding.
이상 소견은 없군요.

N : BP is 100 over 60.
혈압이 100에 60입니다.

Pulse oximeter is up 100.
산소포화도가 100까지 올랐습니다.

Labs are back.
피검사도 나왔습니다.

D : OK. Let's check brain CT. Non-contrast.
됐습니다. 조영제 투여 없이 뇌 단층 촬영을 하죠.

Where is the family?
가족은 어디에 있죠?

N : They are staying out there.
그들은 저곳에서 기다리고 있습니다.

D : OK.
알겠습니다.

Hi. I am Dr. Kim.
안녕하세요. 저는 닥터 김입니다.

P : I am his son.
제가 그의 아들입니다.

Can you tell me what happened?
무슨 일인 지 말씀해줄래요?

D : He was founded in a cross walk in comatose condition.
그는 횡단보도에서 혼수상태로 발견되었습니다.

His condition is not serious.
그의 상태는 심각하지 않습니다.

P : Can I see him?
그를 볼 수 있나요?

가정
의학과

순환기
내과

호흡기
내과

소화기
내과

일반
외과

흉부
외과

산부
인과

소아과

정형
외과

신경
외과

안과

이비인
후과

치과

피부과

비뇨
기과

신경
정신과

응급
의학과

응급
상담

보완
의학

447

D : Maybe you'd better wait outside while I treat him.
그를 치료하는 동안 밖에서 기다리는 게 좋을 것입니다.

P : Will he be all right?
그는 괜찮을까요?

D : We don't know yet. We have to rule out brain injury.
아직은 모릅니다. 뇌 손상에 대해 알아보아야 합니다.

We have been trying to treat him.
그를 치료하려고 노력하고 있습니다.

P : Does he need surgery?
수술이 필요한가요?

D : I can tell you more when we have brain CT.
뇌 단층촬영 결과가 나온 후 말할 수 있습니다.

If you wait outside, I will be right with you.
당신이 밖에서 기다리고 있으면 곧 당신에게 가도록 하겠습니다.

P : Please, do your best.
최선을 다해주세요.

D : OK. I'll come talk to you as soon as I can.
되도록 빨리 와서 이야기를 해드리겠습니다.

(3) DOA (사망)

N : DOA.
DOA입니다.

D : Vital signs?
활력징후는?

N : Negative. No pulse. No breath.
없습니다. 맥박이나 호흡이 없습니다.

D : Pupils are dilated and fixed.
동공이 열려있고 고정되었습니다.

Hearts sounds, negative.
심장소리가 안 들리는군요.

Get the intubation tray.
삽관시술함을 가져오세요.

Give me cricoid pressure.
윤상 부위를 눌러 주세요.

It's in. Dr. Lee. Start CPR
들어갔네요. 이 선생님 CPR을 시작해 주세요.

Has the family been notified?
가족들은 알고 있나요?

N : Dr. Kim. The family is over there, on the couch.
김 선생님. 보호자들이 의자에 앉아 있습니다.

D : OK. Mr. Lee. Relatives of Mr. Lee.
알겠습니다. 이씨 보호자분 계십니까?

P : I am here. I am his daughter.
여기 있습니다. 제가 그의 딸입니다.

D : Hi. I am Dr. Kim.
안녕하세요. 저는 닥터 김입니다.

Your father was brought here by ambulance in full cardiac and respiratory arrest.
당신의 아버지는 심장과 폐가 모두 정지된 상태에서 앰블런스로 이곳으로 실려 왔습니다.

Your father was DOA. Dead on arrival.
당신의 아버지께서는 도착하셨을 당시 이미 사망하셨습니다.

Do you know that?
그것을 알고 계시지요?

P : Yes.
예.

D : How long has he been down?
얼마나 오랫동안 쓰러져 있으셨죠?

P : 10 minutes.
10분입니다.

D : We are trying to bring him back.
우리는 그를 살리려고 노력하고 있습니다.

Wait here. I'll come back and talk to you.
이곳에서 기다리시면 다시 와서 이야기를 해드리겠습니다

P : Doctor. Please do everything you can.
선생님. 할 수 있는 것들을 다 해주세요.

D : OK.
알겠습니다.

가정
의학과

순환기
내과

호흡기
내과

소화기
내과

일반
외과

흉부
외과

산부
인과

소아과

정형
외과

신경
외과

안과

이비인
후과

치과

피부과

비뇨
기과

신경
정신과

응급
의학과

응급
상담

보완
의학

(4) Emergency Operation (응급수술)

N : Auto versus pedestrian accident.
자동차와 보행자 사고입니다.

D : Move him on three. One. Two. Three.
셋에 그를 옮기세요. 하나, 둘, 셋.

OK. Let's get clothes off.
됐습니다. 그의 옷을 벗기세요.

N : He is cyanotic.
창백합니다.

Blood pressure is 100 over 70. Faint pulse at 120.
혈압이 100에 70입니다. 맥박이 120으로 약합니다.

D : Put him on a mask, O2 at 2 liters.
산소 마스크 2리터로 씌워주세요.

Get a pulse oximeter.
펄스 옥시미터를 설치하세요.

Take a deep breath.
숨을 크게 쉬세요.

P : OK.
알겠습니다.

D : This is gonna help you breathe.
이것이 호흡을 도와 줄 것입니다.

We're gonna take care of you. Is it tender here?
곧 치료해 드리겠습니다. 이곳이 아픈가요?

P : Yes.
예.

D : How hypotensive is he now?
지금은 혈압이 얼마나 낮지요?

N : BP is dropped 90 over 60. Pulse oximeter is 96.
혈압이 90에 60으로 떨어졌습니다. 산소포화도는 96입니다.

D : Medicut. OK. Sampling Tube. Tape.
메디컷 주세요. 됐습니다. 샘플링 튜브. 붙여주세요.

Let's CBC, Type, and Cross-match. EKG.
CBC와 혈액형, 크로스매칭, EKG가 필요합니다.

Draw all preoperative lab here.
여기에서 수술 전 검사를 합시다.

Give him 1000cc Hartmann solution in a rapid drop.
하트만 1000cc 용액을 빠르게 주세요.

Can we get the peritoneal lavage prepared?
복부세척 검사를 준비해 주세요.

N : OK. Hartmann is in.
알겠습니다. 하트만 용액을 주었습니다.

D : I will make a nick in your belly so I can fill your abdomen with fluid.
당신의 배에 작은 절개를 내어 용액을 넣겠습니다.

Once it's full, I'll watch as the fluid drains out.
일단 다 차면 용액이 흘러나온 것을 관찰 할 것입니다.

If blood comes out, you have abdominal injuries.
만약 피가 나온다면 당신은 복부에 손상을 입은 것입니다.

P : OK.
알겠습니다.

N : Labs are back. Hemoglobin is 8.
검사가 나왔습니다. 헤모글로빈이 8입니다.

He has lost a lot of blood.
출혈을 많이 했나 봅니다.

D : Bloody fluid is draining out.
피가 섞인 용액이 나오는군요.

Your last meal?
언제 마지막 식사 하셨죠?

P : Breakfast.
아침입니다.

D : You'll need to have surgery.
수술이 필요할 것 같군요.

P : Is it serious?
심각한가요?

D : Don't worry. Everything will be fine.
걱정 마세요. 모든 것이 좋아질 것입니다.

N : BP is fallen. 85 over 50.
혈압이 떨어집니다. 85에 50입니다.

가정
의학과

순환기
내과

호흡기
내과

소화기
내과

일반
외과

흉부
외과

산부
인과

소아과

정형
외과

신경
외과

안과

이비인
후과

치과

피부과

비뇨
기과

신경
정신과

응급
의학과

응급
상담

보완
의학

Let's get some O-negative going, wide open.
네거티브 O형 혈액을 먼저 빠르게 주도록 하죠.

N : OK.
알겠습니다.

Blood bank. This is Nurse Lee in ER.
혈액은행이죠? 응급실의 이 간호사입니다.

I need to know what you have available fresh, whole O- negative blood.
쓸 수 있는 신선한 네거티브 O형 혈액이 얼마나 있는지 알고 싶습니다.

D : We need X-rays, chest and abdomen.
흉부, 복부 X-ray가 필요합니다.

Let's get X-ray.
X-ray를 찍읍시다.

N : OK.
알겠습니다.

D : Call surgeon.   Who is a surgical back up?
외과 선생님을 부르세요. 누가 외과 당직이죠?

N : Dr. Park.
박 선생님입니다.

D : Tell him to come down now.
그에게 지금 바로 내려오시라고 하세요.

N : Yes.
알겠습니다.

D : Notify the OR.
수술실에 알리세요.

Is there any surgery scheduled?
수술 예약이 있나요?

N : No.
없습니다.

D : Get a foley catheter started.
도뇨관을 지금 넣어 주세요.

N : OK.
알겠습니다.

D : Start a dopamine drip, 400mg in 250 D5W, 10 drops a minute.
도파민 400mg을 5%DW 250cc에 넣어 분당 10번 떨어뜨리세요.

(5) Suture (봉합술)

N : Dr. Kim. You have suture case waiting for you.
김 선생님. 봉합술이 필요한 환자가 있습니다.

D : I'll be right there. Which room?
곧 가겠습니다. 어느 방이죠?

N : Room 4. One drunken man with a laceration to the scalp.
4번방입니다. 두피에 열상을 입은 술 취한 남자입니다.

D : OK.
알겠습니다.

　Hi. Let me take a look. How did you do this?
안녕하세요. 잠깐 볼까요? 어떻게 다치셨죠?

P : Someone struck me on the head.
누가 내 머리를 때렸어요.

　This cut is bleeding.
상처에서 피가 나고 있어요.

D : Let me take a look.
잠깐 살펴보죠.

　You've got a deep laceration here, about 5 cm.
5 cm 정도의 열상이 이곳에 있군요.

　Scalp has a large blood supply.
두피는 혈액이 많이 가는 곳입니다.

　It can bleed a lot, but total blood loss may not be serious.
피가 많이 날 수는 있지만, 전체 출혈량은 심각하지 않을 것입니다.

　It's minor.
사소한 것입니다.

P : Do I need stitches?
꿰매야 하나요?

D : Yes. You need some stitches.
예. 몇 바늘 꿰매야 되겠군요.

　You'd better take care of that wound.
상처부위를 치료해야겠습니다.

　I'm gonna clean it up with saline.
식염수로 좀 씻겠습니다.

가정
의학과

순환기
내과

호흡기
내과

소화기
내과

일반
외과

흉부
외과

산부
인과

소아과

정형
외과

신경
외과

안과

이비인
후과

치과

피부과

비뇨
기과

신경
정신과

응급
의학과

응급
상담

보완
의학

P : I feel dizziness.
어지럽군요.

D : Have you vomited?
토하지는 안 했습니까?

P : Yes. Once.
예. 한 번 토했습니다.

D : I want to run some tests first.
먼저 검사를 해야 되겠군요.

We need skull series X-rays and CT.
두부 X-ray와 CT 촬영이 필요합니다.

Do a head CT, non-contrast.
조영제 없이 두부 컴퓨터 단층 촬영을 하세요.

N : OK.
알겠습니다.

D : I'll give you stitches after developing films.
사진이 나온 다음에 꿰매드리겠습니다.

P : OK.
알겠습니다.

D : Don't worry.
걱정하지 마세요.

There is no abnormal finding in your X-ray and CT films.
X-선이나 CT 필름에는 이상이 없습니다.

Just simple cut. Only simple sutures are needed.
단순한 열상입니다. 단지 단순 봉합이 필요할 것 같군요.

There won't be a severe scarring.
심한 흉터는 없을 것입니다.

I will have you fixed up right away.
곧 치료해 드리도록 하겠습니다.

P : Thank you.
고맙습니다.

D : Do you have an allergic to local anesthesia?
국소마취에 알러지가 있습니까?

P : No.
없습니다.

D : Any allergic to drugs? No reactions, rashes, anything?
약에 대한 알러지나 반응, 홍반 등 아무것도 없나요?

P : No. Of course not.
물론 아닙니다.

D : The actual procedure takes about 5 minutes.
시간은 약 5분 정도 걸립니다.

P : Is the procedure painful?
아픈가요?

D : No. Don't worry. I will give you a local anesthesia.
아뇨. 걱정 마세요. 국소마취를 할 것입니다.

Everything is going to be all right.
모든 것이 잘 될 것입니다.

But you should endure the pain during the local anesthesia.
하지만 국소 마취하는 동안은 통증을 참아야 합니다.

P : OK.
알겠습니다.

D: Lie back.
누우세요.

I'll shave your head. Just relax.
머리를 깎겠습니다. 긴장을 푸세요.

This isn't going to hurt at all.
이것은 아프지 않습니다.

N : What sutures will you be using, Doctor?
선생님, 무슨 실을 사용하실 거죠?

D : Nylon 4-0.
나일론 4번을 주세요.

I will clean and stitch the wound.
상처를 씻은 다음 봉합할 것입니다.

Somebody get a light in here.
누가 이곳에 불 좀 비추어 주세요.

N : OK.
알겠습니다.

D : I'll inject both sides of the wound.
상처 양쪽에 주사를 찌를 것입니다.

가정
의학과

순환기
내과

호흡기
내과

소화기
내과

일반
외과

흉부
외과

산부
인과

소아과

정형
외과

신경
외과

안과

이비인
후과

치과

피부과

비뇨
기과

신경
정신과

응급
의학과

응급
상담

보완
의학

You're gonna be numb for about 1 hour.
한 시간 정도 감각이 없을 것입니다.

You'll feel a needle.
바늘이 들어가는 것을 느낄 것입니다.

P : Yes.
알겠습니다.

D : Don't move.
움직이지 마세요.

Take it easy.
편하게 하세요.

Are you comfortable?
괜찮으세요?

P : Yes. I am.
예. 괜찮습니다.

D : We are done. I sew up with seven stitches. I'll do bandage dressing lightly.
다 끝났습니다. 7바늘 봉합했습니다. 붕대를 가볍게 감아드릴게요.

P : All done?
다 끝났나요?

D : Yes. All finished. The wound will be a bit stiff for a few days.
예. 모든 것이 끝났습니다. 며칠 동안 약간 쓰릴 수 있습니다.

P : Thank you. Doc.
감사합니다, 선생님.

D : You are welcome.
천만에요.

It might get infected. When was your last tetanus shot?
감염이 될 수도 있습니다. 파상풍 주사를 언제 맞았죠?

P : I don't know.
모르겠는데요.

D : I'll give you a shot of 250 unit tetanus.
당신에게 파상풍 주사 250 unit를 주겠습니다.

And I will give you antibiotics and anti-inflammatory medicines.
그리고 항생제나 소염제를 드리겠습니다.

Take that medicine, three times a day.
그 약을 하루에 3번 드세요.

P : When do I get my stitches out?
언제 실밥을 뽑죠?

D : Sutures can be removed in 7 days.
봉합사는 7일 내에 뺄 수 있을 것입니다.

P : Can I wash?
씻어도 되나요?

D : Yes, But you'd better wash after the stitches are removed.
예, 하지만 실밥을 뽑은 후 씻으면 좋습니다.

P : Thank you.
감사합니다.

D : I will make an appointment for you.
내가 다음 오셔야 할 날짜를 잡아 드리겠습니다.

(6) Fracture (골절)

N : Dr. Kim
김 선생님

D : What is it?
무슨 일이죠?

N : You've got patients to see.
볼 환자가 있습니다.

D : Can't the intern take it?
인턴 선생님이 볼 수 없나요?

N : Two patients came in at once.
두 명의 환자가 한꺼번에 왔어요.

D : OK. I'll be right there.
알겠습니다. 곧 가죠.

 I'll take the traffic accident patient.
제가 교통사고 환자를 보죠.

 Dr. Lee. You take the child.
이 선생님이 어린 아이를 보세요.

 Do we have a room?
빈방이 있나요?

N : Room 2 is free.
2번방이 비었습니다.

D : OK. Take her to trauma room 2.
알겠습니다. 그녀를 2번방으로 옮겨주세요.

How are you doing? Do you have pain?
안녕하세요. 어디가 아프시죠?

Can you point to the pain?
아픈 곳을 가리킬 수 있습니까?

P : My right leg.
제 오른쪽 다리입니다.

D : How did you hurt? Were you in a car accident?
어떻게 다쳤습니까? 자동차 사고입니까?

P : Yes, I can't stand pain.
예. 통증을 참을 수가 없어요.

D : OK, I would like to examine you.
알겠습니다. 검사를 좀 하겠습니다.

We have to remove your clothes.
옷을 제거해야 되겠군요.

Sorry about the suit.
바지를 잘라 죄송합니다.

You have open wounds.
개방성 상처를 입었군요.

It's probably broken.
아마도 골절 인 것 같군요.

Can you feel anything in your leg?
다리에 감각을 느낍니까?

P : Yes.
예.

D : Do you feel any pain here?
여기가 아픈가요?

P : Yes.
예.

D : How about here?
이곳은 어떤가요?

P : It hurts.
아픕니다.

D : Push down with your toes on my hand like a gas pedal.
차 페달 밟듯이 발가락으로 제 손을 눌러 보세요.

OK. Wiggle your toes.
됐습니다. 발가락을 움직여 보세요.

D : We are gonna get you some X-rays and see what's going on.
X-선 검사로 어떤 지 봐야 되겠습니다.

Leg X-rays are necessary.
다리 X-선 검사가 필요합니다.

We will know more when we have the X-rays.
X-ray가 나오면 더 잘 알 수 있을 것입니다.

They'll take you to X-ray.
그들이 당신을 방사선과로 데려갈 것입니다.

P : OK.
알겠습니다.

D : I have your result. I am afraid you have a fracture.
결과가 나왔습니다. 이런 골절이 되었군요.

The X-ray shows that your tibia is broken.
엑스레이에서 경골이 골절되어 있습니다.

P : Oh my god.
이런.

D : Don't worry. Everything gonna be fine.
걱정하지 마세요. 모든 것이 잘 될 것입니다.

We will have to admit you after dressing.
드레싱 후 입원을 시켜야 되겠습니다.

We are gonna get you up.
당신을 곧 설 수 있게 만들어 드리겠습니다.

P : Will I need to wear a cast?
이런. 석고 고정이 필요한가요?

D : The fracture should be immobilized with a splint.
골절부위는 부목으로 고정시켜주어야 합니다.

P : Do I need surgery?
수술이 필요합니까?

D : May be Yes.
아마도 그럴 것입니다.

가정의학과
순환기내과
호흡기내과
소화기내과
일반외과
흉부외과
산부인과
소아과
정형외과
신경외과
안과
이비인후과
치과
피부과
비뇨기과
신경정신과
응급의학과
응급상담
보완의학

Orthopaedic surgeon will make a decision for treatment method.
정형외과 의사가 치료 방법을 결정할 것입니다.

P : How long should I wear a cast?
얼마나 오랫동안 석고를 해야 하죠?

D : About 3 or 4 months.
약 3 내지 4개월입니다.

P : When can I return to work?
언제쯤 일을 다시 할 수 있죠?

D : It depends on your condition.
당신의 상태에 따라 다릅니다.

I'll give you injection for the pain.
통증을 줄여줄 주사를 놔주겠습니다.

P : OK.
알겠습니다.

D : Give her 1 ampule of morphine right.
이 사람에게 몰핀 한 앰플을 놔주세요.

Notify the orthopaedics we have a tibia fracture.
경골골절 환자가 있다고 정형외과의사에게 알려주세요.

(7) Angina Pectoris (협심증)

P : Doc. Is it all right to see you for a minute?
선생님. 잠깐 뵈어도 될까요?

D : No problem.
예 그러시죠.

P : Am I going to be all right?
제가 좋아질까요?

D : How are you feeling now?
지금은 어떻습니까?

P : I am feeling better.
좀 좋아졌습니다.

D : You are a little better than when you came to the ER.
응급실로 왔을 때보다는 더 좋아졌군요.

P : I think so.
저도 그렇게 생각합니다.

I collapsed in the waiting room.
저는 대기실에서 쓰러졌었어요.

Am I having a heart attack?
제가 심장 발작이었나요?

D : Yes. But EKG seems all right now.
예. 하지만 지금 심전도는 정상인 것 같군요.

P : My heart is beating a little bit fast.
심장이 약간 빠르게 뜁니다.

D : Your condition is stable, but you are not out of danger yet.
당신의 상태는 안정되었지만 아직 위험을 벗어난 것은 아닙니다.

You have to stay for observation.
관찰을 위해 이곳에 있어야 합니다.

P : I have mild chest discomfort.
가슴이 약간 거북합니다.

How is my heart doing? Am I going to get well?
제 심장이 어떻죠? 제가 잘 회복되어가고 있나요?

D : Yes.
예.

P : Could you explain what's going on with me?
지금 제가 어떤 지 말해 줄래요.

This is not angina, is it?
이것은 협심증이 아니죠? 그렇죠?

D : Yes. This is angina.
아뇨. 이것은 협심증입니다.

P : Oh, that can be bad.
오, 나쁜 것이겠군요.

I could have a heart attack again.
다시 심장 발작이 올 수도 있겠군요.

D : Yes, you could and that is what we would like to avoid.
그럴 수도 있습니다. 하지만 그것을 피하는 것이 우리들의 목적이죠.

Don't worry. Everything will be fine.
걱정하지 마세요. 모든 것이 좋아질 것입니다.

P : I have been here for hours now. Can I go to home?
지금까지 몇 시간이나 이곳에 있었습니다. 집에 갈 수 있나요?

가정
의학과

순환기
내과

호흡기
내과

소화기
내과

일반
외과

흉부
외과

산부
인과

소아과

정형
외과

신경
외과

안과

이비인
후과

치과

피부과

비뇨
기과

신경
정신과

응급
의학과

응급
상담

보완
의학

D : Not until the attending cardiologist gives the okay.
심장 전문의가 허락할 때까지는 안됩니다.

We need to keep you here for a while and run some tests.
잠시 이곳에 있으며 몇 가지 검사가 필요합니다.

We called cardiology.
심장 전문의를 불렀습니다.

We need to get a consult.
전문의의 진찰이 필요합니다.

(8) Gastric lavage (위 세척)

D : What did you take?
무엇을 먹었죠?

Can you hear me? How much did you take?
제 말이 들리나요? 얼마나 먹었죠?

When did you take it? Please tell me.
언제 먹었어요? 말해주세요.

N : Vitals are normal.
활력징후는 정상입니다.

D : Are you her mother?
그녀의 어머니 되나요?

P : Yes.
예.

D : We have to pump her stomach.
그녀의 위를 세척해야 합니다.

Did you see any pill bottle?
약병을 보았나요?

P : No.
아닙니다.

D : OK. We're gonna clean out her stomach.
알겠습니다. 그녀의 위를 세척하겠습니다.

Sep up for a gastric lavage.
위세척 준비를 해주세요.

Ewald tube, saline 3 liters, charcoal.
튜브와 식염수 3리터 숯을 주세요.

Roll on your side. Can you hear me?
옆으로 누우세요. 제 말 들리세요?

We're gonna put this tube into your stomach.
이 튜브를 당신의 위에 넣을 것입니다.

We're gonna clean it up with saline.
식염수로 씻을 것입니다.

It's not pleasant.
불편할 것입니다.

Just keep breathing.
숨을 계속 쉬세요.

We have washed all the medicine out.
약을 다 씻어 냈습니다.

We're putting charcoal in her stomach to absorb what's left.
남은 것들을 흡수시키기 위해 챠콜을 넣을 것입니다.

(9) Hemothorax (혈흉)

P : I can't breathe too well.
숨을 잘 쉴 수가 없습니다.

D : Take it easy. You're gonna be okay.
진정하세요. 곧 좋아질 것입니다.

N : He is hyperventilating, shortness of breathe
숨을 가쁘게 쉬는군요.

D : No breath sounds on the right side.
오른쪽에 호흡음이 없군요.

Give him the O2 at 2 liters.
산소 2리터를 주세요.

Start one liter of saline IV.
식염수 1리터를 IV 로 주세요.

Let's get a arterial blood gas.
동맥 혈액 가스 검사를 합시다.

I wanna chest X-ray.
흉부 사진을 찍어주세요.

Let's send him to radiology.
방사선과로 보내주세요.

N : X-rays are back.
　　필름이 나왔습니다.

D : You have got a hemothorax.
　　혈흉이 있군요.

　　We have to drain the blood through chest tube.
　　흉부 튜브를 통해 피를 바깥으로 빼주어야 합니다.

　　Set up a chest tube tray.
　　흉관삽관 준비를 해주세요.

P : Why don't you put me to sleep?
　　왜 잠을 재워주지 않죠?

D : Putting you to sleep is not as easy as you think.
　　잠재우는 것이 당신이 생각하는 것만큼 쉽지 않습니다.

　　Anesthesia always caries a risk.
　　마취는 항상 위험이 따릅니다.

　　There is no risk in this procedure.
　　이것은 위험이 없는 것입니다.

　　Don't worry. Everything will be all right.
　　걱정 마세요. 모든 것이 잘 될 것입니다.

P : OK.
　　알겠습니다.

D : Number 32 french tube. Curved kelly.
　　32번 튜브와 커브드 캘리 주세요.

　　I'm in. It's draining.
　　안으로 들어갔군요. 나오는군요.

　　Do you feel much better?
　　좀 더 나은가요?

(10) Asthma (천식)

N : Asthma attack.
　　천식 발작입니다.

D : He is cyanotic.
　　창백하군요.

　　Let's get a pulse oximeter.
　　펄스 옥시미터를 설치해 주세요.

Let's start a O2 at 2 liters.
O2 2리터를 주세요.

Set up a nebulizer.
분무기 준비해 주세요.

N : OK.
알겠습니다.

D : What's the pulse oximeter?
펄스 옥시미터가 얼마죠?

N : 85.
85입니다.

D : Turn up the O2, 4 liters.
산소를 4 리터로 올리세요.

I need you to take a deep breath on nebulizer.
분무기에 대고 깊게 숨을 들이키세요.

This gonna help you breathe.
이것이 숨을 쉬게끔 도와 줄 것입니다.

How is his pressure?
혈압이 얼마죠?

N : BP is 130 over 90.
혈압은 130에 90입니다.

D : Put him on a heart monitor and let's check a rhythm.
심장 모니터를 연결해 리듬을 체크합시다.

(11) Pulled elbow (주관절 아탈구)

D : I'm sorry you had to wait so long.
오래 기다리게 해서 죄송합니다.

P : My son doesn't use his arm.
아들이 손을 쓰지 않습니다.

D : Has it happened before?
전에도 이런 적이 있나요?

P : No.
없습니다.

N : Here are the X-rays.
여기 X-ray가 있습니다.

가정
의학과

순환기
내과

호흡기
내과

소화기
내과

일반
외과

흉부
외과

산부
인과

소아과

정형
외과

신경
외과

안과

이비인
후과

치과

피부과

비뇨
기과

신경
정신과

응급
의학과

응급
상담

보완
의학

D : X-ray shows nothing wrong.
  X-선 검사는 이상이 없습니다.

  One of the ligaments in elbow slipped out of place.
  팔꿈치에 있는 인대 하나가 비틀린 것입니다.

  I'm gonna fix it. It'll only hurt for a second.
  바로 치료해 드리겠습니다. 순간만 아플 뿐입니다.

  OK. We are done.
  됐습니다.

  I'll give your child an arm sling.
  팔걸이를 아이에게 주겠습니다.

  Keep it for a couple of days.
  며칠 동안 채우세요.

P : Will he be all right?
  괜찮아질까요?

D : Come back to me if your child still has pain after 24 hours.
  24시간이 지나도 아파하면 저에게 다시 오세요.

  Don't pull your child by the hand.
  아이 손을 잡아당기지 마세요.

(12) Cerebral concussion (뇌진탕)

P : High speed collision. He was thrown from the vehicle.
  빠른 속도에서 부딪혔습니다. 그는 차 밖으로 나뒹굴었어요.

  How is he?
  그가 어떤가요?

D : He has a severe cerebral concussion and some brain swelling.
  그는 심한 뇌진탕을 가지고 있고, 뇌가 부어있습니다.

P : Is he gonna be okay?
  그가 좋아질까요?

D : We don't know yet.
  아직 모릅니다.

P : He was in perfect health.
  그는 아주 건강했습니다.

D : We have to wait and see how much he wakes up.
  그가 얼마나 깨어날지 기다려야 합니다.

It's premature to discuss his condition before we have seen follow up CT.
추시된 CT를 보기 전에는 미리 판단할 수 없군요.

We did everything we could.
우리가 할 수 있는 것은 다했습니다.

We'll just keep our eye on him.
우리는 단지 그를 지켜 볼 뿐입니다.

And we have to hold him here until there is a bed in the ICU.
그리고 중환자실에 침대가 날 때까지 이곳에서 기다려야 합니다.

P : OK.
알겠습니다.

D : How much IV fluid has he had over the last 12 hours?
12시간 동안 얼마나 많은 수액이 들어갔지요?

N : It's been about 1.2 liters of saline.
거의 1.2리터 식염수가 들어갔습니다.

D : What are his input's and output's exactly?
들어가고 나간 게 정확히 얼마나 되죠?

N : It's all here on the input-output sheet.
이 기록지에 있습니다.

1200cc's in, 500cc's out.
1200cc가 들어가고 500cc가 나왔습니다.

Attractive phrase
Feel and understand the mainstream of society and modern life

82. Conversation for Emergency Call (응급 전화 상담)

(1) Situation (상황)

What's your emergency?
어떤 응급상황입니까?

Is the patient breathing?
환자가 숨을 쉬나요?

Does the patient have a pulse?
맥이 뛰나요?

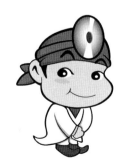

Please check the patient's pulse on the side of the neck.
목옆에서 맥박을 체크해보세요.

Calm down.
진정하세요.

Please tell me your address.
주소를 말해주세요.

Call 119 for help.
119에 도움을 청하세요.

We are gonna send ambulance.
앰블런스를 보내드리겠습니다.

Can you tell me your phone number?
전화번호를 말해줄래요?

(2) Shock (쇼크)

Keep him warm and elevate the feet
환자를 따뜻하게 해주고, 다리를 올려주세요.

Open his airway by tilting the head back and moving the chin forward.
환자의 목을 젖히고 턱을 앞으로 내밀어 기도를 확보하세요.

A person who has a pulse but isn't breathing needs rescue breathing.
맥박은 뛰는데 호흡이 없으면 호흡을 도와주는 것이 필요합니다.

Pinch his nose closed and place your mouth over his mouth.
Slowly breathe two full breaths and repeat every 5 seconds until 119 arrives.
환자의 코를 막고 입과 입을 통해 큰 숨을 두 번 불어넣고, 119가 도착할 때까지 5초 간격으로 해 주세요.

(3) Bleeding (출혈)

Apply direct pressure to the wound for several minutes.
상처 부위를 수분간 눌러 주세요.

Tie the wound with any bandage.
어떤 붕대로 묶어주세요.

Get to the nearest hospital as fast as you can.
될 수 있는 한 빨리 가장 가까운 병원으로 가세요.

(4) Choking (질식)

Stand behind your child and wrap your arms around child's waist.
어린이 뒤에 서서 당신 팔로 어린이의 허리를 감으세요.

After making the tight fist with two hands, press your fist into her abdomen with quick inward and upward thrusts.
두 손으로 주먹을 만들어 복부에 대고, 안쪽 위로 미세요.

(5) Anaphylaxis (과민반응)

Allergic reaction to food or insect bite can lead to breathing difficulty.
음식이나 곤충에 물린 후 과민반응은 호흡장애를 일으킬 수 있습니다.

Anaphylaxis is a life threatening emergency.
과민반응은 생명이 위험한 응급상황입니다.

Take an antihistamine medicine.
항히스타민제를 복용하세요.

Call 119 for help.
119에 도움을 요청하세요.

(6) Burn (화상)

Cool the burn area right away with cool water.
찬 물로 화상 부위를 즉시 차갑게 하세요.

Don't apply ice.
얼음을 대지 마세요.

Don't use oil.
기름을 바르지 마세요.

Keep the area uncovered and elevated.
감지 말고 높이 올려주세요.

If it's necessary to bandage the affected area, use a single layer of loose gauze that does not stick to the skin.
만약 붕대로 감아야 한다면, 피부에 붙지 않게 거즈 한 장만 사용하세요.

Don't break any blister that may form.
물집이 생기면 트지 마세요.

가정
의학과

순환기
내과

호흡기
내과

소화기
내과

일반
외과

흉부
외과

산부
인과

소아과

정형
외과

신경
외과

안과

이비인
후과

치과

피부과

비뇨
기과

신경
정신과

응급
의학과

응급
상담

보완
의학

(7) Heat stroke (열사병)

Drink lots of liquids to replace the fluids lost through sweating.
땀을 흘려 잃은 수분을 보충하기 위해 많은 양의 물을 먹이세요.

Don't drink caffeinated liquids or alcohol.
카페인이 든 물이나 알코올은 먹지 마세요.

Cool off by opening windows, using fans.
창문을 열거나 선풍기로 시원하게 하세요.

Wear protective clothing such as light, loose-fitting clothes that will shield body from the direct sun.
햇빛으로부터 보호해 줄 가볍고 느슨한 옷을 입으세요.

(8) ER Report (보고) - Cases

Case 1.
A patient with a nearly severed leg resulting from a car accident was being transferred in from local hospital.
자동차 사고로 다리에 심한 부상을 입은 환자가 로컬 병원에서 전원 되어 왔습니다.

She was thirty-five years old, was speaking normally, and looked quite pale.
그녀는 35세인데, 말을 정상적으로 하였고, 얼굴은 창백했습니다.

Her right leg was splinted and her right hand was bandaged.
그녀의 다리는 부목 고정이 되어 있었고, 우측 손에 붕대가 감겨져 있었습니다.

Right hand needed some stitches.
우측 손은 봉합술이 필요했습니다.

The right leg above the injury was severely swollen and it looked deformed.
손상을 받은 우측 다리는 심하게 부어있었고, 변형되어 있는 것처럼 보였습니다.

The color of the leg was mild reddish and there were several bullaes.
다리 색깔은 약간 붉은 색이었고, 물집이 몇 군데 생겨있었습니다.

I checked pulses and found it on the foot dorsum,
맥박을 재어보니 발등에서 느껴졌습니다.

He wiggled her toes and felt normal sensation.
그녀는 발가락을 움직였고 정상 감각이었습니다.

X-ray showed her tibia was broken.
X-ray에서 그녀의 경골이 골절되어 있었습니다.

We immobilized with a long leg splint after manipulative reduction.
도수 정복술 후 장하지 석고고정을 시행하였습니다.

Case 2.
An young woman came to the emergency department with a complain of dizziness.
젊은 여자가 어지러움을 주소로 응급실로 내원하였습니다.

She reported no other medical problems.
특별한 의학적인 문제는 없다고 말했습니다.

She missed recent her periods.
그녀는 최근에 생리가 없었습니다.

I worried about pregnancy or other disease.
저는 임신과 다른 질병에 대해 걱정하였습니다.

I did a physical examination and all this was normal.
이학적 검사를 하였는데 모든 것이 정상이었습니다.

She had a temperature of 37 degrees.
그녀의 체온은 37도였습니다.

A chest X-ray and electrocardiogram were normal.
흉부 X-ray 사진과 심전도는 정상이었습니다.

I sent off a serum pregnancy test and checked complete blood cell count.
임신반응 검사를 시행하고 CBC를 검사했습니다.

The pregnancy test came back negative.
임신 테스트는 정상이었습니다.

Laboratory studies showed that red, white cells and platelet count were extremely low, which is suggestive of aplastic anemia.
혈액 검사에서 적혈구 백혈구, 혈소판이 아주 낮아 재생불량성 빈혈 가능성이 있습니다.

The patient has not been hospitalized until the present admission.
환자는 이번 입원말고는 병원에 입원한 적은 없습니다.

I admitted her to hematology for further evaluation.
추가 검사를 위해 그녀를 핼액 내과에 입원시켰습니다.

Case 3.
Patient was experiencing pain in the left lower extremity.
환자가 좌측 하지의 통증을 호소하였습니다.

가정
의학과

순환기
내과

호흡기
내과

소화기
내과

일반
외과

흉부
외과

산부
인과

소아과

정형
외과

신경
외과

안과

이비인
후과

치과

피부과

비뇨
기과

신경
정신과

응급
의학과

응급
상담

보완
의학

Patient's calf was found to be tender and 5 centimeters larger than the unaffected side.
환장의 다리는 통증이 있고 정상 측보다 5cm 더 커져있었습니다.

Recent history showed that he had a short leg cast for 2 months due to ankle fracture.
최근 병력은 족관절 골절로 3달간 단하지 석고고정을 했었습니다.

The patient was treated by a local doctor.
환자는 개인병원 의사에게 치료를 받았습니다.

Differential diagnosis includes deep vein thrombosis and cellulitis.
감별한 진단은 심부 정맥 혈전증과 봉와직염입니다.

We consulted him to vascular surgery.
혈관외과에 진료를 의뢰하였습니다.

Case 4.
50-year old drunken man was brought to the ER for shortness of breath.
50세 술에 취한 남자가 호흡곤란으로 응급실로 왔습니다.

His vitals were stable.
그의 활력 징후는 안정적이었습니다.

But he could barely answer questions.
하지만 그는 질문에 거의 대답을 하지 못했습니다.

He had a history of alcoholism.
그는 알코올리즘 병력이 있습니다.

Physical examination showed no wound.
이학적 검사에서 상처는 없었습니다.

Breath sounds were wheezing.
호흡음은 색색거렸습니다.

Reviewing his chest X-ray, we noticed a round density in the right chest.
흉부 X-ray에서 둥근 음영을 발견하였습니다.

I called pnematology.
호흡기내과를 불렀습니다.

Case 5.
12-year old boy was brought in with a head injury sustained in a car accident.
12세 소년이 교통사고로 머리에 손상을 입고 왔습니다.

After repeated seizure, he was unconscious.
그는 몇 번의 경련 후 의식을 잃었습니다.

On physical examination it is discovered that his scalp had deep laceration.
이학적 검사상 그의 두피가 깊게 찢어져 있었습니다.

I did a neurological examination, testing his pupils and then his reflexes.
그의 동공과 신경반응 검사를 시행했습니다.

No abnormal signs.
이상 징후는 없었습니다.

Skull radiographs revealed a fracture of skull.
X-ray에서 두개골 골절이 보였습니다.

We did a brain CT to make confirmation of brain injury.
뇌손상을 확인하기 위해 뇌 CT 촬영을 하였습니다.

CT showed an acute epidural hematoma.
CT에서 급성 경막외 출혈이 보였습니다.

Neurosurgery had performed emergency operation.
신경외과에서 응급수술을 시행하였습니다.

Case 6.
19-year-old boy came to ER.
19세 소년이 응급실로 왔습니다.

Symptoms showed 2 days history of nausea, vomiting and abdominal pain.
증상은 2일간의 오심, 구토와 복통이었습니다.

The pain occurred in the night, and awaken from his sleep.
통증은 밤에 와서 잠을 자주 깨곤 했습니다.

The duration of the pain was said to be variable.
통증이 기간은 다양했다고 합니다.

There is no history of hematoemesis or melena.
피를 토하거나 혈변을 눈 적은 없었습니다.

I gave him an antacid and drugs that block acid production.
제산제와 위산 억제제를 처방했습니다.

Case 7.
27-year-old young male patient was brought to ER.
27세 남자가 응급실로 데려와졌습니다.

He experienced sudden pain in right lower quadrant abdomen.
그는 우측 하복부에 갑작스러운 통증을 호소하였습니다.

가정
의학과

순환기
내과

호흡기
내과

소화기
내과

일반
외과

흉부
외과

산부
인과

소아과

정형
외과

신경
외과

안과

이비인
후과

치과

피부과

비뇨
기과

신경
정신과

응급
의학과

응급
상담

보완
의학

He vomited two times.
그는 2차례 토했습니다.

A diagnosis of acute appendicitis was made.
급성 충수염으로 진단되었습니다.

Emergency surgery was performed immediately.
응급수술이 바로 시행되었습니다.

Case 8.
The ambulance transported 76-year-old woman to our ER.
앰블런스가 76세 할머니를 응급실로 데려왔습니다.

She suffered a full cardiac arrest at home.
그녀는 집에서 심장마비가 있었습니다.

Her heart monitor showed no rhythm.
EKG에서는 심박동이 없었습니다.

We did the CPR for 20 minutes.
우리는 20분간 심폐소생술을 시행하였습니다.

We were unable to resuscitate her.
그녀를 되살릴 수 없었습니다.

We pronounced her dead and told her family of her death.
우리는 사망을 확인하고 그녀의 가족들에게 그녀의 죽음을 말했습니다.

Attractive phrase
Universe is all connected thorough invisible energy

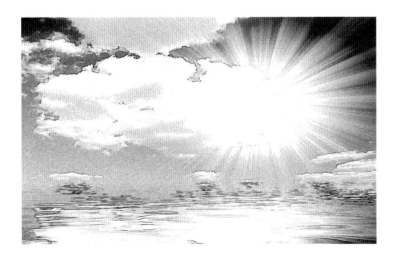

진료영어 세미나 영어 해외연수 영어

83. Complementary Medicine (보완의학)

(1) Active Physical Therapy (Exercise - 운동)

Active physical therapy like exercise is important in the management of the pain.
운동과 같은 능동적인 치료가 통증 관리에 중요합니다.

Adequate exercises help you lead a healthy life.
적절한 운동은 당신을 건강한 생활로 이끕니다.

Exercise is able to built strength and creates a perfect harmony between mind and body.
운동은 힘을 길러주고 마음과 몸 사이의 완벽한 균형을 만들어 줍니다.

Modern lifestyles have grown increasingly less active, affecting the condition of our bodies.
현대의 생활은 덜 능동적으로 가며, 우리 몸 상태에 영향을 주고 있습니다.

Regular exercise would bring back the natural balance and harmony in our bodies.
규칙적인 운동은 우리 몸의 자연적인 균형과 조화를 가져옵니다.

You must be aware of every movement that is part of an exercise and trying to have mind and body working as a team.
모든 활동이 운동의 하나이며, 몸과 마음이 하나가 되도록 노력해야 합니다.

If exercise performed at the proper intensity, duration and frequency, you will achieve significant improvements in physical working activity.
만약 운동을 적당한 강도와 시간, 빈도에 맞추어 한다면, 당신은 육체적인 활동 능력이 의미 있게 증가될 것입니다.

Walking is good for your health
걷는 것이 당신의 건강에 좋습니다.

Walking strengthens the leg muscles and makes your bones stronger.
걷는 것은 다리의 근육을 강하시키고 당신의 뼈를 튼튼하게 합니다.

Running can cause trouble for your knees if you are overweight or have arthritis.
달리기는 당신이 과체중이거나 관절염이 있을 때 문제를 일으킬 수 있습니다.

Walking may be better than running in some ways.
걷는 것이 어떤 때는 달리는 것보다 좋습니다.

Try to walk 6 km an hour, about 3 or 4 times a week to make it a regular exercise.
규칙적인 운동이 되기 위해서는, 한 시간에 6 km 정도, 일주일에 3, 4번하도록 하세요.

Power center should be formed by the abdomen, low back and the buttocks which support the spine and posture.
힘의 중심은 척추와 자세를 잡아주는 복부와 허리, 둔부이어야 합니다.

Adequate breathing is important to keep the bloodstream pure by oxygenating the blood.
적절한 호흡은 혈액에 산소를 보내 순혈을 유지하도록 하는데 중요합니다.

Proper position of the head, neck and back is very important to avoid the prolong contraction of the muscles causes pain.
머리, 목, 허리의 적당한 자세가 통증을 일으키는 오랜 근육 수축을 피하는데 중요합니다.

You should try to maintain a moderate exercise, such as stretching, strengthening and aerobic conditioning.
스트레칭, 근력강화운동, 에어로빅 운동 등의 중등도의 운동을 유지하도록 해야 합니다.

1. Neck Pain

Try to avoid movements which aggravate your pain.
통증을 유발시키는 운동을 하지 마세요.

Try an adequate pillow which keeps the curve in your neck in its proper position while you sleep.
잠자는 동안 목의 자세가 적절한 베개를 사용하세요.

Let your neck bend to the side, and with your hand apply a little pressure to your head to help bring it into the same direction.
목을 옆으로 돌리고 손으로 같은 방향으로 눌러 주세요.

Let your head hang forward, as if you are touching your chin to your chest.
머리를 앞으로 숙여 턱이 가슴에 닿는 것처럼 하세요.

With your shoulders relaxed, turn your head to side as if you were looking over your shoulder.
어깨의 힘을 빼고, 머리를 돌려 어깨 뒤를 보는 것처럼 돌리세요.

Repeat this three times.
이런 것들을 3번 반복하세요.

2. Shoulder Pain

React to shoulder pain by not moving your shoulder can lead to complete loss of shoulder mobility.
어깨에 통증이 있다고 움직이지 않는 것은 어깨의 움직임을 완전히 잃게 만듭니다.

You should try to keep your shoulder in motion.
어깨가 항상 움직이도록 하세요.

Good active exercise can improve shoulder motion and decrease pain.
올바른 능동적인 운동이 어깨의 운동을 증가시키고 통증을 줄여 줍니다.

Pendulum exercise of shoulder is useful to be performed in a prone lying position.
어깨의 시계추 운동은 엎드린 자세로 하는 것이 효과적입니다.

Lie on your stomach close to the edge of the bed and let your weak arm hang over the edge of the bed.
엎드린 다음 테이블 가장자리에서 팔이 매달리도록 하세요.

Relax your shoulder, arm and hand and gently swing your arm forward and back.
어깨와 팔에 힘을 뺀 다음, 팔을 앞뒤로 부드럽게 움직이세요.

As pain decreases, increase your swing.
통증이 줄어들수록 움직임을 증가시키세요.

Bend forward at the waist and relax your weak arm to let it drop.
허리를 숙인 다음, 아픈 팔의 힘을 빼고 떨어뜨리세요.

Use body motion to swing your arm in small circles.
몸을 이용하여 팔이 작은 원을 그리도록 하세요.

3. Elbow Pain

Elbow pain is generally caused by overuse of the extensor or flexor tendons of the forearm.
팔꿈치의 통증은 전완부의 신전근 및 굴곡근의 과사용으로 옵니다.

To decrease inflammation and pain, promote tissue healing, and retard muscle atrophy, follow the RICE principle.
염증과 통증을 줄이고, 조직 치유 잘 되고, 근 위축을 지연시키기 위해서는 RICE 요법을 해야 합니다.

Rest means avoiding further overuse not absence of activity.
쉰다는 것은 과사용을 피하라는 것이지 쓰지 말라는 것이 아닙니다.

You should maintain as adequate activity level as possible while avoiding activities that aggravate the pain.
통증을 일으키는 운동을 피하는 동안에도 적절한 활동은 유지를 하세요.

Absolute rest should be avoided as it encourages muscle atrophy and decreases blood supply to the area.
완전히 쉬는 것은 근 위축을 일으키고 그 부위에 혈액공급을 줄이므로 피하여야 합니다.

Gentle elbow stretching exercise with wrist flexion, extension and rotation is needed.
손목을 구부리고 피고 돌려주는 것과 함께 부드러운 팔꿈치의 스트레칭이 필요합니다.

The elbow should be extended and not flexed to increase the amount of stretch.
팔꿈치는 스트레칭이 증가하면서 구부리지 않고 펴야 합니다.

These stretches should be held for 20-30 seconds and repeated 5-10 times, at least twice a day.
이런 스트레칭을 하루에 2번 이상, 20-30초간, 5-10번하여야 합니다.

Do not stretch to the point of pain that reproduces your symptoms.
당신의 증상을 다시 만드는 정도까지 통증이 오도록 스트레칭을 하면 안 됩니다.

가정
의학과

순환기
내과

호흡기
내과

소화기
내과

일반
외과

흉부
외과

산부
인과

소아과

정형
외과

신경
외과

안과

이비인
후과

치과

피부과

비뇨
기과

신경
정신과

응급
의학과

응급
상담

보완
의학

Place 1 lb. weight in hand with palm facing downward after supporting forearm on your knee and raise hand up slowly and lower slowly to strengthen the tendons.

　　1 파운드의 무게를 손에 들고 전완부를 무릎에 받치고 바닥을 향한 다음, 건들이 강해지도록 느리게 손을 위 아래로 올렸다가 내리세요.

Place 1 lb. weight in hand with palm facing upward after supporting forearm on your knee and bend hand up slowly, and then lower slowly.

　　1 파운드의 무게를 손에 들고 전완부를 무릎에 받치고 위를 향한 다음, 건들이 강해지도록 느리게 손을 위아래로 올렸다가 내리세요

Continue the stretching and strengthening exercises emphasizing the motion of wrist flexion and extension.

　　손목을 구부리고 피는 운동을 강조한 스트레칭과 근육 강화 운동을 계속하세요.

4. Back Pain

Stretching and flexibility exercises can be beneficial for your back.

　　스트레칭과 굴곡운동이 허리에 좋습니다.

Every individual who has suffered from back pain should stretch their hamstring muscles and strengthen the back muscles.

　　요통을 호소하는 사람들은 오금 근육을 스트레칭 해주고 등 근육을 강화시켜 주어야 합니다.

Active physical therapies like exercises are typically necessary to strengthen the spine and help reduce severity and duration of potential future episodes of back pain.

　　운동과 같은 능동적인 물리치료가 척추를 강화시키고, 향후 올 수 있는 요통의 정도나 기간을 줄여주는데 도움을 줍니다.

Stretching the back and hamstring muscles typically helps decrease the intensity of back pain.

　　허리와 오금을 스트레칭 하는 것이 요통의 정도를 줄여줍니다.

The most common stretching technique is to simply bend forward at the waist, with legs relatively straight, and try to touch the toes and hold this position.

　　가장 흔한 스트레칭 방법은 허리를 숙이고 다리를 곧게 핀 다음 다리를 잡고 있는 것입니다.

And then slowly stand up, place your palms on your back just above your buttocks, and lean gently backward.

　　그런 다음, 손바닥을 엉덩이 바로 위 허리에 대고 뒤로 젖히세요.

Repeat several times.

　　여러 차례 반복하세요.

Lie on back, knee bent. tighten abdomens and buttocks.

　　누워서 무릎을 굽힌 다음 복부와 엉덩이에 힘을 주세요.

Raise one leg with knee straight and hold 3 seconds, repeat 10 times.
한 쪽 다리를 무릎을 편 상태로 올려 3초간 있도록 하고, 10번 반복하세요.

Repeat the other leg.
다른 쪽 다리도 반복하세요.

5. Knee and Ankle Pain

The most common type of knee and ankle pain is a sprain.
가장 흔한 무릎과 발목 통증은 염좌입니다.

Tears of the anterior or posterior cruciate ligament and meniscus are common in knee injuries.
전방 또는 후방 십자인대와 연골 파열이 무릎 손상에서 흔합니다.

A sprain results from the stretching and tearing of small ligaments.
염좌란 작은 인대들의 늘어나거나 파열된 것을 의미합니다.

To decrease inflammation and pain, promote tissue healing, and retard muscle atrophy, follow the RICE principle.
염증과 통증을 줄이고, 조직의 치유를 높이고, 근 위축을 늦추려면 RICE 요법을 따르세요.

Usually requires some form of immobilization in a stable position lasting several days.
며칠 동안 안정된 자세로 어떤 방법으로든 못 움직이게 하는 것이 필요합니다.

Allow injured joint to rest for approximately a couple of days after the injury
손상 후 며칠간은 손상된 관절이 쉬도록 해야 합니다.

Early walking is essential, since weight bearing inhibits contractures of tendons, which may lead to tendinitis.
체중부하가 건염을 일으키는 건들의 구축을 막아주므로 조기 보행이 꼭 필수입니다.

(2) Passive Physical Therapy
(PT, Massage, Chiropractic - 물리치료, 마사지, 카이로프랙틱)

You need to focus on decreasing pain with passive physical therapy.
수동적인 물리치료로 통증을 줄이는데 중점을 두는 것이 필요합니다.

Physical therapy help restore function, improve mobility and relieve pain.
물리치료는 기능을 회복시키고, 운동영역을 을 증가시키고, 통증을 완화시켜 줍니다.

Physical therapist can use electrical stimulation, hot packs or cold compresses, traction or deep tissue massage, and ultrasound to relieve pain.
물리치료사들은 통증을 줄이기 위해 전기자극, 뜨거운 찜질, 얼음 찜질, 견인요법, 심부 마사지, 초음파 등을 쓸 수 있습니다.

가정
의학과

순환기
내과

호흡기
내과

소화기
내과

일반
외과

흉부
외과

산부
인과

소아과

정형
외과

신경
외과

안과

이비인
후과

치과

피부과

비뇨
기과

신경
정신과

응급
의학과

응급
상담

보완
의학

Heat or ice are easily available and helps reduce muscle spasm and inflammation.
뜨거운 찜질이나 얼음찜질은 근 경련과 염증을 줄여주는 아주 쉬운 방법입니다.

Take a nice hot shower and let the water run on your pain lesion.
뜨거운 물에 목욕을 하고, 물이 아픈 부위 위를 흐르도록 하세요.

Place a heating pad on your pain site and keep it on long enough to allow your skin to turn a little red and warm up.
찜팩을 아픈 곳 위에 놓고, 피부가 약간 빨개지거나 따뜻해질 때까지 충분히 기다리세요.

Ice packing is recommended as long as inflammation is present.
염증이 있는 동안은 얼음찜질이 필요합니다.

Ice packing can be used to reduce nervous system response, making the area easier and more comfortable to work.
얼음찜질이 신경시스템의 반응을 줄이고, 치료에 도움이 되도록 사용될 수 있습니다.

Ice decreases the inflammatory process, slows local metabolism and helps relieve pain and muscle spasm.
얼음찜질은 염증과정을 줄여주고, 대사를 느리게 하며, 통증과 근 수축을 좋아지게 합니다.

Ice packing may be done throughout the entire rehabilitation process and return to sports.
얼음찜질은 스포츠를 할 수 있는 재활 과정 내내 해도 좋습니다.

Compression and elevation help venous return and minimize swelling.
압박과 올려 주는 것은 정맥 순환을 높여 부종을 줄여 줍니다.

A transcutaneous electrical nerve stimulator (TENS) unit uses electrical stimulation to modulate the sensation of pain by overriding the painful signals that are sent to the brain.
TENS는 뇌로 가는 통증 신호를 교란시켜 통증감각을 조절하는 전기자극입니다.

Ultrasound is a form of deep heating in which sound waves are applied to the skin and penetrate into the soft tissues.
초음파는 피부와 심부 조직에 열을 가해주는 방법입니다.

Ultrasound is especially useful in relieving acute episodes of pain and may enhance tissue healing.
초음파는 급성 통증을 줄이고 조직의 치유를 높여주는 데 유용합니다.

Massage can be used for removing tension and pain.
마사지는 긴장과 통증을 줄이는데 쓸 수 있습니다.

Massage therapy is a hands-on manipulation to help reduce the soft tissue discomfort associated with chronic muscular overuse which causes chronic pain.
마사지 치료는 만성 통증을 일으키는 만성적인 근육의 과사용에 의한 연부조직의 불편함을 줄여주는 수기입니다.

Massage improves the circulation of blood through the body and speed the removal of metabolic

waste products from muscles.
마사지는 몸으로 가는 혈액순환과 근육으로부터 생긴 대사 물질 배출을 도와줍니다.

Benefits of massage are reducing muscular tension, enhancing tissue elasticity.
마사지의 장점은 근육의 긴장을 줄여주고, 조직의 탄력을 높여주는 것입니다.

Trigger point pressure methods help reducing spasm and inducing new blood flow into the affected area.
아픈 곳의 압박은 경련을 줄이고 새로운 혈액이 흐르도록 해줍니다.

Pressure should be applied to trigger points between about 7 to 10 seconds per point, several times.
압박은 아픈 곳에 한 번에 7-10초 간, 여러 번 해주어야 합니다.

Mobilizing the spine joints though manipulations can decrease back pain.
수기를 통한 척추 관절의 운동은 요통을 줄여줍니다.

The overall philosophy for chiropractic manipulations is that joint dysfunction in the spine can produce back pain.
카이로프랙틱 수기는 요통을 일으키는 척추의 관절 기능이상에 개념을 두고 있습니다.

Chiropractic focuses on adjustments to correct spinal malfunctions, called subluxations, in order to remove interference to the spinal nerves that exit between the bones of the spine.
카이로프랙틱은 척추 뼈 사이에서 나오는 척추 신경의 방해를 제거하기 위해 아탈구와 같은 척추의 기능 이상을 교정하는데 중점을 둡니다.

The objective of the chiropractic treatment is to reduce the subluxation of spine, which results in an increased range of motion, reduced nerve irritability and improved function.
카이로프랙틱 치료의 목적은 척추의 아탈구와 같은 것들을 줄여 운동 범위를 증가시키고, 신경 자극을 줄이고, 기능을 향상시키는 것입니다.

(3) Meditation (명상)

Meditation is complementary medical care by encouraging healing of the body, mind, and spirit.
명상은 몸과 마음과 정신의 치유를 도와주는 보완적인 의료행위입니다.

Modern people feel stressed under over-worked condition.
현대인들은 과도한 일 때문에 스트레스를 느끼고 있습니다.

Our stress and tiredness make us unhappy and affect our health.
우리들의 스트레스와 피곤함은 우리를 불행하게 하고, 우리의 건강에 영향을 줍니다.

Meditation makes your mind comfortable.
명상은 당신의 마음을 안락하게 합니다.

Meditation makes you feel good naturally.
명상은 당신이 자연스럽게 행복해지게 합니다.

가정
의학과

순환기
내과

호흡기
내과

소화기
내과

일반
외과

흉부
외과

산부
인과

소아과

정형
외과

신경
외과

안과

이비인
후과

치과

피부과

비뇨
기과

신경
정신과

응급
의학과

응급
상담

보완
의학

Meditation makes you more spiritual.
명상은 당신을 좀 더 영성적으로 만듭니다.

Understanding the mind-body relation is important to enhance the mind's capacity to affect bodily function and symptoms.
마음과 몸과의 관계를 이해하는 것이 몸의 기능과 증상에 영향을 주는 마음의 능력을 높여주는 데 중요합니다.

To feel the bio-energy gives you a chance of self discovery.
생명에너지를 느끼게 되면 자신의 내면을 발견하게 됩니다.

Cultivating constructive thoughts is the purpose of the meditation.
건설적인 생각을 만드는 것이 명상의 목적입니다.

Meditation is needed for all who desire to maintain health of mind and body.
명상은 마음과 몸의 건강을 유지하려는 사람들에게 필요한 것입니다.

I highly recommend it to anyone who needs relaxation.
저는 여유로움이 필요한 사람들에게 이것을 강하게 추천합니다.

Medication can help you to understand your mind.
명상은 당신이 당신의 마음을 이해하도록 도와줍니다.

Open your heart toward the world and whole system of the nature.
세계와 자연의 전체 시스템에 대한 개방된 마음을 가지세요.

We should find the universe within us.
우리는 우리들 안에 있는 우주에 대해 발견해야 합니다.

The universe opens the door for the spiritual human beings who realize the natural secret.
우주는 자연의 비밀을 깨달은 정신적으로 성숙된 사람들에게 문을 엽니다.

We try to live out our dreams and to transform them into action.
우리는 우리의 꿈을 현실로 실현시키기 위해 노력해야 합니다.

Meditation, breathing exercise, praying, and therapies that use creative outlets such as art, music or dance can help promoting health.
명상이나 호흡운동, 기도, 예술, 음악, 춤과 같은 창조적인 배출활동들이 건강을 증진시키는데 도움을 줍니다.

Meditation is beneficial to your health and keep you calm and relaxed.
명상은 당신의 건강에 좋고 고요함과 안정을 줍니다.

Bio-energy training like meditation and breathing exercise affect internal energy condition.
명상이나 호흡법과 같은 생체에너지 훈련은 내적 에너지 상태에 영향을 줍니다.

(4) Breathing Exercise - Dahn, Zen, Ki and Yoga
(호흡법 - 단, 선, 기, 요가)

A couple of minute meditation with breathing exercise can help you to overcome stress and find inner peace and balance.

호흡운동과 더불어 하는 몇 분간의 명상은 당신의 스트레스를 없애주고, 내면의 평화와 균형을 찾게 해줍니다.

There were many ancient secrets of the method of meditation in Asia.

아시아에는 명상의 방법에 관한 많은 고대의 비밀이 있습니다.

Dahn(Korea), Yoga(Indo), Zen(Japan) and Ki(China) are similar methods which make someone to feel more energized and more relaxed.

한국의 단, 인도의 요가, 일본의 선, 중국의 기와 같은 것들은 사람들에게 충만된 에너지를 느끼게 하며, 여유롭게 만듭니다.

These are the similar training methods of the biological energy that maintains the health.

이것들은 건강을 유지하는 생물학적인 에너지를 훈련시키는 비슷한 방법들입니다.

Most meditation practices, yoga and breathing exercise encourage breathing from the lower abdomen.

모든 명상활동이나 요가, 호흡운동 등은 복부 아래의 호흡을 권유합니다.

Focusing attention on the lower abdomen help harmonizing the body and mind, helping you to feel more grounded.

복부 아래에 주의를 집중하는 것은 몸과 마음을 조화롭게 하고, 더 구심점이 되게 합니다.

If we breathe well, we can increase our vitality and feel a sense of well-being.

만약 호흡을 잘하면, 우리는 생명력을 증가시키고, 웰빙 감각을 느낄 수 있습니다.

I will introduce the precise, scientific method of breathing exercise.

제가 간결하고 과학적인 명상의 방법을 소개해 드리겠습니다.

Lie on the ground or sit in a position where your spine is straight.

허리가 반듯하도록 바닥에 눕거나 앉으세요.

Close your eyes and relax all your body.

눈을 감고 몸 전체에 긴장을 푸세요.

Inhale with nose only, mouth closed.

입은 다물고 코로만 쉬세요.

Inhale very slowly through your nose and send your breath to go deep down into your abdomen.

코를 통해 느리게 쉬고 숨이 복부 깊은 곳으로 가게끔 하세요.

Push out your abdomen gently and try to move your chest as little as possible.

복부를 부드럽게 내밀고 가슴은 가능한 움직이지 마세요.

Tense abdominal muscles as you inhale and gradually let the muscles go as you exhale.

들이쉴 때 복부 근육에 힘을 주고, 내 쉴 때 자연스럽게 힘을 빼세요.

Focus your attention on the movement of your abdomen as you inhale and exhale.

숨을 들이쉬고 내쉴 때, 복부에 집중을 하세요.

가정
의학과

순환기
내과

호흡기
내과

소화기
내과

일반
외과

흉부
외과

산부
인과

소아과

정형
외과

신경
외과

안과

이비인
후과

치과

피부과

비뇨
기과

신경
정신과

응급
의학과

응급
상담

보완
의학

Pay attention to your depth of breath and its rhythm and pace.
숨쉬는 시간과 리듬과 속도에 주의하세요.

Repeat and try to let go and relax totally.
전체적으로 자연스럽게 진행되도록 반복하세요.

As you continue to do this regularly, you will have a feeling of letting go and well being sensation.
규칙적으로 반복할 경우, 당신은 안정됨과 웰빙을 느낄 것입니다.

Bio-energy discipline means to combines individual human spirit into universal spirit.
생체 에너지 훈련은 개인의 정신이 우주의 정신과 융합되는 것을 의미합니다.

This can improve mental clarity, greater self-understanding, stress control and general well-being.
이것은 의식을 명료하게 하고, 스스로 깨닫게 만들고, 스트레스 조절과 웰빙을 느끼게 합니다.

10 minutes breathing excercise a day will improve the functioning of the digestive, circulatory and respiratory systems.
하루에 10분 호흡 운동하는 것이 소화기, 순환기, 호흡기의 기능을 향상시킵니다.

Gradually increase your schedule to 30 minutes a day.
하루에 30분이 되도록 점차 스케줄을 높이세요.

(5) Acupuncture (침)

Oriental medicine is based on the fact that disease is present when the flow of bio- energy through the channels is disrupted.
동양의학은 채널을 통한 생체에너지의 흐름이 파괴될 때 질병이 생긴다는 것에 근거를 두고 있습니다.

If the internal balance of bio-energy is seriously disrupted, then there will be an abnormal flow of bio-energy representing the diseased organ.
만약 생체 에너지의 내적 균형이 깨진다면, 질병을 의미하는 생체에너지의 비정상적인 흐름이 생깁니다.

The existence of bio-energy channels has not yet been scientifically proven.
생체 에너지 채널들은 아직 과학적으로 입증된 것은 아닙니다.

Bioelectromagnetic energy is a normal and subtle energy in living creature.
생체전자기장의 에너지는 모든 생명체에 정상적으로 있는 작은 에너지입니다.

Acupuncture is based on the assumption that bio-energy courses through the body just as streams and rivers.
침술은 생체에너지의 흐름이 강처럼 몸을 통해 흐른다는 가정에 기초를 두고 있습니다.

Acupuncture points are located in the gates of the body which communicate from the outside to the inside.
침술의 부위는 외부와 내부를 연결하는 몸의 문과 같은 곳입니다.

Acupuncture points represent points of maximum influence on the flow of bio-energy through the channels
침술의 부위는 채널을 통한 생체에너지의 흐름에 가장 큰 영향을 주는 곳입니다.

Acupuncture is a helpful method which can relieve pain.
침술은 통증을 줄여주는 방법입니다.

Acupuncture stimulates the nerves in skin and muscle, and can produce a pain control effect.
침술은 피부와 근육에 있는 신경들을 자극하여 통증을 조절하는 효과가 있습니다.

Acupuncture may increase the body's release of natural painkillers such as endorphin and serotonin which reduce pain and improve sense of well-being.
침술은 통증을 줄여주고 웰빙을 느끼게 하는 자연 진통제인 엔돌핀이나 세로토닌의 분비를 증가시킬 수 있습니다.

A small stimulus is probably more effective than a large one.
작은 자극이 큰 자극보다 효과적입니다.

The emphasis in acupuncture therapy is to select a minimal number of acupuncture points.
침술의 중요한 점은 가장 작은 수의 침을 놓는 것입니다.

Many people find that they feel better after acupuncture treatment, even if there is no real improvement in their medical condition.
많은 사람들은 비록 의학적인 진정한 치료효과는 없어도 침술 치료 후 기분이 좋아집니다.

(6) Aroma Therapy (향기 요법)

Smells and fragrances can affect mood and emotions, and trigger the production of hormones in the body.
냄새와 향기는 기분과 감정에 영향을 주고, 몸의 호르몬 분비를 자극합니다.

Aroma-therapy works on the simple basic principle of enjoying the fragrance.
향기 요법은 향기를 즐기는 단순한 기본적인 원칙에서 시작합니다.

Using the essential oils of aromatic plants, trees and flowers can uplift the spirit, clear the mind and relax the body.
향기 있는 식물, 나무, 꽃들의 기본 오일을 사용하면 기분이 상쾌해지고, 마음이 맑아지며, 몸의 긴장이 풀립니다.

The aromas are perceived by the nerve endings at the nose, and signals are passed to the brain which controls hormone release.
향기는 코의 후각 끝에서 흡수되어 호르몬을 조절하는 뇌로 전달됩니다.

During the massage with an aromatherapy, the very small molecules of essential oils penetrate the skin to get into the bloodstream and the immune system to work in a physiological method.
아로마 마사지를 하는 동안 미세한 오일입자가 피부를 뚫고 혈액과 면역 시스템으로 가서 생리적으로 자극을 줍니다.

가정
의학과

순환기
내과

호흡기
내과

소화기
내과

일반
외과

흉부
외과

산부
인과

소아과

정형
외과

신경
외과

안과

이비인
후과

치과

피부과

비뇨
기과

신경
정신과

응급
의학과

응급
상담

보완
의학

The warmth of a bath with fragrant oil relaxes you.
방향제로 따뜻한 목욕을 하는 것은 당신의 긴장을 풀어줍니다.

Attractive phrase
Creative thoughts and works impact the world

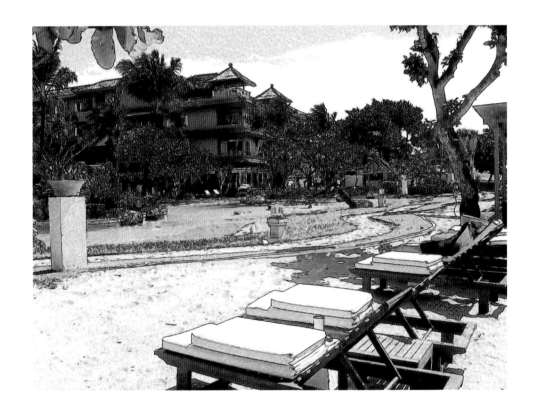

Part III : Seminar English
제 3부 : 세미나 영어

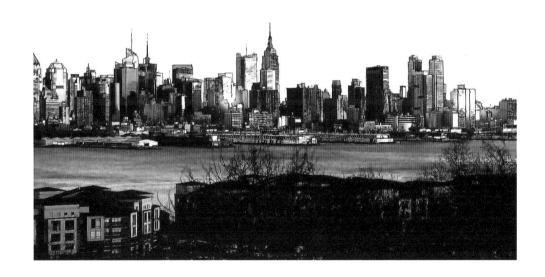

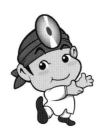
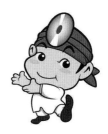

84 세미나 또는 학회를 시작하면서

>> Ladies and gentleman.
신사숙녀 여러분.

>> Welcome to this international conference.
이번 국제 학회에 참가해 주신 걸 환영합니다.

>> It is an honor for me to have the opportunity of speaking at the opening ceremony.
개회식에서 말할 수 있는 기회를 가져 저의 영광으로 생각합니다.

>> I feel very honored to be giving opening speech.
개회연설을 하게 되어 정말 영광입니다.

>> I am delighted to be here this morning at this conference.
아침에 이곳 학회에 오게 되어 기쁩니다.

>> It's a great pleasure and honor for me to address you at this international conference.
이번 국제학회에서 여러분에게 연설을 하게 되어 정말 기쁘고 영광스럽습니다.

>> On behalf of the organizing committee, I cordially welcome all participants to this conference.
조직위원회를 대표하여 이번 학회에 참석한 모든 분들을 진심으로 환영합니다.

>> First of all, I'd like to welcome to all foreign guests to this city.
먼저 이 도시에 오신 모든 외국손님들을 환영합니다.

>> I have now been in this city for a couple of days and I must say that I am very impressed by your beautiful country.
며칠 이 도시에 있는 동안 이 나라의 아름다움에 대해 깊은 인상을 받았음을 말씀 드립니다.

>> It's a great pleasure to be here and to enjoy the hospitality of this city.
이곳에 와서 도시의 정다움을 느끼게 되어 정말 기쁩니다.

>> Let me begin by warm expressing welcome all of you to this conference.
이번 학회에 오신 모든 분들에게 먼저 진심으로 환영합니다.

>> A warm welcome to all of you, and a warm welcome to your families.
여러분 모두와 여러분 가족들을 진심으로 환영합니다.

>> It is a real pleasure to welcome you all to the conference.
학회에 오신 모든 분들을 기쁘게 환영합니다.

>> I am delighted to see so many participants from abroad.
해외에서 많은 분들이 참석하셔서 기쁩니다.

>> It is a great honor for me to be able to convene this conference in the presence
of many of the authorities in this field.
이 분야의 많은 권위자들이 참석한 가운데 학회를 개최하게 되어 영광입니다.

>> I feel honored to be here with all of you and to be invited to this conference.
이곳 학회에 초대되어 여러분 모두와 함께 하게 되어 영광입니다.

>> You are wonderful hosts.
당신들의 주최는 훌륭합니다.

>> This will be the 9th annual international conference.
이 심포지엄은 매년 정기적으로 열리는 9번째 학회입니다.

>> This conference has grown in size over the years and now attracts many
participants.
해가 갈수록 학회 규모가 커지며 많은 참석자들이 참가하고 있습니다.

>> More than 900 professors and experts take part in this conference.
900명 이상의 교수님들과 전문가들이 이번 학회에 참석을 하셨습니다.

>> At this conference, we anticipate approximately 2000 participants and attendees.
이번 학회에서 우리는 약 2000명의 참가자들을 예상하고 있습니다.

>> In recent years, we have experienced remarkable medical progress.
최근 우리는 괄목할만한 의학적 진보를 경험했습니다.

>> This conference has been regularly held every year since 2003.
이 학회는 2003년 이후 매년 정기적으로 열리고 있습니다.

〉〉 The conference has truly cemented its position as a keystone in this field.
학회는 이 분야의 주춧돌로써 그 위치가 점점 확고해지고 있습니다.

〉〉 The conference continues to play an important role in this field.
학회는 이 분야에 중요한 역할을 계속할 것입니다.

〉〉 I am convinced that this conference will serve as a stepping-stone.
이번 학회가 주춧돌 역할을 할 것이라 확신합니다.

〉〉 We are sure that the conference will serve as important momentum for updating technique.
우리는 학회가 최신 테크닉을 위한 중요한 추진력 역할을 할 것으로 확신합니다.

〉〉 This conference will help you to take updating knowledge.
이번 학회가 여러분들이 최신 지식을 갖는데 도움을 줄 것입니다.

〉〉 We hope that you will take away from this seminar some practical information that you can use in your own practice.
세미나에서 여러분이 사용할 수 있는 실질적인 정보를 얻길 바랍니다.

〉〉 This seminar will include discussions based on more than 100 paper presentations that cover medical new trends.
이번 세미나는 의학의 새로운 경향을 보여 줄 100개 이상의 논문발표와 토론이 있을 것입니다.

〉〉 It is obvious that considerable progress has been made in this field.
이 분야에 상당한 발전이 이루어지고 있는 것이 분명합니다.

〉〉 I wish this seminar to play as a seed for you to harvest the fruitful results.
이번 세미나가 여러분들에게 좋은 결실을 맺을 수 있는 씨앗이 되길 바랍니다.

〉〉 Please use this seminar to make useful contacts for future cooperation.
이번 세미나를 미래의 협력을 위한 만남이 되게 하십시오.

〉〉 Over the recent years, we have reached some important milestones regarding A.
최근 몇 년 동안 우리는 A에 대해 중요한 지점에 와있습니다.

〉〉 The medical technique is expected to improve through A in the future.
의학기술은 미래에 A에 의해 향상되리라 기대하고 있습니다.

〉〉 I am looking forward to an interesting seminar and following fruitful discussions.
흥미로운 세미나가 되고 좋은 결실을 얻은 토론이 되길 바랍니다.

>> Over the next few days, I believe you will be discussing passionately issues and matters regarding current medical techniques.
며칠간 현재의 의학적 기술에 대한 이슈와 문제들에 대해 열렬하게 토론하리라 믿습니다.

>> I hope that this seminar will make a substantial contribution to this field.
이 세미나가 이 분야에 근본적인 공헌을 할 것이라 희망합니다.

>> On behalf of all the seminar committee, we hope that you find this seminar to be valuable, and it will help you to enforce your knowledge.
세미나 위원회를 대표하여 세미나가 가치 있고 당신의 지식을 강화시켜 주길 바랍니다.

>> This conference is an important meeting and providing us with an opportunity to share our views and discuss a wide range of current technique.
이번 회의는 최신 기술들에 대한 경험을 나누고 토의하는 기회를 주는 중요한 모임입니다.

>> The main theme of this conference is 'what's new in the current medicine?'
이번 학회의 주제는 '최신 의학 경향'입니다.

>> The main objectives of the conference are to discuss the new knowledge and skills.
학회의 주된 목표는 새로운 지식과 기술들을 토론하는 것입니다.

>> The conference focuses on the important advances in medical research in basic and clinical areas.
학회는 기초와 임상 의학 연구에서의 진일보된 분야에 중점을 두고 있습니다.

>> The conference is expected to enrich and broaden medical discussions toward new technique.
학회가 새로운 기술에 대한 의학적 토론을 더 풍부하게 넓혀줄 것으로 기대됩니다.

>> You can actually get a chance to meet all the different part leaders.
여러분들은 각 분야에서 앞서 가는 사람들을 만나실 수 있을 겁니다.

>> Many excellent faculties will present to attendees the advancements and current trends.
많은 훌륭한 교수님들이 참석자들에게 최신 경향 및 앞선 지식들을 발표해 주실 것입니다.

>> I am sure that we will have an exciting day of discussions.
흥미로운 회의가 될 것임을 확신합니다.

>> It is a good chance for us to discuss the current issues you face on a daily basis.
매일 접하는 현재의 문제에 대해 토의할 수 있는 좋은 기회입니다.

>> To deepen understanding and promote discussions, the conference will be structured to encourage lively debate and open exchange of ideas.
이해를 돕고 토론을 활성화하기 위해서 학회는 활발한 토론과 개방된 의견 교환을 위하도록 구성되어 있습니다.

>> This conference will give you an opportunity to explore new techniques.
이번 학회는 여러분들에게 새로운 기술을 경험할 수 있게 해 줄 것입니다.

>> The issue to be discussed during the conference is up-dating advanced technique.
학회에서 논의되는 이슈는 최신 앞서가는 테크닉입니다.

>> The first day of the conference focuses on A.
학회 첫 날은 A에 중점을 두었습니다.

>> The second day of the conference includes presentations of B.
학회 둘째 날은 B에 대한 발표들이 있습니다.

>> The main forum is comprised of 9 sessions with major topics.
주요 포럼은 중요한 주제를 다룬 9가지 세션으로 이루어져 있습니다.

>> The sessions will be structured around the following key themes.
섹션들은 다음과 같은 주요 주제로 구성이 되었습니다.

>> In each session, faculties from various university will serve as speakers or panelists to open up and enrich the debate.
각각의 섹션에서 다양한 대학의 교수들이 연자나 토론자로 나와 논의를 활발히 할 것입니다.

>> Following a presentation of the case, we offer a series of commentaries from faculties.
증례발표 후 교수들의 의견들을 들을 것입니다.

>> There will also be small group discussions dealing with a wide range of other themes.
물론 다른 주제들을 위한 소규모의 회의들도 마련되어 있습니다.

>> In particular, students as well as residents will get a chance to hear a special lecture.
특별히 레지던트나 학생들에게 특강을 들을 수 있는 기회가 있습니다.

>> The faculty will be open to discussion following each lecture topic.
교수님들은 각 분야 강의 후 토론을 하실 것입니다.

>> New technique video will also be screened at 1:00 pm during the conference.
새로운 기술에 대한 비디오가 학회기간 동안 오후 1시에 상영될 것입니다.

>> The programs are intended to spark participant' interest in new technique.
이 프로그램들은 신기술에 대한 참석자들의 흥미를 일으켜 줄 것입니다.

>> Attendees will be also exposed to the latest technology through the presence of exhibits from various medical companies.
참석자들은 또 다양한 의료기 회사들의 최신 장비들을 접하실 것입니다.

>> I wish you have an inspiring and productive seminar.
여러분에게 자극이 되고 유익한 세미나가 되길 바랍니다.

>> I am convinced that this seminar will offer the possibility of having a fruitful discussion.
이번 세미나가 유익한 토론의 장을 제공할거라 믿습니다.

>> This conference can help move the process forward.
이번 회의가 좀 더 발전되게 나가게끔 도와줄 것입니다.

>> Let me finally say that I am glad to be here today and impressed by the participation from all of you.
마지막으로 참석한 여러분들에게 감사함을 느끼며 이곳에 있어 기쁘다고 말씀 드립니다.

>> I take this opportunity to thank the organizers and related all persons who have assisted the organizing of this seminar.
이번 기회에 이번 세미나를 도와준 모든 관계자와 조직위에 감사드립니다.

>> My thanks also go to the moderators, speakers and panelists for their valuable contributions to this seminar.
그리고 또 이번 세미나에 큰 공헌을 한 사회자, 연자, 패널참가자에게 감사를 드립니다.

>> At the same time, my sincere appreciation goes to the efforts of the committee and staff for successfully organizing this seminar.
이번 세미나를 성공적으로 기획한 위원회와 스텝 여러분에게 진심으로 감사드립니다.

>> I wish you all a memorable stay in Korea and success in achieving your desired aims through attendance at this seminar.
이번 세미나에 참석하여 한국에서의 추억을 만들고 목표하는 바를 이루길 바랍니다.

>> Thank you to all the people involved in putting this on.
이 심포지엄이 있게 만든 모든 분들에게 감사드립니다.

>> Thank you for all your work.
여러분들의 노고에 감사 드립니다.

>> There will be a traditional Korean dance performance after opening ceremony.
개회식 후 한국의 전통춤 공연이 있습니다.

>> It will be staged at 9:10 am.
오전 9시10분에 공연될 것입니다.

>> Please enjoy your conference and time in Korea.
한국에서 즐거운 회의와 시간이 되길 바랍니다.

>> I wish that all of you have a fruitful and enjoyable time while staying in Korea.
한국에 머무르시는 동안에 유익하고 즐거운 시간이 되길 바랍니다.

>> In the mild climate of this season, I hope you enjoy the beautiful scenery in Korea.
온화한 계절의 날씨에 한국의 아름다운 풍경을 감상하시길 바랍니다.

>> I wish you a pleasant stay in Korea and safe return to your country.
한국에서의 즐거운 시간이 되고 안전하게 되돌아가시길 바랍니다.

>> I again welcome all the participants with all my heart and promise that I will do my best to make this conference a successful and memorable one.
이번 학회에 참석하신 분들께 다시 진심으로 감사드리며, 이번 학회가 성공적이고 기억에 남을 수 있도록 최선을 다하길 약속드립니다.

>> Thank you, welcome, and I hope you enjoy this seminar.
이번 세미나에 오신 것을 환영하고 즐기시길 바랍니다.

>> I now declare the 9th annual international conference open.
이제 제 9회 국제학회의 개회를 선언합니다.

>> I'd like to declare open the 2011 international seminar.
2011년 국제 세미나를 시작하겠습니다.

>> I declare the opening of the 9th international conference.
제 9회 국제학회의 개회를 선언합니다.

Attractive phrase
Don't attach to desire

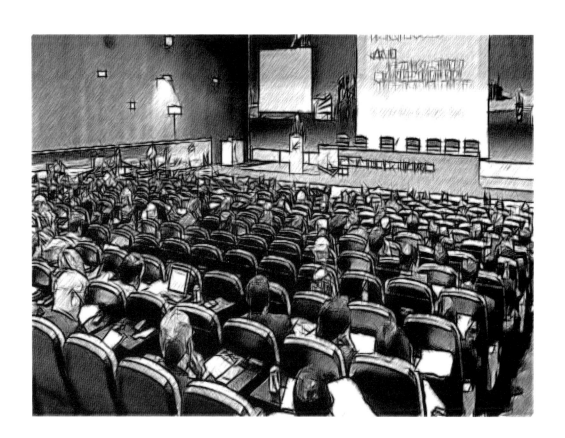

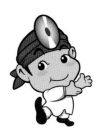
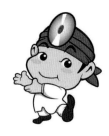

85 첫 섹션을 시작하며

>> Thank you for allowing to participate in this conference.
이번 학회에 참석을 허락해주셔서 감사드립니다.

>> It is a great pleasure for me to be here.
이곳에 있는 것이 영광입니다.

>> I would first of all like to welcome you here.
먼저 이곳에 오신 것을 환영하고 싶군요.

>> Let me begin by thanking the committee for this international conference.
이번 국제회의를 위한 위원회에 먼저 감사드립니다.

>> This conference will offer a chance to converse and interact with some of the leading minds.
이번 학회는 앞서가는 사람들 간의 대화와 교류의 기회를 줄 것입니다.

>> It's my pleasure to introduce the first session moderator.
첫 번째 섹션을 진행할 분을 기쁘게 소개해 드립니다.

>> First session is moderated by Professor Kim from Seoul University and Professor Lim from Chonnam University.
첫 번째 섹션 진행은 서울대학교 김 교수님과 전남대학교 임 교수님께서 해주시겠습니다.

>> They are well known for expert in this field.
그들은 이 분야 전문가로 잘 알려져 있는 분들입니다.

>> Please welcome Professor Kim and Professor Lim.
김 교수님과 임 교수님을 환영해 주십시오.

>> Good morning. Thank you very much.
안녕하세요. 감사합니다.

>> I would like to express my appreciation again to all of participants.
모든 참석자들에게 다시 한 번 감사드립니다.

>> Let me introduce myself.
저를 소개하겠습니다.

>> I am Professor Kim from Seoul University, Korea.
저는 한국의 서울대학교에 근무하는 김 교수입니다.

>> I am the chairman for this session.
저는 이 세션의 의장입니다.

>> I am proud of having served as the chairman of this conference.
이번 학회의 의장이 되어 자랑스럽습니다.

>> It is a great honor for me to be invited to this conference with so many of the authorities in the field and to have Professor Lim, from Chonnam University as co-chairman with me.
이 분야의 많은 권위자가 참석한 학회에서 진행자로 초대되고, 전남대학교 임 교수님과 함께 공동의장을 맞게 되어 영광입니다.

>> First, I'd like to express my personal thanks to the conference staff.
먼저 이번 학회 스텝들에게 감사드립니다.

>> This conference will be a wonderful opportunity for us to exchange ideas and learn from each other.
이번 학회 우리들에게 서로의 의견을 교환하고 배우는 좋은 기회가 될 것입니다.

>> I want this conference to be helpful to you.
이번 학회가 여러분들에게 도움이 되었으면 합니다.

>> I am delighted to have the opportunity to moderate this first session.
첫 번째 섹션을 맡아 기쁩니다.

>> I am going to be in the chair for the first five presentations.
저는 처음 다섯 연제에 의장을 맡을 것입니다.

>> And my cochairman Professor Lim will take over the chair for the discussion after presentation.
그리고 발표 후에 다음 공동의장이신 임 교수님께서 토론을 맡아 진행하실 것입니다.

〉〉 Let me briefly explain the conference rules.
먼저 학회 규칙에 대해 간단히 설명하겠습니다.

〉〉 There is a little bit of housekeeping to do before we start our session.
섹션을 시작하기 전 먼저 몇 가지 규칙이 있습니다.

〉〉 The schedule is rather tight.
스케줄이 다소 빡빡합니다.

〉〉 We have many speakers and real tight time.
우리는 많은 발표자와 짧은 시간이 있습니다.

〉〉 I want everyone to have an opportunity to express themselves.
나는 모든 사람들이 자신의 발표를 할 수 있기를 바랍니다.

〉〉 There is a limit of 6 minutes for each speaker.
각각의 발표자에게는 6 분의 시간이 주어집니다.

〉〉 Please keep to your time limit.
시간제한을 지켜 주십시오.

〉〉 If speakers go over time, there is no time for question.
만약 연자들께서 시간을 넘기시면 질문할 시간이 없습니다.

〉〉 This session is comprised of important topics.
이번 섹션은 중요한 의제들로 구성되어 있습니다.

〉〉 The session is structured the following themes.
이번 섹션은 다음과 같은 주제로 구성이 되어있습니다.

〉〉 After the session, speakers and participants can converse freely.
섹션이 끝나고 연자들과 참석자들은 자유롭게 토론할 수 있습니다.

〉〉 We have 5 speakers in this session.
이번 섹션은 발표자가 다섯 명입니다.

〉〉 We will start with Dr. Chung who is a Professor of the Hanyang University.
첫 번째 발표자는 한양 대학교에서 오신 정 박사님입니다.

>> The first paper in this session is entitled A theory.
이 섹션의 첫 번째 논문은 A 이론입니다.

>> Professor Chung. Would you start?
정 박사님, 먼저 발표하십시오.

>> And please, identify yourself again before you take the floor.
그리고 발표하기 전 자신의 소속에 대해서 다시 한 번 말씀해 주세요.

>> Can we have the lights dimmed or turned off, please?
조명을 줄여주시거나 꺼 줄래요?

Attractive phrase
Rest in peace and act in passion

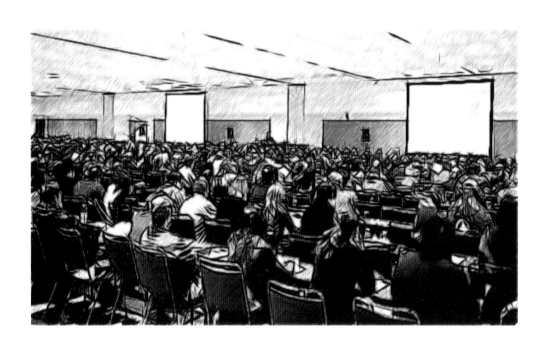

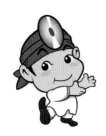
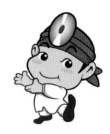

86 진행도중 필요한 표현들

>> Can we have the lights back on?
조명을 다시 켜 줄래요?

>> Thank you for your informative presentation.
좋은 자료를 발표해 주셔서 감사합니다.

>> Our next speaker is Professor Park from Yonsei University.
다음 발표자는 연세대학교의 박 교수님입니다.

>> You have the floor. Professor Park.
박 교수님 발표해 주십시오.

>> May I interrupt here?
여기서 잠깐 끼어들겠습니다.

>> Time does not allow you.
시간이 없군요.

>> Will you please summarize your presentation briefly.
당신의 발표를 간단하게 요약해 주실래요?

>> We are running behind schedule.
스케줄에 뒤쳐져 있습니다.

>> I hope speaker will keep to one's time limit.
발표자들이 시간을 지켜주시기 바랍니다.

>> Please make your presentation brief.
간단하게 발표해 주세요.

>> Next speaker I'd like to introduce is Professor Jang from Korea University.
제가 소개하고 싶은 다음 연자는 고려대학교의 장 교수님입니다.

>> Will you please come to the rostrum?
연단에 나와 주실래요?

>> Thank you for finishing within the time limit.
제 시간에 발표를 해 주셔서 감사합니다.

>> This is an excellent study.
훌륭한 연구입니다.

>> We are all deeply impressed.
깊은 감명을 받았습니다.

>> We will now proceed to next paper.
다음 논문으로 넘어가겠습니다.

>> The next paper is entitled A.
다음 논문 제목은 A 입니다.

>> Our last guest speaker is Professor Choi from Busan University.
마지막 발표자는 부산 대학교의 최 교수님입니다.

>> Can you speed up?
빨리 해 주실래요?

>> Your time is almost over.
시간이 거의 지났습니다.

>> Thank you for keeping to the allotted time.
할당된 시간을 지켜주셔서 감사합니다.

>> There may be many different opinions.
많은 다른 의견들이 있을 것입니다.

>> Tell me what you think about this matter.
이 문제에 대한 생각을 말해 주십시오.

>> I want to hear your view on this matter
이 문제에 대하 견해를 듣고 싶습니다.

>> Have you anything to say about it?
다른 의견이 있으십니까?

>> Is there anyone who differ in opinion?
다른 의견이신 분 있으십니까?

>> Thank you for all your excellent presentation.
여러분들의 훌륭한 발표 감사드립니다.

>> This session has provided the opportunity for an exchange of experience.
이번 섹션은 서로 경험을 주고받는 기회를 주었습니다.

>> I hope presentations discussed for this section would be a useful to all of you.
이번 섹션에서 논의한 발표들이 여러분들에게 유익했음을 바랍니다.

>> We have ten minutes of time for discussion.
토론할 시간이 10분 있습니다.

>> Now I'd like to turn the chair over to Professor Lim.
이제 임 교수님께 진행을 넘기겠습니다.

Attractive phrase
Discriminate spiritual, affective, physical person

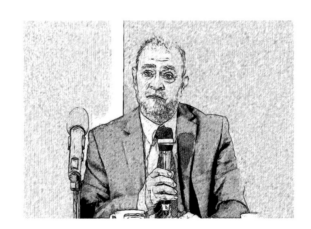

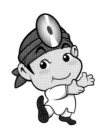
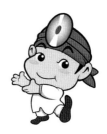

87 토론 진행자에게 필요한 표현들

>> I am Professor Lim, co-chairman for this session.
저는 이 섹션의 공동의장인 임 교수입니다.

>> It is a great honor for me to be invited to this session and to share the chairmanship with Professor Kim.
이 섹션에 초대되어 김 교수님과 공동의장을 맞게 되어 큰 영광으로 생각합니다.

>> Let me first thank you all for accepting the invitation to participate in this conference.
이번 학회 참석을 수락해 주신 모든 분들에게 먼저 감사드립니다.

>> I am very happy that many people participated in this session to exchange views.
의견을 교환하기 위해 이 섹션에 많은 사람들이 참석해주셔서 기쁩니다.

>> I'd like to start by saying that I feel enthusiasm in this section.
이번 섹션에서 열정이 느껴진다고 말하며 시작하고 싶군요.

>> There is an increased interest about this technique.
이 기술에 대한 관심이 많습니다.

>> I also hope that by the end of the day, we will have a better understanding of the new trends.
회의가 끝날 때까지 새로운 경향에 대해 더 많은 이해가 되길 바랍니다.

>> I hope this conference inspire you to share experiences with others.
이번 학회가 여러분들이 다른 사람들과 경험을 나눌 수 있게 고취시키길 희망합니다.

>> I hope everyone will enjoy the high level of information.
나는 모두가 고급 정보를 얻기를 희망합니다.

>> Presentations were very clear and understandable.
발표들은 명확하고 이해할 만 했습니다.

>> It was nice learning so many new techniques.
많은 새로운 기술들을 배운 시간이었습니다.

>> This conference has rejuvenated me with new ideas.
이번 학회는 저에게 새로운 생각들로 다시 의욕이 넘치게 만들군요.

>> We have plenty of time for discussion.
토론할 시간이 많습니다.

>> We still have fifteen minutes for questions before we break.
우리는 끝내려면 15분 정도 질문 받을 시간이 있습니다.

>> It is necessary for all of us to discuss together.
우리 모두 함께 토론할 필요가 있습니다.

>> All of your suggestions and questions are very important and valuable.
여러분 모두의 질문과 제안은 중요하고 가치가 있습니다.

>> The suggestions and questions made in this section will contribute to the improvement of our skills and technique.
이번 섹션에서의 제안이나 질문들은 우리들의 기술과 테크닉을 증진시키는데 기여할 것입니다.

>> Now we will take questions and comments.
그럼 지금부터 질문과 의견을 듣겠습니다.

>> If you have any comments or questions, please raise your hand.
만약 코멘트나 질문이 있으시면 손을 들어 주십시오.

>> Yes, I recognize the gentleman halfway back to my right.
예, 제 오른쪽에서 중간쯤 남자 분?

>> Would you please speak into the microphone?
마이크에 대고 말씀해 줄래요?

>> Are there any questions or comments?
질문이나 코멘트 없습니까?

>> Yes, the lady in the front to my left.
예, 제 왼쪽에 있는 숙녀 분.

>> Please use the microphone and identify yourself.
마이크를 사용해 주시고 자신을 밝혀 주세요.

>> Is there anyone who wants to add to Professor Park's remarks?
박 교수님의 발표에 첨가할 내용이 있으신 분 있으세요?

>> Yes, the gentleman in the third row to my right.
예, 제 오른쪽 세 번 째 줄에 있는 남자 분.

>> Please step up to one of the microphones in the aisle.
중간에 있는 마이크 중 하나 앞으로 나와 주세요.

>> There have been many different opinions about the result.
결과에 대한 서로 다른 많은 의견들이 있어왔습니다.

>> Are there any questions?
또 다른 질문 있습니까?

>> The floor is open for discussion.
질문은 개방되어 있습니다.

>> It looks as if Professor Park has covered the paper completely.
박 교수님께서 논문을 너무 완벽하게 하여 질문이 없는 것 같습니다.

>> If there aren't, I'd like to ask a question.
만약 없으면 제가 질문 하나 하겠습니다.

>> My question concerns A Problem.
제 질문은 A에 관한 것입니다.

>> Many people may not understand A problem.
많은 사람들이 A 문제에 대해 이해를 잘 못하고 있는 것 같습니다.

>> Could you explain this?
이것 좀 설명해 주실래요?

>> Would you care to elaborate on that?
좀 더 자세히 이야기 해 주시겠습니까?

>> Could you elaborate on that?
자세히 말해주실래요?

>> I don't understand what exactly you are getting at.
당신이 무엇을 말하는지 정확히 모르겠습니다.

>> I don't know what you are talking about.
무엇을 말하는지 모르겠습니다.

>> Is there anything else you want to comment?
코멘트 하실 것이 있으십니까?

>> Before closing, let me ask you something about cases expressed from each speaker.
끝내기 전 각각의 연자께서 발표하신 증례들에 대해 몇 가지 묻겠습니다.

>> A is one of the major issues for our society in recent years.
최근 우리들에게 A는 중요한 이슈 중 하나입니다.

>> In the presentations by professor Kim, some important issues emerged.
김교수님의 발표 중에서 몇 가지 이슈가 보입니다.

>> I'd like to hear comments from other speakers.
다른 발표자 분들의 코멘트를 듣고 싶군요.

>> Professor Choi. Would you like to make any comments?
최 교수님 무슨 코멘트 할 게 있으십니까?

>> I'd like invite Professor Choi to share us with your experiences.
최 교수님 당신의 경험들을 말씀해 주세요.

>> This section has successfully completed all of the presentations listed in the program and will come to a close.
프로그램에 있는 모든 발표를 끝내고 이제 이번 섹션을 마치게 되었습니다.

>> All of you have been discussing current main topics in this section.
이번 섹션에서 최근의 중요한 문제들을 논의해 왔습니다.

>> I could read in your faces enthusiasm.
여러분의 얼굴에서 열정을 볼 수 있었습니다.

〉〉 I hope that the excellent discussions you have done together will continue during the seminar period.
여러분이 해준 훌륭한 토론들은 세미나 중 계속해주시길 바랍니다.

〉〉 Let me conclude by thanking all of you for attentions you have given.
여러분이 보내주신 관심에 감사하다고 말하고 싶습니다.

〉〉 Please allow me here express my sincere thanks to the organizers and to all of the staff for their hard work in ensuring the success of the conference.
학회의 성공을 위해 힘든 노력을 해준 조직위와 스텝들에게 진정으로 감사드립니다.

〉〉 In closing this session, I'd like to express my sincere thanks to the participants.
이 섹션을 마치며 참가자들에게 진심으로 감사드립니다.

〉〉 I would like to close this section by expressing my sincere gratitude to all the participants.
모든 참석자들에게 진심으로 감사드리며 이번 섹션을 마칩니다.

〉〉 Let's give speakers a big hand.
발표자들에게 박수 부탁드립니다.

Attractive phrase
Straddle the line between reality and fiction

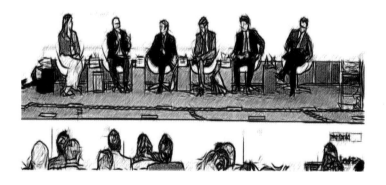

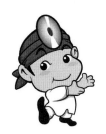
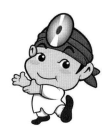

88 발표 중 필요한 표현들

>> I am Professor Chung from Hanyang University.
한양대학교의 정교수입니다.

>> It's a real pleasure to make a presentation at this conference.
이번 학회에서 발표하게 되어 정말 기쁩니다.

>> I am pleased to have the opportunity to participate and present my cases at this conference.
이번 학회에 참석해서 증례를 발표하게 되어 기쁘게 생각합니다.

>> Thanks again for giving me the opportunity to present.
발표할 기회를 주어 다시 한 번 감사드립니다.

>> What I'd like to talk about today is the outcome of A operation technique.
제가 오늘 말씀을 드리고 싶은 것은 A 수술 테크닉에 대한 결과입니다.

>> Is this microphone working?
이 마이크가 작동되나요?

>> Can you hear me?
들리나요?

>> Could we get the microphone turned up?
마이크 소리를 좀 키워 줄래요?

>> Could someone lower the lights, please?
불 좀 줄여 주실래요?

>> Please turn down the lights.
불 좀 줄여 주세요.

>> Okay. May I have the first slide?
좋습니다. 첫 번째 슬라이드를 보여 줄래요?

〉〉 Today, I intend to provide you with an overview of our new technique.
　오늘 저는 새로운 기술에 관한 전반적인 것들을 알려드리겠습니다.

〉〉 Let me start by saying A
　A를 먼저 말하며 시작하겠습니다.

〉〉 I think the slide is out of focus.
　슬라이드 초점이 빗나갔군요.

〉〉 Could you focus it a little better?
　초점을 더 잘 맞춰 줄래요?

〉〉 Okay. I'd like to start my presentation by showing you this slide.
　됐습니다. 이 슬라이드를 보여주면서 발표를 시작하겠습니다.

〉〉 I would like to present the clinical study of A technique.
　A 테크닉에 관한 임상연구를 발표하겠습니다.

〉〉 The aim of this study was to assess the results of treatment.
　이 연구의 목적은 치료의 결과를 평가하는 것입니다.

〉〉 I'd like to begin by pointing out that A technique is very simple.
　A 테크닉이 아주 쉽다는 것을 지적하며 시작하고 싶습니다.

〉〉 I would like to make two points with respect to A technique.
　A 테크닉에 대한 2가지 중요한 점을 말하겠습니다.

〉〉 The first point is that A technique is very simple.
　첫 번째 관점은 A 테크닉이 쉽다는 것입니다.

〉〉 The second point relates to complications.
　두 번째 관점은 합병증에 관한 것입니다.

〉〉 There is one other point which claims out attention.
　우리가 주목해야 할 것이 또 한 가지 있습니다.

〉〉 Recent research published in the Journal showed that A could contribute to B.
　저널에서 발표된 최근의 연구들은 A가 B를 야기 시킬 수 있다고 합니다.

>> We must to consider what steps need to be taken.
다음 단계가 무엇인지 생각해 보아야만 합니다.

>> May I have the next slide, please?
다음 슬라이드 보여 줄래요?

>> As we can see in the examples of these cases, predictions for the result is possible to some degree.
이 증례들에서 볼 수 있듯이, 결과에 대한 예측이 어느 정도 가능합니다.

>> I'd like to focus on the simplicity of A operation technique.
이 수술 방법의 간단함에 중점을 두고 싶습니다.

>> This slide is intended to give you an outline of A technique.
이 슬라이드가 A 테크닉의 개략적인 것을 보여주고 있습니다.

>> These figures in this slide demonstrate the process of the operation.
이 슬라이드의 그림들은 수술과정을 보여주고 있습니다.

>> Okay. Next slide? Next? Next?
됐습니다. 다음 슬라이드? 다음? 다음?

>> We are at a major turning point in this field.
우리는 이 분야의 중요한 전환점에 와 있습니다.

>> I'd like to explain the essential aspects of this problem.
이 문제의 기본적인 것들을 설명하겠습니다.

>> This table shows the results of a survey.
이 표가 조사의 결과를 보여주고 있습니다.

>> This graph shows the average value of A versus B.
이 그래프가 A와 B의 평균값을 보여주고 있습니다.

>> I'd just like to emphasize this point.
단지 이점을 강조하고 싶습니다.

>> Could we have the previous slide back again?
이전 슬라이드를 보여 줄래요?

>> On this slide, we can see complications.
이 슬라이드에서는 합병증을 볼 수 있습니다.

>> Can we go back three slides?
3번 째 뒤 슬라이드로 가 줄래요?

>> That one is in the wrong place. Go to the next one, please.
틀립니다, 다음 것으로 보여주세요.

>> All right. Stay there. That's correct.
예. 그곳이에요. 맞습니다.

>> Time will not permit me to go over all, so I'll be brief.
시간 안에 전부 할 수 있을 것 같지 않아서 간단하게 하겠습니다.

>> I will leave out this part to spare time.
시간을 아끼기 위해 이 부분은 생략하겠습니다.

>> I'd like to skip the next several slides and go directly to the results.
다음 몇 개의 슬라이드를 넘기고 바로 결과로 가겠습니다.

>> Okay. This slide shows the results.
됐습니다. 이 슬라이드가 결과들을 보여줍니다.

>> According to recent research, the outcomes are generally good.
최근의 연구에 따르면 결과들은 대체로 좋습니다.

>> It is indicated from the result that A technique is effectively useful.
결과에서 볼 때 A 기술은 유용하다고 할 수 있습니다.

>> Let me add a few more words.
몇 마디 덧붙이겠습니다.

>> There are many more details but I want to make this short.
자세한 것들이 많지만 짧게 하겠습니다.

>> I'd like brief on the major outcomes of cases.
증례들의 중요한 결과만 간단하게 말하겠습니다.

>> Let me add that -.
　　-을 덧붙이겠습니다.

>> Let me conclude by saying that -.
　　-을 말하며 결론짓겠습니다.

>> Let me conclude with a few summary comments.
　　몇 가지 요약하며 결론짓겠습니다.

>> As I was saying, what I wish to focus on is A technique -.
　　제가 말했듯이 강조하고 싶은 것은 A 테크닉이 - 하다는 것입니다.

>> In summing up, it is plain that A technique is beneficial.
　　간단히 말해 A 테크닉이 유용하다고 생각합니다.

>> Before I close, I'd like to mention something else.
　　끝내기 전 하고 싶은 말이 있습니다.

>> I based my talk on my personal experience of 10 years of operation rather than attempting review of the journal.
　　제 경험은 저널에서 나온 것이라기보다 10년간의 수술 경험에서 나온 것입니다.

>> Let me conclude with a confession.
　　솔직하게 결론을 내리고 싶습니다.

>> From my point of view, A technique is a major advance for patients with this disease.
　　제 견해로는 A 테크닉은 이 질환을 가진 환자들에게 기술적인 진보를 의미합니다.

>> I will wisely leave the details regarding these problems to the experts.
　　이 문제에 대해서는 자세한 것은 전문가에게 맡기겠습니다.

>> There are many problems and questions yet unanswered in this area, which call for debate and collaboration.
　　이 분야에서는 아직도 해답이 없어 토론과 협력이 필요한 많은 문제와 의문들이 있습니다.

>> Feel free to ask if you have any questions.
　　궁금한 것이 있으면 부담 없이 물어보세요.

》 Please don't hesitate to ask me if you find anything that's not clear.
잘 모르는 것이 있으면 주저하지 마시고 저에게 물어보세요.

》 I'd be pleased to hear from you if you have any points you wish to raise.
의문점이 있으면 지적해 주세요.

》 Thank you for listening.
경청해 주셔서 감사합니다.

》 Thank you for your kind attention.
경청해 주셔서 감사합니다.

》 Thank you for your attention and interest.
관심과 집중에 감사드립니다.

Attractive phrase
Turn idea into reality

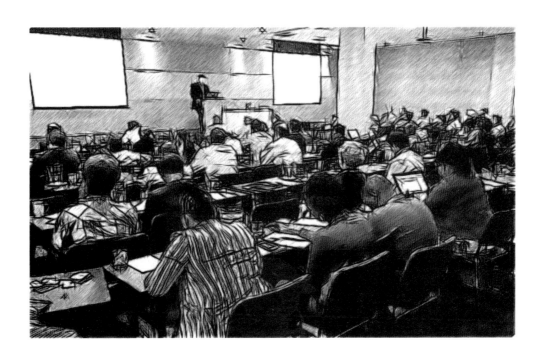

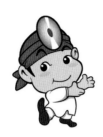
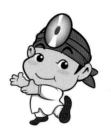

89 질문에 필요한 표현들

>> I'd like to ask a question to Professor Chung about A theory.
정 교수님께 A 이론에 대한 질문이 있습니다.

>> I have a question regarding A theory.
A 이론에 대한 질문이 있습니다.

>> First of all, I'd like to commend you for your excellent presentation.
먼저 당신의 훌륭한 발표에 치하 드립니다.

>> Recently, A theory has been attracted special interest.
최근 A이론이 특별한 관심을 받고 있습니다.

>> After attending the seminar, my knowledge base is much stronger.
세미나에 참석한 후 저의 지식의 기초가 더 강해졌습니다.

>> I am very much interested in this theory.
저는 이 이론에 아주 많은 관심이 있습니다.

>> You are right about that.
그 점은 당신이 맞습니다.

>> I agree with your idea.
저는 당신의 생각에 동의합니다.

>> You've got a very good point there.
아주 좋은 의견이군요.

>> I'd go along with you on that.
당신의 의견과 같습니다.

>> My thoughts are similar to what you describe.
제 생각은 당신이 말한 것과 같습니다.

>> I'd say your explanation satisfied me.
당신의 설명은 이해가 됩니다.

>> I share your opinion that this technique is good.
이 기술이 좋다는데 당신과 의견이 같습니다.

>> That comes as a surprise.
놀랍군요.

>> I want you to know that the result you showed was very interesting.
당신이 보여준 결과가 매우 흥미로웠다고 말하고 싶군요.

>> Let me ask you something.
물어볼 게 있습니다.

>> I have a couple of related questions.
몇 가지 질문이 있습니다.

>> Can I ask you a couple of questions for your presentation?
당신의 발표에 대해 몇 가지 질문을 해도 될까요?

>> I was wondering whether I might ask you a question.
제가 질문을 해도 좋을지 모르겠습니다.

>> I have two questions. The first question is about -.
The second question is about -.
2가지 질문이 있는데, 첫 번째는 - 이고, 2번째는 - 입니다.

>> I wonder how you can make a A theory.
당신이 어떻게 A 이론을 만들었는지 궁금합니다.

>> My question has relation to A problem.
제 질문은 A 문제와 관계가 있습니다.

>> What is the reason that A problem had occurred?
A 문제가 발생된 이유가 무엇이죠?

>> How can you explain A problem?
A 문제를 어떻게 설명하실 것입니까?

〉〉 What is the significance of the data?
데이터의 중요성이 무엇이죠?

〉〉 I don't know whether anyone else here has had experience with this problem.
이곳에 있는 분들이 이 문제에 경험이 있으신지 모르겠습니다.

〉〉 What do you expect from the data?
데이터로부터 무엇이 기대되죠?

〉〉 I think it needs further explanation.
설명이 더 필요하다고 생각됩니다.

〉〉 I can't catch your meaning.
당신의 뜻을 이해하지 못했습니다.

〉〉 I am afraid I can't agree with you on this matter.
이 점에서는 당신에게 동의할 수 없군요.

〉〉 I am not sure if I would go along with you there.
저는 당신의 뜻과 다르군요.

〉〉 I have a different opinion from yours.
저는 당신의 생각과 다릅니다.

〉〉 With all due respect, I cannot take your opinion.
죄송하지만 저는 생각이 다릅니다.

〉〉 With all due respect to your opinion, I disagree.
당신의 의견을 존중은 하지만 생각이 다르군요.

〉〉 I hope you will excuse me if I start by saying A.
A를 말하는 것으로 시작하더라도 양해 바랍니다.

〉〉 Is there any reason to believe that A theory is correct?
A 이론이 옳다고 믿는 이유가 있습니까?

〉〉 What is the basis for suggesting that A theory is right?
A 이론이 옳다고 생각되는 근거가 있습니까?

〉〉 Do you have any reliable data that would support your theory?
당신의 이론을 뒷받침 해 줄 자료가 있습니까?

〉〉 Can I get more information concerning A theory?
A 이론에 관하여 좀 더 알 수 있을까요?

〉〉 Can you tell us more detailed data?
좀 더 정확한 데이터를 말씀해 주실래요?

〉〉 What does that graph mean?
저 그래프는 무엇을 뜻하나요?

〉〉 Can you talk a bit about detailed analysis?
좀 더 세밀한 분석에 대해 말해 주실래요?

〉〉 How do you differentiate A theory from B theory?
당신은 어떻게 A 이론과 B 이론을 구별하겠습니까?

〉〉 Did you find any differences between A theory and B theory?
당신은 A 이론과 B 이론 간의 차이를 발견했습니까?

〉〉 I'd agree with you to a certain extent.
저는 당신에게 어느 정도는 동의합니다.

〉〉 Could you tell us why A theory is more effective than B theory?
A 이론이 B 이론보다 왜 효과적인 지 설명해 주시겠습니까?

〉〉 Is there any advantage to using A technique?
A 테크닉을 사용하는 데 어떤 장점이 있습니까?

〉〉 What's your prospect for A technique?
A 테크닉에 대한 전망은 어떻습니까?

〉〉 How can you determine that you have good results?
좋은 결과를 얻었다고 어떻게 단정 지을 수 있습니까?

〉〉 Is it possible to predict the results?
결과를 예측 할 수 있습니까?

>> What types of technology are used and how are they used?
어떤 기술이 사용되었고, 어떻게 사용했죠?

>> Of course, there is something in what you say.
물론 당신의 말씀은 타당합니다.

>> Your explanation is sufficiently convincing.
당신의 설명은 충분히 납득이 갑니다.

>> I agree with you some part of what you said.
당신이 말한 일부는 동의합니다.

>> That may well be.
당연한 것 같습니다.

>> But I'm afraid that seems to be a bit of an exaggeration.
하지만 그것이 좀 과장 된 것 같군요.

>> I see it another way.
저는 그것을 다른 방향으로 보고 있습니다.

>> My idea is different than yours.
제 생각이 당신의 생각과 다르군요.

>> Can I tell you what I think?
제 생각을 말해도 될까요?

>> May I ask you to give us your opinion about advantages?
당신에게 장점에 관한 의견을 듣고 싶군요.

>> Is there any statistical information concerning A technique?
A 테크닉과 관계된 통계학적 정보는 있습니까?

>> I wonder if you could give us some information about defect in A theory.
A 이론의 결점에 대한 정보를 주실 수 있겠습니까?

>> Although this theory is excellent, I venture to raise an objection to it.
비록 이 이론이 훌륭하지만 저는 감히 이의를 제기합니다.

>> I'd like to make a few remarks concerning this theory.
이 이론과 관련된 몇 가지 말을 하고 싶군요.

>> Looking at the thing from the economic point of view, the cost is a important factor.
경제적 관점으로 보면 비용을 중요한 요소입니다.

>> From my point of view, it doesn't seem to be the case.
제 견해로는 그것은 그 경우와 맞지 않는 것 같습니다.

>> Complications should never be overlooked.
합병증들을 결코 간과해서는 안 됩니다.

>> I'd like to reserve judgment on that.
그것에 대한 판단을 보류하고 싶군요.

>> How do you assess the possibility of complications?
부작용의 가능성에 대해서 어떻게 생각하십니까?

>> Do you have any idea how can we prevent complications?
합병증을 예방할 아이디어가 있으십니까?

>> There seem to be increasing complications on this technique. Can you deal with that?
이 기술은 합병증이 많은 것 같은데 어떻게 하실 건가요?

>> Did you have any experiences to have failed?
실패한 경험은 없었습니까?

>> What do you think of complications?
합병증에 대해 어떻게 생각하십니까?

>> I'd like to know if you noticed any complications.
저는 당신이 어떤 부작용들을 발견했는지 알고 싶습니다.

>> What is your opinion on complications?
합병증에 대한 당신의 견해는 무엇입니까?

>> Don't jump into the conclusions.
너무 속단하지 마십시오.

>> It's difficult for me to make a prediction of the outcome.
결과를 예측하기가 어렵습니다.

>> Nobody can predict the result.
아무도 결과를 예측할 수 없습니다.

>> Would you please give your honest opinion about solutions?
해결에 대한 진정한 의견을 말해주십시오.

>> What do you think about such criticisms and how will you persuade them of your goals?
이와 같은 비평을 어떻게 생각하시고 당신의 목표에 대해 어떻게 이해시키겠습니까?

>> I can see your point of view, but I think that further analysis and study should be carried out.
당신의 견해는 이해합니다만 제 생각으로는 좀 더 분석하고 연구하는 것이 필요할 것 같습니다.

>> I wonder if you would care to comment on this point.
이 문제에 대해서 언급해 주시면 고맙겠습니다.

Attractive phrase
Be one whom nobody can imitate

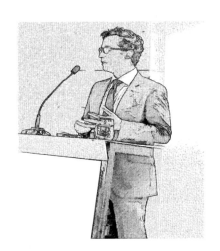

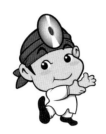 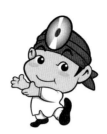

90 대답에 필요한 표현들

>> I beg your pardon? I couldn't hear your question.
예? 뭐라고 했죠? 질문을 잘못 들었습니다.

>> Would you say that again?
다시 한 번 말씀해 주시겠습니까?

>> I'm afraid I don't see your point.
당신이 말씀하시는 의미를 잘 이해하지 못하겠군요.

>> What's the point?
요점이 무엇이죠?

>> I don't know if I understand the question exactly.
제가 그 질문을 정확히 이해했는지 모르겠군요.

>> I'm afraid it's out of point.
요점에서 벗어난 것 같군요.

>> I'm not sure that I can answer that question.
그 질문에 대답할 수 있을지 모르겠군요.

>> It's a tough question for me.
저에게 너무 어려운 질문이군요.

>> That's such a deep question.
상당히 어려운 질문이군요.

>> That's a good question.
좋은 질문이군요.

>> I get asked that question by many people.
많은 사람들에게 그 질문을 받았습니다.

>> I don't think so that way.
저는 그렇게 생각하지 않습니다.

>> By and large I would accept your views.
대체로 당신의 의견을 이해합니다.

>> I agree with what you're saying.
당신이 말한 것에 동의합니다.

>> I would humbly accept your criticism and correction.
여러분의 비판과 지적을 겸허히 받아드리겠습니다.

>> I'll need to give it some more thought afterwards.
나중에 좀 더 생각해 보아야 할 것 같습니다.

>> Let's talk later.
다음에 이야기 하도록 하죠.

>> I'd be happy to talk about it afterwards.
다음에 이야기하면 좋겠습니다.

>> Let me think about that for a moment.
잠깐 생각할 시간을 주십시오.

>> I don't understand your question, so I'd like to talk to you one-to-one later on,
after question time has finished.
당신의 질문을 잘 이해하지 못하겠군요. 질문 시간이 끝난 후 나중에 일대일로 이야기 하고 싶군요.

>> I'll take that as a statement, rather than a question.
질문이라기보다는 도움말 주신 걸로 생각하겠습니다.

>> Thank you for pointing that out. Next question please?
지적을 해 주셔서 감사합니다. 다음 질문을 받겠습니다.

>> There is no doubt about it.
의문의 여지가 없습니다.

>> I have no opinion of my own about that.
그것에 대한 별다른 견해는 없습니다.

>> Although different persons have different opinions, I think you are mistaken about that.
비록 서로가 다른 의견을 갖고 있지만, 아마도 당신이 잘못 생각하고 있는 것 같습니다.

>> I think there are some misconceptions here.
여기에 약간의 오해가 있다고 생각됩니다.

>> How do you think when you were in my shoes?
제 입장이라면 어떻게 생각하십니까?

>> This conclusion has been drawn with the retrospective study.
이 결론은 이전 케이스의 연구로 끌어 낸 것입니다.

>> There seems to be an immense amount of confusion about this.
이것에 대해 큰 오해가 있는 것 같습니다.

>> The grounds for our argument are found in the treatment results.
이 주장의 근거는 치료 결과에 나와 있습니다.

>> I may be wrong, but I dare to say that A technique may be an effective method.
제가 틀릴지는 모르나 감히 A 테크닉이 효과 있는 방법이라고 말합니다.

>> I can't adequately describe it.
적절하게 설명할 수 없군요.

>> I'm afraid you've got it wrong.
당신이 잘못 생각하고 계신 모양입니다.

>> It isn't a matter of importance.
그것은 중요한 문제가 아닙니다.

>> There is something to add to this.
이것에 덧붙일 것이 있습니다.

>> The ultimate outcome is there is not much difference.
결과에는 결국 큰 차이가 없다는 것입니다.

>> The important thing is that A technique is simple.
가장 중요한 것은 A 테크닉이 간단하다는 것입니다.

>> I am confident that simple technique is the key to reduce complications.
간단한 테크닉이 합병증을 줄이는 데 중요하다고 생각합니다.

>> Would you say so?
당신도 그렇게 생각하나요?

>> Your opinion seems well reasonable.
당신의 의견은 꽤 합리적인 것 같습니다.

>> Thanks for bringing that to my attention.
그것에 대해 주의하게 만들어 감사합니다.

>> There is still some controversy over it.
아직은 논란의 여지가 있습니다.

>> Such claims remain highly controversial.
그와 같은 주장은 논란의 여지가 높습니다.

>> It would need more time to consider this theory carefully, in view of its polemic nature.
논란의 여지가 있으므로 이 이론을 좀 더 조심스럽게 생각할 시간이 필요할 것 같습니다.

>> It is not much of an exaggeration to say that A technique reduce operation time by half.
A 테크닉이 수술 시간을 절반으로 줄였다고 해도 과언이 아닙니다.

>> It is my personal opinion that 'The simpler, the better.'
간단할수록 좋다는 것이 저의 개인적인 의견입니다.

>> I don't know how to tell it to you.
어떻게 말씀 드려야 할지 모르겠군요.

>> I have already touched briefly on the topic.
앞에서 간단하게 다루었습니다.

>> My conclusion is that A technique is one of the useful treatment method.
제 결론은 A 테크닉이 유용한 치료방법의 하나라는 것입니다.

>> In short, there is no single answer to that.
간단히 말해 그것에 대한 대답은 하나가 아닙니다.

>> The results are many-fold and multi-faceted.
결과들이 중첩되고 다면적인 것 같습니다.

>> I don't know if that is a satisfactory answer to your question.
당신의 질문에 만족할 만한 대답이었는지 모르겠군요.

>> That's a matter of opinion.
그것은 견해의 차이입니다.

>> Let's discuss this point on another occasion.
이 문제는 다른 기회에 논의해 보죠.

>> Whatever journal I may examine, I find that this technique has not yet been touched upon exactly.
어느 저널들이든 간에 이 테크닉이 정확히 언급된 것이 없습니다.

>> Although some reports have been made on this, they have all been slightly different.
비록 몇 개의 리포트가 있지만, 약간씩 다른 것들입니다.

>> Safety should be a common goal of the technique.
안정성이 테크닉의 기본적인 목표가 되어야 할 것입니다.

>> Those of you who desire to know about this problem are encouraged to read other similar journals
이 문제에 대해 더 알고자 하시는 분들은 비슷한 저널을 읽어보시기 바랍니다.

>> We will continue trying to reduce complications.
우리는 합병증을 줄이기 위해 계속 노력할 것입니다.

Attractive phrase
Have a general idea of what is going on in the world

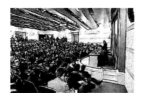

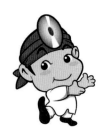
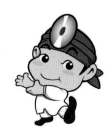

91 Coffee Break 전후에 필요한 표현들

>> Thank you for excellent papers.
훌륭한 논문들에 감사드립니다.

>> As we reach the end of the section, I thank you for attending and listening.
섹션 마지막에 여러분의 참여와 경청에 감사드립니다.

>> And I'd like to thank all participants for giving their time and expertise.
그리고 시간과 전문지식으로 도움을 준 참석자 모두에게 감사드리고 싶습니다.

>> Please join me in giving speakers a round of applause.
발표자들에게 저와 함께 박수를 보냅시다.

>> It's time to take a break.
휴식 시간입니다.

>> The fact that we are on time is a result of your hearty cooperation.
제 시간에 맞춘 것은 모두 여러분의 진심 어린 협조 덕분입니다.

>> I'd like to wrap up the session for coffee break.
커피 시간을 위해 이 섹션을 마치겠습니다.

>> We will resume next session after 20 minutes.
20분 뒤에 다음 섹션을 시작하겠습니다.

>> I'd like to ask you all to be back in your seats before the next session starts.
다음 섹션이 시작하기 전에 착석해 주시길 요청합니다.

>> May I have your attention please.
잠시 주목해 주십시요.

>> We are getting ready to start again.
다시 시작할 시간이 되었습니다.

>> Will you please be quiet.
조용히 해 주십시오.

>> The next session will start in a few minutes.
다음 섹션이 곧 시작됩니다.

>> Would you please stop talking and concentrate your attention?
잡담을 그만하시고 집중해주십시오.

>> Please take your seat.
의자에 착석해 주십시오.

>> All present are requested to be seated, please.
참석자분들은 모두 자리에 앉아 주십시요.

>> There are some seats available here in front.
앞에 좌석이 있습니다.

>> I'd like to suggest that those of you who standing in the rear kindly come forward and be seated.
뒤에 서 계시는 분들께 앞에 와서 앉으시길 권합니다.

>> I'd like to start the next session.
다음 섹션을 시작하겠습니다.

Attractive phrase
Transform ideas into action

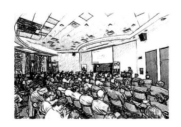

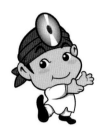
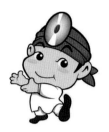

92 특별 강좌에 대한 소개

>> On behalf of all of us here, I thank you for your generosity and enthusiasm.
이곳에 있는 모두를 대표하여 여러분의 관대함과 열정에 감사드립니다.

>> It is a fantastic opportunity to meet and share knowledge and to learn more about the advanced medical technique and what challenges we are facing.
앞서가는 의료 기술과 직면한 문제에 대해 만나서 지식을 나누고 익히는 것은 멋진 기회입니다.

>> It gives me great pleasure to introduce our guest speaker in this special lecture session.
이번 특별 강좌 세션에 강연하실 분을 소개하게 되어 영광입니다.

>> Professor Peter, an authority in this field, is going to deliver a special lecture.
이 분야의 권위자 피터 교수님께서 강의를 하실 것입니다.

>> I express my sincere gratitude Professor Peter for making him time available join us today.
오늘 이곳에 참석해 준 피터 교수님에게 진정으로 감사를 드립니다.

>> He is so famous that I do not need to introduce him.
그는 꽤 유명해서 소개를 안 해도 될 것입니다.

>> Let me introduce you to Professor Peter.
오늘 특별강연 하실 피터 교수님을 소개하겠습니다.

>> He graduated from Harvard University.
그는 하버드 대학을 졸업했습니다.

>> He has been intimately associated with the clinical investigation of this disease for 20 years.
그는 20년 동안 이 질병에 대한 임상적 연구를 자세히 연구해 온 분입니다.

>> He is a world authority in this field.
그는 이 분야의 세계적인 권위를 가지고 있습니다.

>> He directs forward thinking research in this field.
그는 이 분야의 앞서가는 연구를 이끌고 있습니다.

>> He is one of world's leading faculties.
그는 세계를 이끄시는 교수님들 중 한 분이십니다.

>> He has authored and edited many books.
그는 많은 책을 저술하고 편집하셨습니다.

>> I wonder how many of us are fully aware of his many accomplishments.
우리들은 그의 많은 업적들을 잘 모르고 있습니다.

>> His topic is A.
그의 주제는 A입니다.

>> This lecture will provide you a wonderful opportunity for you to learn about his knowledge cultivated from years of experience.
이 강의는 그의 오랜 경험으로 생긴 지식들을 배우는 멋진 기회가 될 것입니다.

>> If there is something you don't understand, ask him in a question and answer session after the lecture is over.
이해가 가지 않는 부분이 있으면 강의 후 질문, 대답 섹션에서 질문을 해 주시기 바랍니다.

>> Ladies and gentlemen, I know you will be delighted to join me in welcoming Professor Peter.
여러분 다 같이 피터 교수님을 맞이하도록 합시다.

>> Professor Peter will now address you.
피터 교수님께서 이제 강연을 시작합니다.

Attractive phrase
Experience is the best teacher

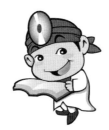

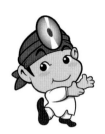
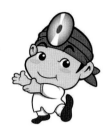

93 Panel Discussion에서 필요한 표현들

>> It is a great pleasure for me to attend this panel discussion.
이번 패널 토론에 참석하게 되어 기쁩니다.

>> I am very impressed by the conference set up and the presentations.
학회준비나 발표들에 대해 깊은 감명을 받았습니다.

>> I wish you good luck as you embark on this seminar.
이번 세미나에 참석하게 된 것이 행운이길 바랍니다.

>> It's really great to exchange ideas of what's going on in the current technique.
최근의 테크닉이 어떻게 변해가는 지 서로 아이디어를 교환하게 되어서 아주 좋았습니다.

>> I want to express my thanks for all your efforts.
여러분들의 노력에 정말 감사드립니다.

>> This section will be closed with a panel discussion.
이번 섹션은 패널토론으로 끝내겠습니다.

>> It is time to begin the panel discussion.
패널 회의 시간입니다.

>> We invite active educators and researchers in the field of medicine.
저희는 의료분야의 활동적인 교육자들과 연구자들을 초대 하였습니다.

>> It is my hope that the seminar's panels will stimulate a thoughtful dialogue.
세미나의 패널회의가 뜻 깊은 대화를 유도하길 바랍니다.

>> We will all benefit from an exchange of ideas.
의견을 교환함으로써 모두에게 유익할 것입니다.

>> There is a lot look forward to.
기대할만한 것들이 많군요.

>> I am sure we would all like to hear answers to one another's questions.
서로의 질문에 대답하는 것을 모두 듣길 원합니다.

>> It will need a lot of attention and change of attitudes to solve burning issues.
중요한 문제들을 풀기 위해 집중과 자세의 변화가 필요합니다.

>> I hope these discussions will reinforce your knowledge.
이번 토의들이 여러분의 지식을 강화시켜 주길 희망합니다.

>> Will all the panelists please come to the front.
모든 패널리스트들은 앞으로 나와 주세요.

>> I introduce the members of our panel discussion.
패널 회의에 참석한 사람들을 소개하겠습니다.

>> On my immediate left is Professor Lee from Seoul University.
제 바로 왼쪽에 서울대학교 이 교수님입니다.

>> And the next person is Professor Park.
다음은 박 교수님이십니다.

>> And next is Professor Kim.
다음은 김 교수님.

>> And to my far right is Professor Jang.
그리고 나의 가장 오른 쪽이 장 교수님이십니다.

>> I will ask the panelists to speak in the order of their introduction, limiting the time of each speech to 6 minutes.
패널 참석자 분들께서는 소개받은 순서대로 제한 시간 6분에 맞게 말씀해 주시기 바랍니다.

>> We look forward to a lively question and answer session.
우리는 활기찬 질문과 대답이 있는 섹션이 되길 바랍니다.

>> The first paper in this session is entitled A.
이 심포지엄의 첫 번째 섹션은 A 란 제목의 논문입니다.

>> I'd like to call on Professor Lee to discuss this paper.
이 교수님께서 이 논문에 대해 이야기해 주십시오.

>> Our second paper is entitled B.
다음 두 번째 논문 제목은 B입니다.

>> We'll call on Professor Park.
박 교수님을 요청합니다.

>> Our last paper is entitled C.
우리들의 마지막 논문은 C입니다.

>> Our last speaker Professor Kim will talk about C.
우리의 마지막 연자 김 교수님께서 말씀해 주실 것입니다.

>> After the presentation, we will have 20 minutes discussion.
발표 후, 20 분간 토론을 갖겠습니다.

>> During this section, participants could attend in discussions and exchanges of views.
이번 섹션에서는 참석자들이 토론과 의견교환을 할 수 있습니다.

>> We shall now proceed to the discussion.
이제부터 토론을 진행하겠습니다.

>> There may be disputes over new technique.
새로운 테크닉에 대한 논쟁들이 있을 것 같습니다.

>> Please exchange your frank opinions.
솔직한 의견 교환을 해 주세요.

>> May we have your attention, please?
조용히 해 주세요.

>> First, I would like to call on Professor Lee.
먼저 이 교수님께서 말해 주세요.

>> Would you start?
먼저 해 주시겠습니까?

>> Could you explain this problem in a little more detail?
이 문제를 좀 더 자세히 설명해 주시겠습니까?

>> Could you make your point exactly, please?
당신의 요점을 분명히 말해 주시겠습니까?

>> Could you tell us briefly?
간단하게 설명해 주시겠습니까?

>> Could you summarize?
요약해 주시겠습니까?

>> I'd like to give you a chance for one minute summary of your idea.
당신의 의견을 요약할 기회를 일 분 동안 드리겠습니다.

>> Would you care to comment on that?
코멘트 해 주시겠습니까?

>> What does everyone think regarding this?
모두들 여기에 대해 어떻게 생각하십니까?

>> Does anyone have any comments?
코멘트 하실 분 있으십니까?

>> Anytime you have a question, please feel free to ask.
의문이 있으면 편하게 물어보세요.

>> What is your response?
어떻게 생각하십니까?

>> What do you think?
어떻게 생각하십니까?

>> Does anyone on the panel wish to comment?
패널리스트 중 코멘트 하실 분 있으십니까?

>> That's a difficult question to answer.
대답하기 어려운 질문이군요.

>> I think there is every possibility that this theory is not correct.
이 이론이 맞지 않다는 것에 대한 모든 가능성은 있습니다.

>> But it's highly probable that this method is useful for diagnosis.
하지만 이 방법이 진단에 유용하다는 가능성은 높습니다.

>> May I interrupt you for a moment?
잠깐 끼어들어도 되겠습니까?

>> You've got a good point there.
좋은 견해입니다.

>> Have you taken into account the technique problem?
테크닉 문제를 고려해 보셨습니까?

>> Are there any significant differences between A technique and B technique?
A 테크닉과 B 테크닉에 어떤 중요한 차이점들이 있습니까?

>> I attach considerable importance to the operation technique.
저는 수술 테크닉이 아주 중요하다고 생각합니다.

>> I wonder if you've considered this point.
이점을 고려했는지 궁금하군요.

>> We cannot overlook the fact that the technique is important.
테크닉이 중요하다는 사실을 간과하면 안 됩니다.

>> I am afraid there seems to have been a slight misunderstanding.
약간의 오해가 있는 것 같군요.

>> I'm afraid I regard that as of relatively minor significance.
저는 그것이 큰 문제가 안 된다고 생각합니다.

>> There is one point I would like to make.
요점이 한 가지 있습니다.

>> We will have opening the topic for audience discussion.
청중들을 위해 주제를 열겠습니다.

>> The floor is now open.
이제 질의응답 시간입니다.

>> Please don't hesitate to ask any questions.
질문하는데 주저하지 마세요.

>> Is there anyone who wants to add to this discussion?
이 토론에 첨가할 내용이 있으신 분 있으세요?

>> Okay, the gentleman in the second row in my left.
예, 제 왼쪽 두 번째 줄에 있는 신사 분.

>> Please use the microphone.
마이크를 사용해 주세요.

>> Are there any questions?
또 다른 질문 있습니까?

>> We are almost out of time.
시간이 거의 다 되었습니다.

>> Professor Kim. Do you have any advice for the young doctor?
김 교수님 젊은 의사들을 위한 조언을 해주시겠습니까?

>> 5 minutes is all we have.
5분 남았습니다.

>> Professor Lee. Would you please give any closing comments on the future technique?
이교수님. 미래의 기술에 대해 마지막으로 한마디 해주시겠습니까?

>> Our time is up.
시간이 다 되었습니다.

>> We have reached the end of our session.
이 섹션이 다되었습니다.

>> I had a wonderful time.
정말 좋은 시간을 보냈습니다.

>> Great job everyone. It was great discussion.
모두 다 잘하셨습니다. 훌륭한 토론이었습니다.

>> Thank you very much for your attention and your interest.
관심과 집중에 감사드립니다.

〉〉 Let us cut off our discussion at this point.
여기서 토론을 마쳐야 할 것 같습니다.

〉〉 It was interesting for us to hear these talks.
여러 가지 이야기들을 들어 흥미로웠습니다.

〉〉 I'd like to thank all participants for kind comments.
친절한 논평을 해주신 모든 참석자들에게 감사드립니다.

Attractive phrase
A sound mind in a sound body

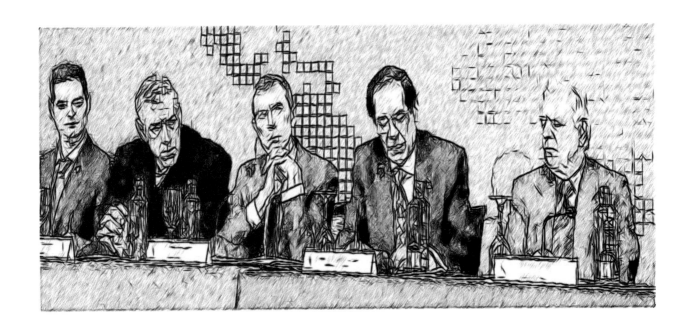

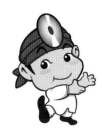
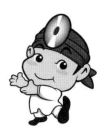

94 세미나 또는 학회를 끝내면서

>> The closing ceremony will be held immediately.
폐회식이 곧 시작합니다.

>> Will you please be seated.
자리에 앉아 주십시요.

>> Please stay on here.
이곳에 남아주시기 바랍니다.

>> We have come to the end of the conference.
우리는 학회의 끝에 다 왔습니다.

>> On behalf of the organization of the seminar, I have a great honor to preside over the ceremony of the closure.
세미나 위원회를 대표하여 폐회식 주재를 맡게 되어 영광입니다.

>> I am very grateful to have the opportunity to close this seminar.
이번 세미나 폐회식 연설을 맡게 되어 기쁩니다.

>> I'd like to preface these closing remarks by saying that the success of this seminar may not have been possible without the support from all of you.
폐회식 연설에 앞서 여러분 모두의 도움이 없었더라면 이번 세미나가 성공하지 못 했을거라고 말하고 싶군요.

>> First, I would like to express my sincere appreciation to all of you who have showed so much support and active participation in the seminar.
먼저 세미나에서 많은 지지와 적극적인 참여를 보여준 여러분 모두에게 진심으로 감사드립니다.

>> I want to extend my sincere appreciation to the seminar staff for its efforts and for its generous hospitality.
세미나 스텝들의 노력과 환대에 진심으로 감사드립니다.

>> The seminar has been a success.
세미나는 성공이었습니다.

>> First allow me to thank to all members who have assisted all the working groups in facilitating the fruitful discussion.

먼저 좋은 회의가 되게끔 도와주신 모든 분들에게 감사드립니다.

>> I would like to thank again everybody who contributed to the organization of this conference.

이번 학회에 헌신하신 모든 분들에게 감사드립니다.

>> I would especially like to thank everybody who gave so much of their time and their capabilities to organize the conference.

학회를 위해 시간과 노력을 해준 모든 분들에게 감사드립니다.

>> I would like to thank those who have taken time to give a lecture.

강의를 위해 시간을 내준 분들께 감사드립니다.

>> I also want to thank all of our speakers and moderators.

그리고 연자와 사회자분들께도 감사를 드립니다.

>> For three days, informative speeches and discussions were given.

3일 동안 유용한 연설과 토론이 있었습니다.

>> Three days after the opening of this conference, we are about to close a meeting.

이번 학회가 시작된 후 3일째 곧 끝이 나려고 합니다.

>> During the last 3 days, I got the impression that seminar was very informative.

지난 3일 동안 세미나가 아주 유익했다는 인상을 받았습니다.

>> It was great work you have been doing here over the last few days.

지난 며칠간 여러분들은 훌륭히 해냈습니다.

>> We have had the opportunity to share experiences.

경험들을 서로 나누는 기회가 되었습니다.

>> I would like to thank all of you wholeheartedly for the effort and energy you put into this seminar.

여러분들이 세미나에서 보여준 노력과 열정에 진심으로 감사드립니다.

>> This seminar is another fruitful result of cooperation in medical field.

이번 세미나는 의료분야의 또 다른 결실입니다.

〉〉 We have had an excellent conference.
홀륭한 학회였습니다.

〉〉 I am very happy with the success of this conference.
이번 학회가 성공하여 기쁩니다.

〉〉 We are very proud of showing the high level of seminar that has been achieved in our passionate discussion.
우리들의 열정 어린 토론으로 격조 높은 세미나가 된 것이 자랑스럽습니다.

〉〉 This conference has provided an excellent opportunity for us.
이번 학회는 우리들에게 좋은 기회를 제공하였습니다.

〉〉 There are many great forward thinking minds.
앞서가는 생각을 가지고 있는 사람들이 매우 많았습니다.

〉〉 All presentations were very educational and informative.
모든 발표들이 아주 교육적이고 도움이 되었습니다.

〉〉 I think everyone learned up-to date knowledge and were able to share some interesting cases and tips.
모든 분들이 최신지식을 배우고 흥미로운 증례들이나 팁들을 서로 나누었을 것으로 생각합니다.

〉〉 The attendance increased every time.
참석자들이 매회 더 많아졌습니다.

〉〉 The conference served to consolidate the educational meeting to share experiences and knowledge.
학회가 경험들과 지식을 나누는 교육적인 모임을 확고히 하였습니다.

〉〉 I'd like to thank all of participants for the hearty cooperation and interesting discussion.
저는 모든 참가자들께 진심 어린 협조와 흥미 있는 토론에 감사드립니다.

〉〉 I'd confident that this conference helped promote your knowledge.
이 학회가 여러분의 지식을 증진시켰다고 확신합니다.

〉〉 We have learned much more than expected.
우리는 생각한 것 보다 더 많은 것을 배웠습니다.

>> I hope this has given you a useful overview of the new technique and helped you to understand current stream.
여러분이 새로운 기술에 대한 전반적인 것을 보고 현재의 흐름에 대해 이해하는데 도움이 되었길 바랍니다.

>> I cannot give a full detail of the valuable contributions for this conference.
이 학회를 위한 의미 있는 기여에 대해 자세하게는 말할 수 없습니다.

>> The management of the conference was very good.
이번 학회의 진행은 아주 좋았습니다.

>> I am convinced we can make genuine progress toward our common goal.
우리의 목표를 향한 진정한 진보를 할 수 있다고 확신합니다.

>> We sincerely appreciate your full cooperation.
우리는 여러분의 모든 협조에 진정으로 감사드립니다.

>> I am impressed by the warmth of all the members of this conference.
이번 학회 관계자 여러분들의 따뜻함에 깊은 감명을 받았습니다.

>> I feel very comfortable here.
이곳에서 아주 편안했습니다.

>> Finally, I wish all of you good health and a pleasant journey back home.
마지막으로 여러분의 건강과 즐거운 귀국을 바랍니다.

>> I sincerely hope that we continue to cooperate and exchange our experiences.
계속 도와가며 경험들을 나누길 희망합니다.

>> I cannot close without thanking all of you again who have participated in this conference.
이번 세미나에 오신 분들 모두에게 다시 한 번 감사드리며 마칩니다.

>> I'd like to express my sincere appreciation to all the members.
회원 여러분들에게 진심 어린 감사를 드립니다.

>> Every participant could have valuable opportunities to broaden experiences.
모든 참석자들이 경험을 넓히는 중요한 기회를 가졌을 것입니다.

≫ On behalf of all the attendees, I say a huge thank to the staff for such an outstanding conference.
참석자의 대표로써 훌륭한 학회를 개최한 스태프들에게 큰 감사를 드립니다.

≫ I would like to thank all the technical and administrative staff who assisted in holding this seminar very successfully.
이번 세미나가 성공하게끔 도와준 모든 기술 및 행정 스텝들에게 감사드립니다.

≫ I evaluate this conference highly as it would offer great information to you.
저는 이번 학회가 여러분들에게 큰 지식을 주었다고 평가합니다.

≫ This seminar has been actively supported by many people.
이번 세미나는 많은 사람들에게서 도움을 받았습니다.

≫ I'd like to thank all our speakers and all the attendees.
모든 연사와 참석자들에게 감사드립니다.

≫ I would like to express sincere gratitude to all the dear participants, all the faculty and working staff.
모든 참석자와 교수님과 스태프들에게 감사드립니다.

≫ My sincere thank must go to the all the staff.
모든 스텝들에게 진심 어린 감사들 드립니다.

≫ They have dedicated utmost attention to their work for the smooth procession and high quality of this seminar.
그분들이 이번 세미나의 안정된 진행과 질을 높이는데 헌신하였습니다.

≫ I would in particular like to thank all the staff in the preparation and management of this seminar.
특별히 이번 세미나를 준비하고 운영해준 스태프들에게 감사드립니다.

≫ I would like hereby, on behalf of this seminar, to extend warm congratulations to all the participants and staff of this seminar.
이번 세미나를 대표해서 모든 참석자와 스태프들에게 진심으로 감사드립니다.

≫ Thank you for all foreign faculties and I 'd like to express the warmest gratitude to the organizing committee for kind hospitality and supports.
외국에서 오신 모든 교수님들과 위원회의 친절과 도움에 진심으로 감사드립니다.

>> Looking forward to next year conference, I would like to thank all of you for sharing your valuable experiences.
내년 학회를 기대하며, 여러분들의 소중한 경험들을 나누어 주셔서 감사드립니다.

>> I am pleased to announce that the next conference will be held in Gwangju.
다음 학회가 광주에서 열리게 됨을 기쁜 마음으로 알려드립니다.

>> As we end this seminar, we're looking ahead and are planning the next seminar in 2012, which will be held in Gwangju.
이번 세미나가 끝나며 2012년 광주에서 열릴 다음 세미나를 기대하며 계획 중입니다.

>> I very much look forward to meeting you again in the next conference and hopefully to expand our experiences.
내년 학회에 다시 만나서 우리들의 경험들을 나누었으면 합니다.

>> Chonnam University will host the next conference.
전남대학교에서 다음 학회를 주관할 것입니다.

>> I am looking forward to meeting with you all again for next seminar.
다음 세미나에서 여러분과 다시 만나길 기대합니다.

>> We are looking forward to welcoming all of you to Gwangju in the future.
훗날 광주에서 모두 만나길 바랍니다.

>> I now declare the conference closed.
학회의 폐회를 알립니다.

>> I hereby close this conference.
여기에서 이번 학회를 마치겠습니다.

>> I am now declaring this international seminar closed.
국제세미나가 끝났음을 발표합니다.

>> I declare the 9th annual international conference closed.
제 9회 국제학회의 폐회를 선언합니다.

>> I wish to express my thanks to all of you.
여러분 모두에게 감사드립니다.

Attractive phrase
Focus on positive thoughts and forward thinking mind

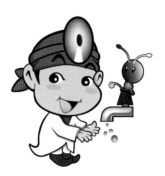

Part IV : Basic E-mail English for Overseas Study
제 4부 : 해외연수에 필요한 기본 E-mail 영어

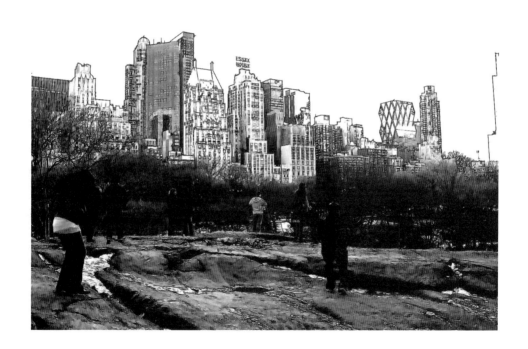

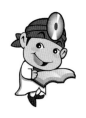 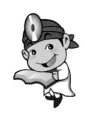

95 Application Letter

짧은 기간의 세미나를 통해서는 하루가 다르게 발전해 가는 의료계 기술들을 제대로 습득할 수 없기에, 의료계의 많은 사람들이 몇 달 또는 1-2년간의 짧은 연수를 통해 새로운 기술들을 배우려 노력하고 있다. 그럼 어떻게 하면 단기간의 연수를 통해 집중적으로 의료기술을 습득할 수 있는 기회를 만들 수 있을까?

대학병원에 근무할 경우에는 선배 교수님이나 학회에서 알게 된 사람의 추천으로 해외 연수를 갈 수 있기 때문에, 대부분 자신의 Resume만 보내어 연수기간만 확정하면 된다. 하지만 그러한 친분이나 연고가 없어, 스스로 Fellowship 과정을 찾아 가야 할 경우에는, 자신이 가고 싶은 곳의 책임자(Decision Maker)에게 직접 Application Letter를 보내야 한다.

자기가 가고자 하는 곳의 정보를 먼저 인터넷을 통해 꼼꼼히 살펴 본 다음, 교육 프로그램 담당자나 책임자의 E-Mail 주소를 인터넷 홈페이지 웹사이트나 학회 저널 등을 통해 알아본다.

그리고 Application Letter를 E-mail로 보내야 하는데, E-mail을 보낼 때는, 자신의 목적에 대해서 되도록 예의 바르고 간단명료하게 작성을 해야 하고, 반드시 자신의 이력에 대한 자세한 정보를 Curriculum Vitae나 Biographical Sketch를 만들어 첨부하여야 한다. (Application Letter를 보낼 때, 자신이 근무하는 병원사진이나, 의국 사진, 가족사진과 같은 친밀한 사진들을 함께 붙여 보내는 것이, 자신을 알리는데 도움을 주는 것 같다).

Application letter의 몇 가지 예를 먼저 보자.

Case I : Long-Term Fellowship

Dr. Gil-Dong Hong
Assistant Professor, Orthopaedic Department,
A University Hospital, Seoul, South Korea
Email : ***@***.com
Mobile : ***-****-****
Residence : ***-****-****

March 3, 2011
Dr. ***, Dean of Academic Affairs
Professor, Department of Orthopaedic Surgery, *** University Hospital

Dear Dr. ***

I am writing this letter to apply a fellowship.
I am working as a faculty of the department of orthopaedic surgery at A University Hospital in Seoul, South Korea.
I specialize in foot and ankle surgery, and focus on reconstructive surgeries.
We treat most of foot and ankle problems, such as sports injuries, arthritis, foot and ankle deformities, tendon disorders and fractures.
Many journals from your work group have motivated me to write to you.
Your department has an excellent reputation and advanced clinical skills.
In order to gain advanced skills in a clinical and laboratory research, I would like to participate in your research of foot and ankle surgery.
I wish to perform 2 years fellowship in your hospital and research laboratory.
I would like to ask whether there might be a place available in your department from September, 2011.
I would be very excited if I can participate in current work on your research.
If I am given the chance to work in your group, I am certain that due to my previous training and my enthusiasm for the subject, I will be able to make a meaningful contribution to your research effort.
I have attached my curriculum vitae for your consideration, which contains the details of my practical training, my current university journals, and the names of two referees.
If you wish, I can ask them to send their recommendation letters directly to you.
You may reach me via phone(***-****-****) or via email(***@****.com).
I look forward to hearing from you.

Sincerely

Case II : Short-Term Fellowship

Dr. Gil-Dong Hong
Orthopaedic Surgeon,
A General Hospital, Seoul, South Korea
Email : ***@***.com
Mobile : ***-****-****
Residence : ***-****-****
April 10, 2011
Dr. ***,
*** Medical Center

Dear Dr. ***

I am writing this letter to apply a fellowship.
I have been working in the department of orthopaedic surgery, A General Hospital in Seoul, South Korea.
I specializes in Knee Surgery. We treat patients with all types of knee joint disorders. I have performed over 300 knee arthroscopies including ACL or PCL reconstruction and over 100 knee replacement surgeries.
I read your excellent journals about advanced knee surgical skills, and I would like to have an opportunity to watch your new operation techniques and patient treatment methods.
I am a very active and energetic person with mild emotional character.
I enjoy working and accepting responsibility.
I should be most grateful if you would allow me to visit your department for 3 or 6 months to see the work that is being done there.
I am looking forward to having a good experience.
I could come at anytime convenient to you.
I have attached my biographical sketch for your consideration.

I look forward to hearing from you.

Your faithfully

Attractive phrase

It all depends on how we look at things,

and not how they are in themselves

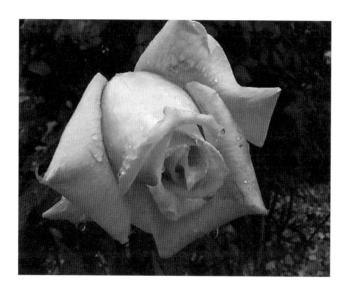

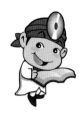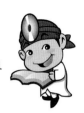

96 Curriculum Vitae and Biographical Sketch

Curriculum Vitae (Latin for "Life Story")란, 일종의 이력서(Resume)와 같은 것으로 자신의 이름, 주소, 교육과정, 경력, 직위 이외에, 자신이 발표한 논문과 자신의 경력을 확실하게 인증해 줄 사람들을 적은 서류이다.

그리고 Biographical Sketch 역시 똑같은 것으로, 자신의 학업과정이나 경력, 연구 분야에 대해서 수필처럼 간단하게 서술하거나, 혹은 전문 경력에 대해서만 이력서처럼 간단하게 적은 서류이다. (a brief summary of education and professional accomplishments, publications and affiliations)

Curriculum Vitae

Dr. Gil-dong Hong

Last name : Hong, First name : Gil-dong
Date of birth : June, 18, 1970.
Nationality : Korea (South Korea)
Marital status/Gender : Married/Male
Korean Social Security Number : ******-*******
(=Korean Resident Registration Number)
Present Address : *** Apt. 7-777. ***-Dong, ***-Ku, Seoul, Korea.
Telephone Home : 82-2-***-****, Cell phone : 82-2-010-****-****
E mail : ****@***.com
Working Hospital : A General Hospital (500 beds)
300-1, ***-Dong, ***-Ku, Seoul, Korea.
Telephone : 82-2-***-****

Education

1983 - 1989 : A University Medical School, Kwangju, South Korea.
Internship and Residency : B University Hospital, Seoul, South Korea.
Qualification : Korean Doctor Certificate number ***** (Feb, ****)

Korean Orthopaedic Board number **** (Mar, ****)
Professional experience :
Mar. 2000 - Date : Faculty, Ankle and Foot Surgery.

A General Hospital(500 beds), Seoul, South Korea.
Mar. 1999 - Feb. 2000 : Fellowship.

Department of **** Orthopaedics.

B University Hospital, Seoul, South Korea.
Mar. 1995 Feb 1999 : Resident.

B University Hospital, Seoul, South Korea.
May. 1994 Feb. 1995 : Intern.

B University Hospital, Seoul, South Korea.
Referees :
Consultant Orthopaedic Surgeon : Dr. *** Kim (A General Hospital)
Professor of Orthopaedic Department, B University Hospital : Dr. *** Choi.

Peer reviewed scientific publication :
1. Giant cell tumor of the tendon sheath penetrating the middle phalanx of the foot.
J. Korea Society of Foot Surgery, Vol 6. No.1 June 2002.
2. Prognostic value of the medial bowing of the femoral neck in Legg-Calve-Perthes
disease. J. of Western Pacific Ortho. Assoc. XXIX : 91-96, 1992.
3. Total hip arthroplasty with truncated ceramic cone. J. of Korean Orthop. Assoc.
26(4) : 1050-1057, 1991.

Affiliations
1994-present The Korean Medical Association
1999-present The Korean Association of Orthopaedic Surgery

Biographical Sketch - 서술 형식

Dr. Gil-dong Hong

I was born on September 5, 1973, in Gwangju, South Korea, where I grew up and attended elementary, middle and high school.

I attended A University Medical School in Seoul and graduated from in February 1998.

I completed one year internship program and four years of resident training in orthopaedic department at A University Hospital in Seoul(1998-2002).

I was certified by the Korean Orthopaedic Association in February 2003.

I completed the fellowship program of foot and ankle orthopaedics (2003-2004) at A University Hospital and I joined the full time staff in this field after attaining the position of clinical professor in February 2005.

I am now a faculty of A University Medical School and Assistant Professor of Orthopaedic Department at A University Hospital.

I have been married for eight years to my wife, *** (name) and have a 6 years old son, *** (name).

Family is very important to me, and I am very thankful to have them.

I participate in some social activities and would like to become more involved in those in the future.

Biographical Sketch - Resume 형식

Name
Gil-dong Hong
Position :
> Orthopaedic Surgeon, A University Hospital
> Assistant Professor, A University Medical School
Education :

March,1992- February,1998   A University Medical School in Seoul, South Korea
Professional Training :
March,1998-February,1999 : Intern at A University Hospital
March,1998-February,2003 : Resident in Orthopaedic Department
                                    at A University Hospital
March,2003-February,2005 : Fellow in Orthopaedic Department
                                    at A University Hospital

Appointments
May,2008-present : Orthopaedic Surgeon, A University Hospital
                              Assistant Professor, A University Medical School
                               in Seoul, South Korea

Board Certification
                        2003 Diplomate of National Board in Orthopaedic Surgery
Professional memberships
                        1998-present The Korean Medical Association
                        2003-present The Korean Orthopaedic Association
                        2003-present The Korean Foot and Ankle society

Honors
2010 Research Scholarship, Korean Orthopaedic Association

Selected peer-reviewed publications
List published journal titles
Research Support
List selected ongoing or completed research project.

Attractive phrase
Everything has the value, but not everyone sees it

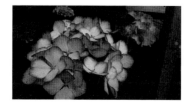

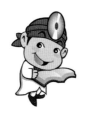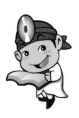

97 Recommendation Letter

해외 연수를 위해 제출하는 Resume 형식의 Curriculum Vitae나 Biographical Sketch 외에, 때때로 학생이나 젊은 교수들, 전문직 종사자들에게 책임자 위치에 있는 교수나 선배들의 Recommendation Letter (추천서)를 요구하는 경우가 있다.

Recommendation Letter - Case 1

Dear Dr. ***

I am proud to recommend a beloved faculty, Dr. Hong for your fellowship program.
He is a highly intelligent and diligent young man.
He came to our department 5 years ago and has been working with us.
He has positive attitude and his working is outstanding.
I have seen his ability to plan, develop and execute researches.
I am sure he is an excellent researcher and physician.
He is always consistent, passionate and cheerful in his work.
Many people here find him enthusiasm and dedication.
He has incredible creative energies and a refreshing idealism.
I highly recommend him for your research program.
He will not disappoint you and probably will exceed our expectations.
Thank you for the opportunity to recommend
such a special and impressive young man.

Sincerely Yours,

Recommendation Letter - Case 2

To Whom It May Concern

I am writing in support of Dr. Hong.
I have been his supervisor for several years.
He is an excellent and active faculty with a lively curiosity.
He has been an Assistant Professor in my department during the past several years.
He is exceptionally intelligent and diligent.
He enjoys hard working and actively participates in the current research.
He is not only very good at working with other people,
but also good humored and friendly.
I think he has a very bright future, and I am sure that
he would carry out his duty successfully.
I would like to give him my highest recommendation,
and very much hope that you judge his application favorably.

Sincerely Yours,

Recommendation Letter - Case 3

Dear Dr. ***

I would like to take an opportunity to offer a formal recommendation for Dr. Hong,
who is applying for a fellowship.
I have known him for six years.
He has done well in all his duties.
He is extremely well prepared to fulfill his proposed project.
His personality is wonderful.
He is outgoing and friendly, but not dominating.
He has an obvious and sincere concern for others.
I feel very confident that he will be extremely successful in all his future endeavors.

I would expect him to perform well in your current research.
I highly recommend him for the fellowship.
I hope that you will consider his application strongly.
Sincerely

Recommendation Letter - Case 4

To Whom It May Concern

This letter is my personal recommendation for Dr. Hong.
As the senior faculty I have known him for approximately 9 years
and feel that he is a deserving candidate for your fellowship program.
He has been presented creative ideas and has resulted in increased good papers.
The good papers were a direct result of his efforts.
I consider Dr. Hong is one of the most studious and responsible member
of our department.
He is a trustworthy individual.
I would like to recommend him as a candidate for your fellowship program.
He is a dedicated member of the University and has donated countless hours
of his time to the department.
In my opinion, he would be an excellent member for the fellowship.
I highly recommend him for the fellowship and hope that
you will carefully consider his application.
Sincerely

Attractive phrase
When you realize there is nothing lacking,
the whole world belongs to you

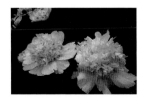

진료영어 세미나 영어 해외연수 영어

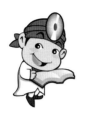 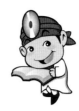

98 Answer Letter

가고자 하는 병원이나 대학에 E-mail을 보낸 다음 도착한 Answer E-mail을 살펴보자. 먼저 거절된 E-mail 이다.

Dear Gil-Dong Hong.

I received your request regarding a fellowship.
We are not able to accommodate your request until 2012 because we already have a Korean fellow and another arriving in six months.
I am sorry to have to tell you this.

Sincerely yours,

Dr. ***, M.D.
Professor *** University Of ***, USA

E-mail과 이력서를 받은 다른 대학의 한 예를 또 살펴보자.

Dear Dr. Hong,
I am writing on behalf of the Medical College of A University.
I heard of your interest to visit the school and observe the patient care.
You are welcome to visit during your visit to *** Medical College.
Please let us know of your schedule and we will try to set up a schedule for you.

Regards

Dr. ***, M.D.

이런 E-Mail은 자기가 기대했던 연구나 수술, 교육과정에 대한 언급이 없으므로, 다시 연수과정 및 내용, 비용에 대해서 문의하고 확답을 받은 다음 결정해야 한다.

또 다른 대학에서 보내 준 Answer E-mail을 한 번 보자.

Dear Dr. Gil-Dong Hong

Your e-mail was forwarded to me by *** at the *** College.

Our college specializes in the training of *** physicians, specialists in all aspects of care for the *** field. I encourage you to visit our web page to learn more about our institution and training.

Similar to other medical schools,

College is a four-year curriculum following completion of a bachelor's degree from an undergraduate university.

Our graduates then continue in their education for an additional many years.

We could provide you with clinical exposures to both surgical and nonsurgical treatment of *** including wound care.

We always welcome the exchange of ideas, to learn from others and to make new friends and acquaintances.

I would like to extend an invitation to you to visit our college as requested in your e-mail.

Unfortunately we do not have the ability to provide housing on our campus, however we could arrange for housing in the area at a moderate cost.

The college does not charge a fee for such an educational exchange therefore in addition to your transportation you would be responsible for housing and living expenses.

If you're interested in visiting our institution please notify me at your earliest convenience including when you may be interested in visiting.

I look forward to hearing from you.

Please address any questions directly to my office.

Sincerely,

Dr. ***, Vice President and Dean of Academic Affairs

Professor, Department of Surgery, *** College

　이러한 Decision Maker인 책임자에게서 E-Mail이 온 경우는, 학생들이나 자신에게 배우고 싶은 다른 나라 사람들에게 아주 친절하게, 그리고 자세하게 자신의 입장을 밝혀, 도움을 주려고 하는 진정한 교육자임이 분명하다. 독자들은 이런 대학이나 병원을 택해, 답장을 보내는 것이 좋을 것이다.

Dear Professor ***,

I am pleased to hear from you soon like this.
Thank you so much for allowing me to visit your department and to watch some operation and treatment being performed.
It will be most interesting and instructive to me.
I appreciate your kindness very much.
I could come at any time convenient to you.
However, if you allow me to consider my schedule, I would like to visit your department from April 1, 2012 to June 30, 2012.
I will be responsible for transportation, housing and living expenses.
I'll be happy to answer any questions you may want to ask.
I look forward to receiving your answer.
Yours sincerely
Dr. Gil-Dong Hong, *** General Hospital, Seoul, South Korea

Attractive phrase
Rejoice in the way things are

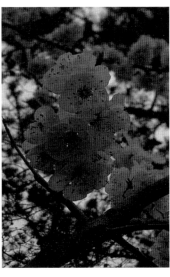

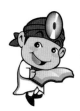
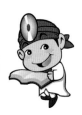

자기가 갈 곳이 확정된 다음, 그곳에서 보내온 E-mail 이다.
이 경우는 Application Letter에 Resume를 첨부하지 않아, 다시 Curriculum Vitae나
Biographical Sketch를 요구한 경우이다.

Dear Dr. Hong,

I have received your e-mail concerning your visit to *** university hospital.
Please advise me on your exact arrival times so we may make arrangements.
Dr. *** has offered the possibility for you to stay with him at his house.
He has a guest-room available.
Dr. *** may be contacted at ***@***.com
Prior to visiting our college you may wish to review the college web site,
there are also links with to the this area which may interest you.
I neglected in my last e-mail to ask if you could provide us further information con-
cerning yourself such as a curriculum vitae or biographical sketch.
It would be useful for us to know a little more about you prior to your visit to the
college.

Sincerely, Dr. ***.

이력서를 보낼 때는, 자신의 프로필과 함께, 자신이 쓴 논문의 일부를 함께 첨부해 보내는 것
도 좋을 것 같다.

Dear. Professor ***,

I am glad to hear from you.

I deeply impressed with your kindness.

I am looking forward to seeing you soon.

If I have a chance to stay with one of member of your department, it would be my great honor.

Thank you so much for your help.

I send my curriculum vitae and biographical sketch.

And I made a flight reservation to *** international airport.

I will arrive at *** airport on ***.

This is my flight schedule.

*** *** *** ***

If my flight schedule be changed, I will notify you of my rescheduled departure time.

I will remember your kind e-mails.

With many thanks.

Yours sincerely

Dr. Hong.

이렇게 일단 가기로 한 곳이 결정이 되면, 가장 중요한 Housing에 대해 정확한 정보를 알아야 한다. 위의 E-mail 내용과 같이, 대부분은 그곳 사람들이 저렴한 하숙집이나 기숙사, 또는 아파트를 구해주기는 하지만, 그렇지 않는 경우도 많기에, 미리 그러한 조건들을 E-mail로 확인 한 다음 준비를 해야 한다.

다음은 Housing을 미리 확답 받지 못했을 경우 보내는 E-mail 이다.

Dear Dr. ***

I am writing to you to ask my housing.

I want to lease a house or apartment.

I actually have a few questions about the housing.

How can I find local housing?

I am looking for an apartment.

Can you tell me the best way to look for an apartment?

There are three of us, and we need a two-bedroom apartment.

How much do apartments cost around hospital?

Are apartments expensive in your city?

And I want to know if the location of the apartment around hospital is nice.

Is there a housing guide web-site for apartment?

Where should I look?

How much of a security deposit will be required?

If anyone has a house or a apartment they want to lease, please let me know.

I am hoping to find a place we can feel comfortable.

Thank you for your generosity.

I look forward to hearing from you.

Sincerely,

Housing에 대해 미리 알아봐야 한다는 E-mail 답변 내용이다.

Dear Dr. Hong

We look forward to welcoming you to hospital when you arrive.

I write to provide you with some information about residential house.

The house will be needed as your home for the duration of your time at hospital.

But hospital does not offer you housing.

Prior to or upon arrival, you secure your own independent housing.

What kind of apartment that you are looking for?

Is there anything else in particular that you wanted?

Housing cost depends on what you want.

Two bedroom apartment will probably cost you around 1500$ a month.

We have a link on its web site for apartments.

Actually, you can view the apartment online.

This web-site(***.com) offers housing options to faculty and residents that want to walk or live near hospital.

It will give you details about the apartment.

Many of rental homes are walking distance of the hospital.

Houses have private parking or easy on street parking.

If you are looking for apartment, we have information for renters.

We have also included a number of resources to help you.

You may e-mail any questions about housing to us (***@***.com).

We will send you housing information.

Please get back to me if you have any query.

We look forward to seeing you soon.

Sincerely,

Professor *** 에게 소개받은 Dr. ***에게 Housing을 허락해 주어서 고맙다는 E-mail이다.

Dear ***,

How are you getting on?

The best I hope.

This is spring.

I feel that there is new life everywhere.

I am writing this e-mail to you in the hope that you would be willing to become my friends.

I was very pleased to hear from Professor ***.

If I have a chance to stay with you, it will be appreciated.

I am deeply impressed with his and your kindness.

Thank you so much for your help.

I am reviewing the college web site.

I am looking forward to visiting your department.

It is my sincere wish to make friends with overseas doctors.

I would like to know the way of thinking and the activities of people in your country.

I hope that we shall be able to meet and share a good time together discussing our different life styles and medical information.

^.^

I would like to have wonderful memories of your country.

Whenever I am free, I like to listen to popular songs.

Especially I am fond of the Beatles and ABBA.

What kind of music do you like? Rock?

What are your favorite rock'n'roll group?

I'd like to know about your hobby if you have.

Once again, I wish to thank you for your kindness.

I would be most grateful if you allow me to stay with you.

May you be happy.

With best regards.

From, Dr. Hong

그에 대한 답장을 보자.

Hello,

I'm not sure exactly how much Dr. *** has told you about myself.

I am 32, work for school under contract as a staff physician to the *** hospital about 1.5 miles north of the school.

I have 2 dogs, 1 pug and 1 Boston terrier who live with me in my home and are very friendly and energetic.

I listen to many different types of music ranging from Jazz to modern Pop/techno music depending on the time of day and my mood.

I enjoy cooking, gardening and working on various projects around the house.

My home is located about 15 minutes from school and close to downtown and many other fun areas.

The home has many windows which bring in plenty of light.

The large lake with its cliffs and seagulls is a scenic wonder of the city.

Walking around the park is all the more refreshing after taking a rest at home.

Sometimes swirling lake winds can play tricks with my relaxation.

But the beautiful view keeps my heart pounding.

There can be no better environment in which to feel the lake side life in the city.

I have 1 roommate Dr. *** who is a surgeon at *** hospital.

This city is very pretty this time of year.

The temperature usually runs in the 60s-70s F and is mild.

The area I live is about 2 blocks from lake.

There is a wonderful cool breeze from the lake.

Thin air from the lake is a good reason to make my mind comfortable.

I'm sure you will have a great time in here.

As a teaching establishment everyone at school is very friendly and open to sharing their experiences and what they have learned during their time in practice.

Personally I perform *** primary care.

This consists mostly of *** care and *** injuries.

My personal interest is ***.

As you I am very interested in educating myself as to the methods that medical professionals in other countries care for their patients.

I am very eager to compare techniques and see exactly how doctors in Korea treat ailments that afflict all people.

Hope to see you soon,

이제 가고 싶은 대학이나 병원도 정해졌고, 자신이 기거할 수 있는 Housing도 준비가 되었다. 곧 떠나기에 앞서 그들에게 다시 E-Mail을 보내 감사하다는 표현과 스케줄을 다시 한 번 재확인해 보는 것이 좋다. 먼저 초청해 준 교수에게 쓰는 글이다.

Dear Professor ***,

The days are getting more pleasant here in Korea.

The green leaves of the tree have become noticeably abundant.

The hills and side walkways are entirely covered with green color and flowers.

I really enjoyed reading about Internet web site of your college.

Your city has a wonderful history and beautiful sight.

The medical treatment program for more than 70 years in your college makes me curious person.

I guess I could get a lot of good experiences through watching treatment procedures in your clinics.

It is indeed a great privilege to be acquainted with you and have the opportunity to visit your department.

But I have a question.

Where can I meet you?

Can I meet you at the college?

I am contacting Dr. *** with E-mail.

I will make an appointment to see him at the hospital.

I really don't know how to thank you for all your kindness and generosities.

Thank you again for all your trouble.

I look forward to meeting with you soon.

^.^

Yours sincerely

Dr. Hong

그리고 Housing을 허락해 준 Dr. ***에게 쓰는 글이다.

Dear Dr. ***

How wonderful your house is located near lake.

I read about the lake Erie in National Geographic magazine several years ago.

There is no place like that in Korea.

I think it's an amazing and beautiful lake.

I would like to have impressive memories of your living town.

This is my flight schedule

*** *** *** ***.

I will arrive at ***.

But I have a question.

Where can I meet you?

Can I meet you at your hospital?

I will meet professor *** after arriving.

I think it would be best if I were able to meet you at your department if that is convenient for you.

I would like to discuss with you about housing.

I will be responsible for transportation, housing and living expenses.

I look forward to receiving your answer.

I really don't know how to thank you for all your kindness and generosities.

Thank you again for all your trouble.

I look forward to meeting with you soon.

^.^

Yours sincerely

Dr. Hong

이에 대한 답장으로 공항에 도착하면 누가 마중을 나갈 거란 E-mail과 도착만 하면 알아서 하겠다는 짧은 표현들을 살펴보자

Dr. Hong,

I have arranged for Dr. *** to meet you at the *** airport in the baggage claim area for *** airlines on the *** of ***.

Please notify us if there is a change in plans.

Sincerely,

Dear Dr. Hong.

I will meet you afternoon at college, after that we can do whatever you want.

Just let me know your arrival.

Sincerely,

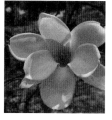

Attractive phrase
If you don't aim high, you will never hit high

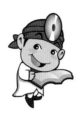
100 Thanks Letter
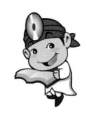

외국의 대학이나 종합병원에 연수를 다녀온 후 감사하다는 Thanks Letter (Email) 예를 보자 .
감사하다는 표현은 그들에게 좋은 인상을 주고, 다음 후배들이 그곳으로 공부하러 가는데 더
수월하게 만들어주므로, 피곤하여도 도착한 다음 고맙다는 표현을 꼭 하는 것이 좋을 것이다.

Thanks Letter (Email) - Case 1

Dear Dr. ***

Everyday I spent in *** city was very impressive and enjoyable.
I will never forget the great time I had with all of you.
I cannot tell you how happy and thankful I was that all of you gave to me good experiences.
All friends were kind and warm-hearted.
I have had wonderful memories of your city.
I send the picture to you.
Please don't fail to let me know in advance when you come to Korea.
I hope to be able to return some of your kindness.
Back home, I hasten to write you this e-mail of thanks.
I send you my many thanks for all of you so kindly did for me.
My family join me in my warmest regards.
Thank you again very much for everything you did for me.
I send my best to your family.
With deepest gratitude, I am
Sincerely yours,

Dr. Gil-Dong Hong.

Thanks Letter (Email) - Case 2

Dear my friend

Thank you for all the help you have given me.
I especially appreciate the kindness you have provided and the experiences you
have shared with me.
Your help has been invaluable to me during fellowship program.
I greatly appreciate your generosity.
I don't know how to thank you. I owe you a lot.
I hope to repay your kindness one day.
Again, thank you so much.

Best Regards,

그에 대한 외국 여러 친구들의 간단한 답장들을 보자.

Dear Dr. Hong

Enjoyed the time you spent here.
Hope we can keep an ongoing relationship.
And continue the exchanged of ideas.
Thanks for the picture.

Dear Dr. Hong

How are you doing?
We are starting an operation in about 45 minutes.
How's your family doing?
See you later.

Dr. Hong,

Thank you so much for the picture.
I am the editor of the school's yearbook this year.
And I intend to put this picture in the 200* yearbook.
Maybe I could send you a copy when it comes out.

Dr. Hong,

Thank you for all your help and wisdom while you were with us.
We miss having you here and hope you can visit again.
I am sure you are happy to be home and to see your family
and friends, but don't forget us.
Take care of yourself.
I will keep you up to date on any news here.
Your friend.

Dear Dr. Hong,

Glad to hear everything is going well at home in Korea.
Things in this city are pretty much the same, except summer has arrived.
It is much warmer than when you were here.
At work we are starting to get our new Residents and beginning their orientation to
how things are to be done at the hospital.
Talk to you soon,
From your friend.

Dr. Hong,

Thank you for sending me the picture and your kind words.

Surgery is not the same without you.

I had a nice time with you here in this city.

I'm glad to see you made it home safe. Keep in touch.

　이렇게 많은 친구들과 E-mail로 우정을 나누면 자신의 경험과 기억이 오래도록 유지될 것이다. 민족과 피부 색깔은 다르지만, 사람들의 기본적인 감정은 세계 어디든 다 똑같다는 생각이 든다. 마지막으로 학생의 신분으로 해외 연수를 떠나고 싶은 사람들에게, 미국의 대학은 임상 실습 도중, 의과대학 학생들을 어떤 방법으로 평가하는 지, 그 평가 방법에 대해서 알려 주겠다. 이 서류는 레지던트와 스텝들이 학생들을 평가하는 보고서의 일종인데, 학생들에게 적극적인 참여를 유도하려는 그들의 방법인 것 같다.

Non-Cognitive Evaluation Form

Classroom/Lab/College Academic Function

Clinic Rotation :

Date :

Student Name and Class :

Name and Title of person initiating this form :

1) Reliability and responsibility

1. Cannot be depended upon to do his/her duty.

2. Does not follow through on tasks he/she agreed to perform.

3. Does not arrive on time for class, clinic, conference, patient care, etc.

4. Is not available to treat patients.

5. Forgets to bring instruments to treat patients.

6. Has problems with being prepared and/or participating in discussion.

7. has difficulty recognizing own limitations and/or calling for assistance of others when needed.

8. The student needs continual reminders in the fulfillment of responsibilities to patients or other health-care professionals.

2) Maturity

1. Does not behave respectfully towards faculty, staff, patients and fellow students.
2. Cannot accept the blame for failure.
3. Makes inappropriate demands.
4. Is abusive and critical during times of stress.
5. Does not interact constructively with others in group discussions.
6. Occasions of sexist, racist, or sexual orientation comments harmful to professional relationships or other persons.
7. The student demonstrates arrogance.

3) Critique

1. Cannot accept criticism.
2. Does not look at self objectively.
3. Does not take steps to correct shortcomings.
4. The student is resistant or defensive in accepting criticism.
5. The student remains unaware of his/her own inadequacies.

4) Communication skills

1. Does not listen well.
2. Engages in blocking behaviors: hostile, derogatory, sarcastic, loud or disruptive, distraction, verbal and/or nonverbal cues of non-participation.
3. Cannot effectively identify emotional concerns of patients.
4. Uses language inappropriate to circumstances.
5. The student does not function well within a health-care team.

5) Honesty and integrity

1. Does not adhere to ethical standards of the profession.
2. Is dishonest.
3. Does not correct errors.
4. The student misrepresents or falsifies actions and/or information.

6) Respect for patients

1. Does not maintain patient confidentiality.

2. Does not demonstrate empathetic behavior.

3. Is not patient with patients and family.

4. Is not sensitive to patient's immediate physical and/or emotional needs.

5. Presents a prejudiced view to patients.

6. Is not considerate to patients.

7. Addresses patients inappropriately.

8. The student uses his/her professional position to engage in romantic or sexual relationships with patients or members of their families.

7) Shows signs of chemical dependency or mood disorder

1. Changes in personality, dressing habits, or neatness.

2. Excessive irritability, anger beyond control, drowsiness, or inattention to responsibility.

3. Loud when normally quite.

4. Inappropriate euphoria.

5. Depressed.

6. Unsteady gait.

8) Appearance and grooming

1. Does not comply with dress policies of the hospital.

I have read this evaluation and discussed it with the person initiating this form.

Student Signature :

Student's Comments :

Initiator's Signature :

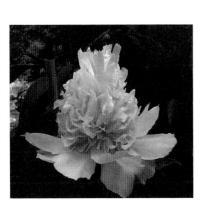

Attractive phrase

Great minds think alike

부록 Appendix

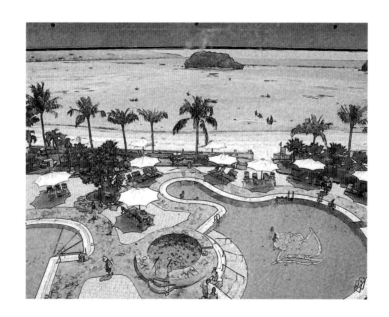

진료영어 세미나 영어 해외연수 영어

Medical Certificate - Example 1

1. Personal Information
    Last name : First name :
    Sex : Male Female
    Address

2. Diagnosis

    _____

3. Comments
    He had suffered from _____.
    He had an operation on _____ (Date).
    Operation Name : _____

In my opinion, the above patient is incapable of working for _____ weeks.
However expected date of the healing may be delayed according to his condition.
He should have rest until recovery.
Follow up care is needed.

4. Doctor identification and signature
    Last name :   First name :
    Doctor's license number :   Address of hospital :
    Date : .

                        _____
                        Signature of Medical Doctor

This certification is being issued upon request of the patient for whatever purpose
(Not valid for legal purpose)

Medical Certificate - Example 2

1. Personal Information
   Last name : First name :
   Sex : Male Female
   Full Postal Address

2. Diagnosis
   In view of the past history, physical examination,
   It is my opinion that he has _____.

3. Comments

In my opinion, the above patient is incapable of working for _____ weeks.
However expected date of the healing may be delayed according to his condition.

4. Doctor identification and signature
   Last name :   First name :
   Doctor's license number :
   Address of hospital :
   Date :

                        _____
                        Signature of Medical Doctor

This certification is being issued upon request of the patient for whatever purpose
(Not valid for legal purpose)

Medical Certificate - Example 3

1. Personal Information
Last name :   First name :
Sex : Date of Birth :
Address :
Health insurance number :

2. Doctor's Diagnosis
Diagnosis : _____
Onset :

Is the person incapable of carrying out his or her normal activities(work or studies)?
  Yes, No
Approximate extent of disability :
  Light, Moderate, Severe
Date of beginning of disability : (   )
Expected date of the end of disability : (   )
Has the person been hospitalized?
  Yes, No
If yes, indicate when : from (   ) to (   )
Has the person had an operation?
  Yes, No
If yes, operation name :

3. Doctor identification and signature
   Last name : First name :
   Doctor's license number :   Address of hospital :
   Date : Signature :

Medical Certificate - Example 4

1. Personal Information
    Last name :   First name :
    Sex : Male Female
    Address :

2. Diagnosis
In view of the medical history, physical examination, X-ray and blood test report,
it is my opinion that he/she suffers from _____.

3. Comments

After careful personal examination of the case,
I hereby certify that _____ is suffering from_____.
I consider that a period of absence from duty for _____ weeks
is absolutely necessary for the restoration of his/her health.

4. Doctor identification and signature
    Last name :   First name :
    Hospital _____ Date _____

                    _____
                    Signature of Medical Doctor

This certification is being issued upon request of the patient for whatever purpose
(Not valid for legal purpose)

Medical Certificate - Example 5

1. Personal Information
   Last name :   First name :
   Sex : Male Female
   Address

2. Comments

I hereby certify that I have carefully examined _____.
And I find that he/she has recovered form his/her illness.
He or She can now resume duties in his or her company.

3. Doctor identification and signature
   Last name :   First name :
   Hospital _____ Date _____

   _____
   Signature of Medical Doctor

This certification is being issued upon request of the patient for whatever purpose
(Not valid for legal purpose)

2. To Whom It May Concern
(통원치료 확인서 - 관계자에게)

To whom it may concern.

This is to certify that *** was seen at our hospital,
at *** for treatment of his/her problem or for doctor's appointment.
If you have any questions,
Please feel free to contact us at **** - ****.

Sincerely,

Attending Clinician : Dr. ***
Address of hospital :
Date :

_____
Signature of Medical Doctor

관계자에게
환자 *** 분께서 *년 *월 *일
병을 치료하기 위해서, 또는 의사와의 진료예약으로.
본원에서 다녀갔음을 확인하여 드립니다.
만약 의문사항이 있으시면, 이곳으로 연락을 주시기 바랍니다.
진료 의사 : Dr. ***

3. Medical Certificate for healthy person
(건강 진단서)

Medical Certificate for healthy person

I certify that I have carefully examined him/her.

Based on the examination, I certify that he/she is good mental and physical health.

He/She is free from any physical defects which may interfere with his/her work including the active outdoor duties required of a professional.

Doctor : (Doctor's license number:)

Address of hospital :

Date :

_____

Signature of Medical Doctor

이 사람을 정밀 검사하였음을 확인합니다.

검사 상 이 사람은 정신적으로나 육체적으로 건강합니다.

이 사람은 직업상 요구되는 외부 활동을 포함하여 어떤 일을 방해할 만한 육체적인 장애가 없습니다.

진료 의사 : Dr. ***

4. Death Certificate (사망 진단서)

Name of the deceased :

Age :   Sex :   Date of Birth :

Nationality :

Address :

Date of Death :

Place of Death :

Date last seen by the doctor :

1. Cause of Death

II. Primary cause of death :

III. Significant conditions not related to primary cause of death :

  (can be more than one)

2. Manner of Death

(1) Natural (2) Accidental

(3) Suicidal (4) Undetermined (5) Homicidal

Name of physician :

(Doctor's license number:)

Date of issue :

Date :   Signature :

  CF) The doctor can circle one or more of the following statements

1. This certificate takes account of information obtained from post-mortem

2. Information from post-mortem may be available later

3. Post-mortem not being held

4. I have reported this death to the coroner for further action

  CF) The doctor can circle one of the following statements

1. Seen after death by me

2. Seen after death by a another medical practitioner but not by me

3. Not seen after death by a medical practitioner

다음 관련된 사항에 표시해 주세요.

1. 이 진단서는 사후 얻은 정보를 고려한 것입니다.

2. 사후 정보는 추후 얻도록 하겠습니다.

3. 사후 정보가 없습니다.

4. 검시관에게 향후 평가를 위해 보고하는 바입니다.

　다음 관련된 사항에 표시해 주세요.

1. 사망 후 저에게 확인되었습니다.

2. 사망 후 제가 아닌 다른 의료 종사자에게 확인되었습니다.

3. 의료종사자들에게 확인되지 않았습니다.

5. Birth Certificate (출생 증명서)

This certificates that ( ) was born in this hospital.

1. Name of child : Sex :
   Date of birth : Hour of birth :
   Place of birth :
   Home address :

2. Name of farther :
   Date of birth : Place of birth :

3. Name of mother :
   Date of birth : Place of birth :

4. Name of physician : (Doctor's license number:)
   Address of hospital :
   Date :　　　　　　　　　　Signature :

6. Certificate of Immunization (면역 접종 증명서)

Name :

Date of birth :   Sex :

Social security number :

Address :

Required immunization

1. BCG (　) (Month/Day/Year)

2. DTP (Diphtheria, Tetanus, Pertussis)

 (1) Completed primary series of DTP immunizations

　　Dose 1. (　) (Month/Day/Year)

　　Dose 2. (　) (Month/Day/Year)

　　Dose 3. (　) (Month/Day/Year)

　　Dose 4. (　) (Month/Day/Year)

　　Dose 5. (　) (Month/Day/Year)

(2) Received DTP booster within last ten years

　　Dose 6. (　) (Month/Day/Year)

3. IPV or OPV (Inactivated Poliovirus Vaccine or Oral Polio Vaccine)

　　Dose 1. (　) (Month/Day/Year)

　　Dose 2. (　) (Month/Day/Year)

　　Dose 3. (　) (Month/Day/Year)

　　Dose 4. (　) (Month/Day/Year)

4. MMR (Measles, Mumps, Rubella)

Received MMR vaccinations since the age of twelve months.

　　Dose 1. (　) (Month/Day/Year)

　　Dose 2. (　) (Month/Day/Year)

5. Chicken pox (　) (Month/Day/Year)

Doctor or Health care provider

Name :   Address : (Phone :)   Signature

CF)1. Medically contraindicated because of allergy to vaccine, etc.

　　　Must list rcason(s) :

2. Refused immunization because of religious objections. (Attach statement :)

7. Advance Beneficiary Notice
(보험과 관련된 사전 설명서)

You need to make a choice about receiving these health care items or services.
당신은 치료를 위해 다음과 같은 의료 아이템이나 서비스를 선택하실 수 있습니다.

We expect that medical insurance will not pay for the items or services that are described below.
아래의 아이템이나 서비스는 의료 보험이 되지 않습니다.

Medical insurance does not pay for all of your health care costs.
의료보험은 치료비용을 모두 지급하지 않습니다.

Medical insurance only pays for covered items and services when medical insurance rules are met.
의료보험에서는 의료보험으로 지정된 것만 지불하게 되어있습니다.

The fact that medical insurance may not pay for a particular item or service does not mean that you should not receive it.
의료보험에서 지급하지 않는 아이템이나 서비스란 것들이 당신이 꼭 받지 않아도 된다는 뜻이 아닙니다.

There may be a good reason your doctor recommended it.
당신의 의사가 권하는 것은 그것들이 좋기 때문입니다.

Right now, in your cases, medical insurance will not pay for (items or services).
지금 당신의 경우엔 다음 것들이 의료보험이 안됩니다.

Please choose one option, check one, sign and date your choice.
옵션을 선택하고 하나를 선택해 사인해 주세요.

Option 1. (　)

Yes. I want to receive these items or services.
예 나는 이 아이템이나 서비스를 받기를 원합니다.

I understand that medical insurance will not decide whether to pay unless I receive these items or services.

나는 내가 이들 아이템이나 서비스를 받지 않을 경우, 의료보험에서 지불하지 않는 것을 이해합니다.

I understand that you may bill me for items or services and that I may have to pay the bill.

나는 내가 지불해야 할 아이템이나 서비스에 대해 당신들이 청구하는 것을 이해합니다.

Option 2. (　)

No. I have decided not to receive these items or services.

아닙니다. 나는 이 아이템이나 이 서비스를 받을 지 결정하지 않았습니다.

I will not receive these items or services.

나는 이들 아이템이나 서비스를 받지 않을 것입니다.

Date :

Signature of patients or person acting on patient's behalf :

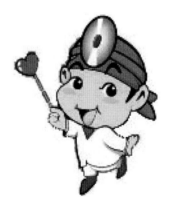

8. Consent to Simple Procedure
(간단한 시술에 대한 승낙서)

It has been fully explained to me the nature and purpose, risks, benefits, and alternative treatment methods and their risks and benefits of the procedure.
시술에 대한 성질과 목적, 위험성과 이점 그리고 여러 가지 치료방법들에 대해 충분한 설명이 제게 이루어졌습니다.

I have not had allergic reaction to any medication.
나는 어떤 약에도 알러지 반응을 보인 적이 없습니다.

I do hereby consent to and authorize Doctor _____ to perform the following procedure : _____
나는 의사 _____에게 다음과 같은 시술 _____ 을 맡깁니다.

I also consent and authorize the Doctor in case of local anesthesia, to make use of such anesthetizing agents as shall be deemed advisable or necessary.
나는 의사에게 국소마취에 필요한 마취제 사용을 맡깁니다.

The usual risks and hazards of anesthetic procedure were made known to me.
마취과정의 위험성에 대해서 들었습니다.

I consent to the disposal of any tissue or body parts removed.
나는 제거된 조직이나 몸의 일부의 처리를 의뢰합니다.

(Woman : To the best of my knowledge, I am not pregnant.)
여성인 경우 : 지금 임신 중이 아닙니다.

Date :
Signature of Patient or person acting on patient's behalf :

9. Consent to Operation
(수술 승낙서)

I hereby authorize and direct Dr. _____ and whomever he/she may designate as his/her assistants, to perform the following operation upon me.

나는 의사 _____ 에게 이 수술과 조력자들에 대한 모든 것을 맡깁니다.

Operation : _____ (수술명)

And to any additional procedure that in his/her judgment may be deemed necessary or different from those now contemplated, whether or not arising from presently unforeseen conditions, which he/she may consider necessary or advisable in the course of the operation.

그리고 의사의 판단에 의해 예기치 못했던 어떤 추가적 시술에 대해서도 맡깁니다.

I hereby authorize the doctors to use his/her discretion in the disposal of any removed tissue.

나는 제거된 조직의 처리에 대해 의사에게 자유롭게 맡깁니다.

For the purpose of advancing medical education, I consent to the admittance of observers to the operating room.

의학교육의 발전을 위해 나는 수술실의 참관자에 대해 허락합니다.

I consent to the photographing of the operations or procedures performed for medical scientific, or educational purposes, providing my identity is not revealed by pictures or descriptive text accompanying them.

나는 나의 개인 정보가 책의 사진이나 그림에 나타나지 않는다면, 과학과 의학적 교육을 위해 수술이나 행해진 과정들의 사진촬영을 허락합니다.

The doctor has explained alternative forms of treatment and I understand that this operation is elective or optional.

의사는 내게 치료의 여러 형태를 설명하였으며, 이 수술이 선택적임을 이해합니다.

I accept and certify that I have read and had explained to me by the doctor, in terminology that I fully understand.

나는 이 것들을 읽고 의사에게 충분히 설명 들었음을 서약합니다.

The usual risks and hazards of operation were made known to me.

일반적인 수술의 위험성과 합병증에 대해 주위를 받았습니다.

Date :   Signature of Patient :   Person acting on patient's behalf :

10. Consent to Possible Complications
(합병증에 대한 설명서)

It has been explained to me that satisfactory results are anticipated.
만족할만한 결과들이 기대된다는 설명을 들었습니다.
However, complications or after effects could occur.
하지만 합병증이나 부작용이 생길 수 있습니다.
These include anesthetic reactions, infections, scarring, phlebitis, prolonged
swelling, prolonged pain, prolonged hospital stay, delay in wound healing, delay in
return to normal activity, numbness and tingling, nerve damage, reduction in range
of motion or stiffness in the joints, recurrence of the original condition, need for
further surgery, and others as follows : _____.
이것들은 마취 반응, 감염, 흉터, 정맥염, 지속적인 부종, 지속적인 통증, 장기 입원, 상처 치유
지연, 정상 생활 지연, 무감각이나 저리는 것, 신경 손상, 관절 운동의 제한이나 강직, 재발, 추가
수술 등이 해당됩니다.
I accept and certify that I have read and had explained to me by the Doctor,
in terminology that I fully understand.
나는 이와 같은 것들을 읽고 의사에게 충분히 이해가 되도록 설명을 들었습니다.
The usual complications of treatment made known to me.
치료의 일반적인 합병증에 대해 알게 되었습니다.

Date :
Signature of Patient :
Person acting on patient's behalf :

11. Consent to Anesthesia
(마취 승낙서)

I hereby authorize the doctors to perform the following anesthesia.
나는 다음 마취 시술에 의사에게 맡깁니다.

I consent to the administration of such anesthetics as may be considered necessary or advisable by the physician responsible for this procedure.
이 시술을 받기 위해 필요한 마취제의 투약을 의사에게 맡깁니다.

I have not had allergic reaction to any medication.
나는 어떤 약에도 알러지가 있었던 적이 없습니다.

I am aware of the danger of food or liquid in my stomach during anesthesia and I certify that I will have had nothing to eat and drink after midnight on the evening before surgery.
나는 위에 음식이나 액체가 있으면 위험하다는 것을 알고, 수술 전 밤 12시 이후에 아무 것도 먹지 않을 것임을 확약합니다.

I consent to the use of intravenous fluids when necessary.
나는 필요할 경우, 정맥 내 수액 투여를 허락합니다.

I consent to the use of medical laboratory and X-ray services as needed.
나는 필요한 의학적 검사나 방사선 검사를 허락합니다.

I accept and certify that I have read and had explained to me by the Doctor, in terminology that I fully understand.
나는 이것을 읽고, 의사에게 충분히 설명을 들었습니다.

I also understand that the risk of complications is always present, including shock, brain damage, and permanent nerve injury.
나는 합병증이 생길 수 있고, 쇼크나 뇌 손상, 신경 손상 등의 위험성에 대해 이해합니다.

The usual risks and hazards of anesthetic procedure were made known to me.
마취 과정의 일반적인 위험성에 대해 주의를 받았습니다.

Date :
Signature of Patient :
Person acting on patient's behalf :

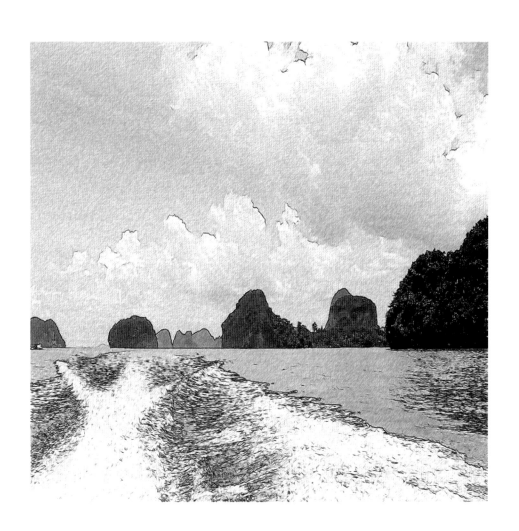

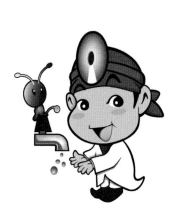